中医皮肤病学

蔡瑞康 临床经验集

主审 赵广 刘玮

主编 顾伟杰 史飞 蔡宏

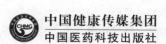

中国健康传媒集团

中国医药科技出版社

内 容 提 要

本书以蔡瑞康教授数十年的临床经验的为基础，结合其中西医结合的治疗理念，阐释皮肤科常见病及中医优势病种的辨证论治和临证经验，同时，在医案拾萃中，通过大量真实病例，使患者身临其境地"参与"白癜风、银屑病、湿疹等常见疾病的诊治，从而加深对皮肤病的认识与感悟，从而迅速提升对疾病的临床经验与诊治能力。

本书适用于皮肤科医生、护士及在校师生参考、学习。

图书在版编目（CIP）数据

中医皮肤病学：蔡瑞康临床经验集/顾伟杰，史飞，蔡宏主编. —北京：中国医药科技出版社，2023.12

ISBN 978-7-5214-4447-6

Ⅰ.①中… Ⅱ.①顾…②史…③蔡… Ⅲ.①皮肤病–中医临床–经验–中国–现代 Ⅳ.①R275

中国国家版本馆CIP数据核字（2023）第247508号

美术编辑　陈君杞
责任编辑　蔡　红　陈　曦
版式设计　友全图文

出版　**中国健康传媒集团** | 中国医药科技出版社
地址　北京市海淀区文慧园北路甲22号
邮编　100082
电话　发行：010-62227427　邮购：010-62236938
网址　www.cmstp.com
规格　710×1000 mm $^1/_{16}$
印张　13
字数　262千字
版次　2024年1月第1版
印次　2024年1月第1次印刷
印刷　北京侨友印刷有限公司
经销　全国各地新华书店
书号　ISBN 978-7-5214-4447-6
定价　**69.00元**

获取新书信息、投稿、为图书纠错，请扫码联系我们。

编委会

本书由蔡瑞康名医工作站建设经费资助

　　蔡瑞康教授毕业于原第四军医大学，是新中国培养的第一代军医，早年通过"西学中学习班"学习中医，又先后跟师赵炳南和朱仁康两位中医大师学习中医皮肤病，从而奠定了中西医结合诊治皮肤病的基础。总结蔡瑞康教授学术思想和临床经验对继承和发扬中医药特色与优势、提高年轻医师的诊疗水平和科室的长远发展都具有重要意义。

　　本书是蔡瑞康教授学术思想和临床经验的总结，也包含了蔡瑞康教授学生和科室各位同事的诊疗经验。全书分为医家小传、医理阐释、优势病种论治、医案拾萃、方药解析、特色疗法六部分，着重介绍了蔡瑞康教授治疗白癜风的临床经验和对银屑病、湿疹、荨麻疹等中医优势病种的论治，并对皮肤病常用中成药、医院自制剂和特色外治法进行了详细解析和阐述，谨以此书献给对中医皮肤病学感兴趣的广大皮肤科医师。

　　空军特色医学中心皮肤科于1980年由蔡瑞康教授创建，在赵广主任、刘玮主任、史飞主任带领下和几代皮肤科人的不懈努力下，43年来从一个两名医生、一间诊室的小科发展为医、护、技210余人，年门诊量70万人次的知名科室，科室以卓越的服务和临床疗效在广大军队和地方患者中赢得了良好口碑和声誉，2022年科室被评为首批军队临床重点专科和国家中医药管理局高水平中医药重点学科。回顾科室发展历程，中西医结合诊治皮肤病是科室创建之初确立的方向，为科室发展提供了不竭的动力。展望科室未来发展之路，任重而道远，我们将以本书出版为契机，继续挖掘和发扬老一辈皮肤科人白手起家、艰苦奋斗的精神和技术内涵，不忘初心，砥砺奋进！薪火相传，再续辉煌！

编　者
2023年秋

目录

第四篇　医案拾萃

第五篇　方药解析

第六篇　特色疗法

第一篇

医家小传

蔡瑞康，1953年毕业于第四军医大学，1958年至今在空军总医院（空军特色医学中心）皮肤科工作，从事皮肤性病专业60余年，是空军特色医学中心皮肤科的奠基者和创始人。

一、成长经历、勤勉好学

1935年2月，蔡瑞康出生于江苏泰兴，是家中长子，上有一姐下有五个弟妹。蔡瑞康的母亲是位小学教师，尽管生活艰辛却乐善好施、性格坚毅，母亲时常教导他："孩子，我们虽穷但志不能短，要有骨气，将来无论本事大小，都要对得起国家和人民，做个有用之人。"我们少吃一口，就能帮到那些更穷苦的人活下去。"故而，蔡瑞康自小在母亲的言传身教下，养成了乐于助人、鞠躬尽瘁的品格。

蔡瑞康的外祖父是晚清秀才，思想进步，颇有学识见地，母亲和姨妈在其影响下在自幼读书并都成为人民教师。蔡瑞康受大家庭的影响和母亲的熏陶，5岁时便已随母亲到学堂读书，一直名列前茅。

蔡瑞康的父亲是救济院的会计，薪水尚可维持家用。但到蔡瑞康13岁时，父亲得病无法继续工作，家道日趋衰败，没过多久即撒手人寰。从此，母亲一人支撑着整个家庭，抚养7个孩子长大。幸好，有外祖父和姨妈时常接济。每到假期，蔡瑞康和兄弟姐妹们就会被姨妈接去改善生活，外祖父也会在寒暑假里，把孩子们召集到一起读四书五经等，不但帮助蔡瑞康打下良好的古文基础，还让他从古籍、史书中的领悟了很多做人做事的道理。外祖父思想先进、为国筹谋，早年参加过北伐战争，后看到当时国民党统治的黑暗，便毅然送独生子到延安投身革命，自己则奔赴新四军革命区，在那里创办学校，培养了大批革命干部。这些都让日渐懂事的蔡瑞康学到了家、国何者为先和民族大义。

1948年，蔡瑞康顺利考取了江苏省立泰兴中学。三年里，他不仅接受自然、科学、人文等众多新知识的滋养，还被革命时代的新思潮和爱国情怀所深深吸引和激励着。1949年10月，新中国成立，14岁的蔡瑞康积极申请加入中国新民主主义青年团，他要向着更高的知识殿堂和革命理想挺进，开启人生的新篇章。

二、成才之路、中西并重

1950年，15岁的蔡瑞康考入当时的西北军区人民医学院（原中国人民解放军第四军医大学，现空军军医大学）。大学时光，蔡瑞康不但学到了西方先进的医学知识，受老师、同学们影响，1954年，蔡瑞康以优异的成绩大学毕业，分配至空军总医院门诊部。1956-1957年，蔡瑞康到中央皮肤性病研究所（后改为协和皮肤性病研究所）学习，慢慢对中医中草药产生了兴趣，并认识到中医在皮肤病中的价值。

两年后，蔡瑞康结束在中央皮肤性病研究所的学习，回到了空军总医院。1956-1966年，蔡瑞康在外一科当管床医生。1967-1968年，正式跟随赵炳楠学习中医，赵老主要靠家传经验方治病。1969年，蔡瑞康一行人来到山东泰山地区"马塔公社"。在这里蔡瑞康的中医药理论得到了很好的应用和实践，山间、草地处处都是宝贝，他常和药农们一起采集中草药。这些都为他后来运用中西医结合方案治疗皮肤病打下了良好的基础。

1970年，蔡瑞康等一行30余人回到空军总医院。1972-1976年，蔡瑞康随感染科一起来到西山病区时任传染科副主任的他带领战友们，在开荒、义诊的同时，开始了白癜风治疗的相关研究。1972年夏，依靠阳光、泉水和中草药，真正实现了白癜风的零的突破，并发现了马齿苋对治疗白癜风的治疗效果，为今后的进一步研究打下了基础。

1976年蔡瑞康回到空军总医院被任命为门诊部副主任。1976年，蔡瑞康跟随南派中医专家朱仁康学习，从一南一北两位老师处，蔡瑞康充分吸收了中医南北派之精华。

三、创建科室、发展壮大

1977年，蔡瑞康回到医院，开始进行皮肤科建科筹备工作。1980年，皮肤科始建，蔡瑞康为首任皮肤科主任，必须要迅速形成自身科室特色，才能够立足并谋求发展。抗敏止痒霜正是在这样的背景下开始研制并充分体现了蔡瑞康教授和科室姓军为兵、为战的思想。1978年，蔡瑞康被派往云南、广西边境，冒着枪林弹雨八上老山前线，终于和药剂科联合研制出特效"1号霜"，后陆续推出"1~6号"霜，因疗效显著，被誉为京城"明星药膏"，至今仍在临床广泛应用。

蔡瑞康学术上主张中西医汇通，团结合作，以患者和效果为第一位。在长期临床实践中，他探索出中西医结合治疗白癜风、银屑病、湿疹、化妆品皮炎等疑难皮肤病的"三联疗法"。在主持空军总医院皮肤科工作期间，注重专科特色建设，临床上以中西医结合为基础，治疗手段多样化。并根据自己的临床经验组方研制中成药清热止痒冲剂、痤疮冲剂、湿疹湿敷剂、皮炎湿敷剂、1号霜至7号霜、清热止痒冲剂等十余种药物，疗效显著，深受患者欢迎。近十年来，从事亚热带地区常见皮肤病的中西医防治研究，为降低部队皮肤病的发病率，保障广大指战员的身体健康做出了贡献，在军内外有较高的知名度。在蔡瑞康任职空军总医院皮肤科学术带头人期间，所在科室1988年被批准为空军皮肤科专科中心，被总后卫生部定为全军皮肤病药理基地；1995年被总后卫生部授予全军皮肤病中心；1998年4月被国家卫生部设为卫生部部属药理基地；2005年被总后勤部评为全军皮肤病研究所；2012年被评为国家临床重点专科。2013年，皮肤科迎来了发展的快车道，在空军和医院党委大力支持下，空军总医院皮肤病医院成立。这些成绩与皮肤科几代人不懈奋斗分不开，与蔡瑞康教授奠定的基础及指出的发展方向也是分不开的。2018年，空军总医院转隶空军军医大学，更名为空军特色医学中心，而科室发展也迎来了前所未有的机遇，2022年，皮肤科被评为全军首批临床重点专科和国家中医药管理局高水平中医药重点学科。

四、特色创新、著述颇丰

蔡瑞康教授非常注重特色创新和学术总结。蔡瑞康教授及其团队先后在国内外期刊上发表论文81篇，其中对液氮喷雾技术的临床应用、中西医结合光化学疗法技术的临床应用、军队卫勤项目的研究等为国际首次报告；同时先后主编专著、教材10部，代表作有《化妆品皮肤病诊断标准（国标GB）》（1999年）、《化妆品皮肤病诊断标准及处理原则实施指南》（1999年）、《化妆品的危害性与防治》（2003年）、《朱仁康皮肤外科临床经验拾遗》（2021年）、《实用军事皮肤病防治手册》（2022年）等；曾荣获国家科技进步三等奖一项、全军科技进步二等奖三项、全军科技进步三等奖四项，任职期间获北京市科技进步三等奖一项。蔡瑞康教授历任总后勤部科学技术委员会第四、五届委员，全军皮肤科专业组副组长，全军皮肤性病中心主任，国家卫生部药理基地主任，国家卫生部化妆品安全评审委员会主任委员，国家卫生部化妆品标准委员会副主任，国家卫生部化妆品不良反应防治协作组组长，国家卫生部性病专家咨询委员会副主任，全军性病防治指导组组长。全军中医师承制博士研究生导师，第四军医大学兼职教授、硕士研究生导师。1991年国务院授予政府特殊津贴，至今还担任中央保健局和军委首长的医疗保健顾问。

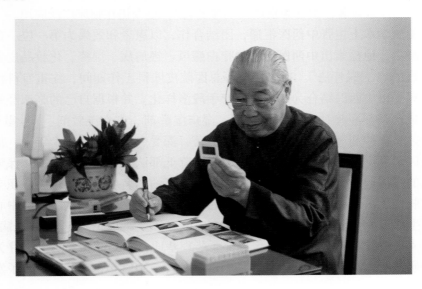

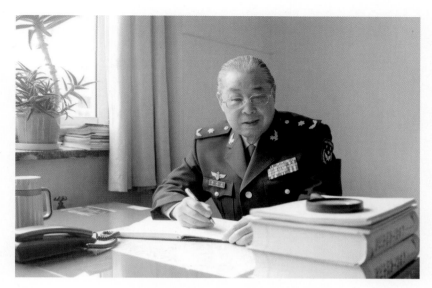

　　"医贵乎仁，学贵乎博，识贵乎卓，心贵乎虚，业贵乎专，法贵乎活"。蔡教授所走的路，是一条充满坎坷和追求之路，是一条充满信念和理想之路，是一条充满探索和奉献之路，是一条充满血性和坚韧之路，是一条充满对患者情谊、全心全意为人民服务之路。

第二篇

医理阐释

第一章　中医皮肤病的辨证施治

一、皮肤病的病因

疾病发生的原因，统称为病因。中医认为人体是一个有机的整体，皮肤和脏腑通过经络相互联系。如《素问·六节藏象论》提及："心者……其华在面，其充在血脉……肺者其华在毛，其充在皮……肾者其华在发，其充在骨……肝者其华在爪，其充在筋。"充分论述了皮肤、毛发、爪甲的生理、病理与脏腑、气血的关系。

中医治疗疾病强调审症求因。《素问·调经论》中"夫邪之生也，或生于阴，或生于阳"，将病因分为阴阳两大纲，到东汉张机提到："千般灾难，不越三条：一者经络受邪入脏腑，为内所因也；二者四肢九窍，血脉相传，壅塞不通，为外皮肤所中也；三者，房室、金刃、虫兽所伤。"将病因与发病途径相结合，再到东晋葛洪的《肘后备急方·三因论》中认为疾病的发生不外乎"一为内疾，二为外发，三为他犯"，再到隋巢元方《诸病源候论》首次提出具有传染性的"乖戾之气"，最后宋陈言在《金匮要略》基础上提出的"三因学说"即内因、外因、不内外因，沿用至今。

皮肤病虽发病于外，究其病因多与机体气血阴阳的盛衰和脏腑机能的失调密切相关。现代中医大家认为，皮肤病的病因主要分为内因和外因，所谓的不内外因，可统入内因、外因之中。内因包括七情所伤、饮食失宜、劳倦失度、病理产物，外因包括六淫、疠气、外伤、虫兽。

（一）内因

1. 七情内伤　七情，是指喜、怒、忧、思、悲、恐、惊七种正常的情志活动，是人体对内外界环境变化产生的情志反应，一般不会导致或诱发疾病的产生。当七情反应太过或不及，超越机体正常的调节和适应能力，就会损伤脏腑精气，导致机能失调，诱发或产生疾病；或者由于脏腑机能减退，对情志刺激的适应和调节能力下降，从而引发或诱发的疾病，称之为七情内伤。

中医认为在皮肤病的病因病机中，七情内伤发挥着至关重要的作用，如《外科正宗》曾记载："枯筋箭，乃忧郁伤肝，肝无荣养，以至筋气外发。""枯筋箭"相当于现在的寻常疣，其发生与肝失疏泄相关；同时情志内伤，肝郁化火，易至"蛇丹"，即现在的带状疱疹；再如忧思伤脾，过度的思虑，损伤脾气，运化失常，易产生"湿疮"，即现在的湿疹等疾病，以上这些都提醒我们要充分重视情志在皮肤病发病中的作用，及时疏导，以利于皮肤病的恢复。

2. 饮食失宜　饮食是人类赖以生存的物质基础，是人体后天生命活动所需物质的重要来源，但应有节制，过饥、过饱、饮食不洁，均能引起不同性质的皮肤病变。如《素问·五脏生成》中描述"多食苦则皮槁而毛拔，多食辛则筋急爪枯……"，充分阐释了饮食失宜与疾病的关系。如过食肥甘厚味及荤腥动风之品，易生湿、生痰、生热，郁于血分，充于腠理，发于肌肤而为病；如过于偏食，饮食不足，气血不足，则皮毛干燥、爪甲不荣，出现脱发、甲营养不良等疾病。因此在日常皮肤病的诊疗中，应重视饮食的调摄，注意营养均衡。

3. 劳倦过度　劳倦过度是指过度劳累，包括劳力过度、劳神过度和房劳过度三个方面。《素问·生气通天论》记载"阴平阳秘，精神乃治。阴阳离决，精气乃绝"，说明阴阳平衡才能保持生命的旺盛，一旦平衡打破，将会产生疾病。过劳则打破了阴阳平衡，则会产生各种疾病，包括皮肤病。因此，我们要重视过劳在皮肤病的发病中所起到的作用。

4. 病理产物　病理产物是指疾病过程中所形成的瘀血、痰饮、结石等，这些病理产物又可以反作用于人体，干扰机体的正常功能，加重病情变化或者产生新的疾病。如血瘀可以促进或加速色素性紫癜性皮肤病、血管炎、白塞病、雷诺病等疾病的发展，提示我们应注瘀血等病理产物在疾病发展过程中的作用，治疗中可考虑活血化瘀、疏通经络。

（二）外因

1. 六淫　六淫是指风、寒、暑、湿、燥、火（热）六种自然界气候变化，是人类赖以生存和自然万物生长收藏的必要条件，又称为"六气"。

六淫致病具有共性和个性两大特点，共性致病主要表现在外感性、季节性、地域性、相兼性。外感性主要是指六淫致病多从口鼻、肌肤而入，或两者同时受邪，病邪均为外界侵犯人体；季节性是指六淫致病具有明显的季节性，如春季多风病，夏季多暑病，长夏多湿病，秋季多燥病，冬季多寒病，故又称"时令病"；地域性是指发病与生活、工作环境密切相关，如西北多燥病，东北多寒病，江南多湿热；相兼性是指六淫可单独致病，也可两种以上侵犯人体而发病，如风热感冒、风寒湿痹。

六淫的致病特点。

（1）风邪

①风为阳邪，轻扬开泄，易袭阳位：风邪善动，具有升发、向上、向外、清

扬的特性，故为阳邪；其致病易使腠理开泄而有汗出。

②风性善行而数变："善行"指风性善动不居，游移不定的性质。故其致病具有游走不定的特征。如风疹块（荨麻疹）就表现为皮肤发无定处，瘙痒时作，此起彼伏，时隐时现等特征。故《素问·风论》说："风者，善行而数变。"

③风性主动："主动"指风邪致病具有动摇不定的特征。如风邪侵犯人体，常表现为颜面肌肉抽搐、眩晕、震颤、抽搐、颈项强直、角弓反张、两目上视等。故《素问·阴阳应象大论》云："风胜则动。"

④风为百病之长：风为百病之长，一是指风邪常兼他邪合而伤人，寒、湿、暑、燥、热诸邪，常依附于风而侵犯人体，为外邪致病的先导。二是指风邪袭人致病最多。风邪一年四季常在，故发病机会多，《素问·风论》曰："风者，百病之长也。"

（2）寒邪

①寒为阴邪，易伤阳气：寒为阴气盛的表现，故称为阴邪。寒邪侵入机体，抑制阳气奋起。所以，寒邪致病，最易损伤人体阳气。

②寒性凝滞："凝滞"，即凝结阻滞。寒性凝滞，是指寒邪侵入人体，易使气血津液凝结、经脉阻滞不通，不通则痛。故寒邪致病临床主要表现为疼痛。

③寒性收引："收引"有收缩牵引之意。寒性收引，即指寒邪入侵，机体表现为气机收敛，腠理、经络、筋脉收缩。如寒邪侵及肌表，腠理闭塞，阳气被郁而不得宣泄，可见恶寒、发热、无汗等。寒客血脉，则气血凝滞，血脉挛缩，可见头身疼痛，脉紧。

（3）湿邪

①湿为阴邪，易损伤阳气，阻遏气机；脾主运化水液，喜燥而恶湿，故外感湿邪，常易致脾阳不振，运化失职，从而使水湿内生、停聚，发为泄泻、水肿、尿少、渗出等症。

②湿性重浊："重"，即沉重，指湿邪入侵，临床表现以沉重感为特征，如头身困重、四肢酸楚、沉重等。若湿邪浸淫肌肤，则可见湿疹、浸淫、渗出等。

③湿性黏滞："黏"，即黏腻；"滞"，即停滞。湿邪致病，其黏腻特性主要表现在两个方面，一是症状的黏滞性，二是病程的缠绵性。因湿性黏滞，易阻气机，则水湿运化受阻，湿气不化，胶着难解，故湿邪致病，多起病隐匿，病程缠绵，反复发作。如湿疹，常反复发作，缠绵不愈。

（4）燥邪

①燥性干涩，易伤津液：燥邪为干燥之病，其发而为病，最易损伤津液，出现各种干燥、干涩的症状，如口鼻干燥，咽干口渴，皮肤干燥、皲裂，毛发不荣，小便短少，大便干结等。

②燥易伤肺：肺为娇脏，喜润而恶燥。肺主气司呼吸，外合皮毛，开窍于鼻，

燥邪多从口鼻而入，常表现为干咳少痰或痰黏难咳等。由于肺合皮毛，肺津耗伤，也表现为皮肤干燥，毛发干枯、毛燥。

（5）火（热）邪

①火热为阳邪，其性燔灼趋上：火性趋上，火热之邪致病常侵犯人体上部，尤以头面部为多见。如目赤肿痛、咽喉肿痛、口舌生疮、牙龈肿痛等。

②火热易扰心神：心主神志，火热与心相通应，故人体受火热之邪入侵，常表现为心神不宁、心烦、失眠，重者出现狂躁不安、神昏、谵语等症。

③火热易伤津耗气：火热为阳邪，性温热，火热之邪侵入机体，一方面迫津外泄，而耗气伤津；另一方面则直接消灼煎熬津液，使气随津脱。故火热之邪致病，临床表现除热象显著外，往往伴有口渴喜冷饮，咽干舌燥，小便短赤，大便秘结等津伤阴亏的征象。津伤则气耗，临床可兼见体倦乏力、少气懒言等气虚症状，重则可致全身津气脱失的气脱证。

④火热易生风动血：火邪致病临床表现为高热神昏、四肢抽搐、两目上视、角弓反张等，亦可出现吐血、衄血、便血、尿血、皮肤发斑、妇女月经过多、崩漏等血溢脉外的表现。

⑤火邪易致疮痈：火邪入于血分，可聚于局部，腐蚀血肉，发为痈肿疮疡。《灵枢·痈疽》云："大热不止，热胜则肉腐，肉腐则为脓，故名曰痈。"

（6）暑邪

①暑为阳邪，其性炎热：暑为盛夏火热之气所化，火热属阳，故暑邪为阳邪。暑邪伤人多表现为一系列阳热症状，如高热、心烦、面赤、脉洪大等。

②暑性升散，扰神伤津耗气：暑为阳邪，其性升发，故易上扰心神，或侵犯头目，出现心胸烦闷不宁、头昏、目眩、面赤等。"散"指暑邪侵犯人体，可致腠理开泄而多汗。故暑邪伤人，临床除见口渴喜饮、尿赤短少等津伤之症外，往往可见气短、乏力，甚则气津耗伤太过，清窍失养而突然昏倒。

③暑多夹湿：暑邪出现于多雨而潮湿的长夏季节，热蒸湿动，水气弥漫，故暑多夹湿邪为患。其临床表现除发热、烦渴等暑热症状外，常兼见四肢困倦、胸闷呕恶、大便溏泄不爽等湿滞症状。

2. 疠气 疠气指具有强烈传染性和致病性的外感病邪。如流感、痄腮（腮腺炎）、猩红热（烂喉丹痧）、疫毒痢、白喉、天花、肠伤寒、霍乱、鼠疫等，都属感染疠气引起的疫病，包括了现代临床许多传染病和烈性传染病。

疠气的致病特点：

（1）发病急骤，病情危笃　疠气多属热毒之邪，其发病迅速，常夹毒雾、瘴气等秽浊之邪，故其发病速度比六淫更急骤，病势更凶猛，病情变化更多端，病情更险恶。因而发病过程中可见发热、扰神、动血、生风、剧烈吐泻等危重症状。

（2）传染性强，易于流行　疠气具有强烈的传染性和流行性，可通过空气、食物等多种途径在人群中传播。

（3）一气一病，症状相似 每一种疠气均其特有的临床特点和传变规律，所谓"一气致一病"。疠气特异性作用于脏腑组织器官，故其临床表现也基本相似，即"众人之病相同"。

3.外伤、虫兽 外伤致病多见刀斧金刃所致，皮肤科常见的有创伤、皮肤感染等。皮肤科因虫兽引起的皮肤病，常见的有丘疹性荨麻疹、隐翅虫皮炎等。

二、皮肤病的辨证

皮肤是人体最大的器官，是机体的重要组成部分，与脏腑经络有着密不可分的关系，因此，皮肤病同其他内科疾病一样，要有整体观念，需要通过望、闻、问、切等手段，把握整体，确定疾病的病位、病性及邪正盛衰情况等，对总体进行辨证后，方能论治。

除此之外，皮肤病的辨证又有其特殊性，主要表现在医生可以直接观察到局部的皮损形态，将整体辨证与皮损局部辨证相结合，有利于司外揣内，也有利于提高辨证准确性。因此在临床中常常强调整体与局部并重。现将皮肤病的整体辨证和局部辨证分述如下。

（一）皮肤病的整体辨证

1.皮肤病的八纲辨证 八纲，即阴、阳、表、里、寒、热、虚、实八个辨证的纲领，是所有辨证方法的基础。具体来说，根据疾病类别可分为阴证、阳证；根据疾病深浅可分表证、里证；根据疾病性质可分为寒证、热证；根据邪正盛衰关系可分实证、虚证。八纲之中，又常以阴阳为总纲，统摄其他六纲。其中表、热、实等符合兴奋、躁动、亢进、明亮等的证候属阳；里、寒、虚等符合抑制、沉静、衰退、晦暗等的证候属阴。

在皮肤病的辨证中，急性属阳，慢性属阴；皮损隆起属阳，皮损平塌凹陷属阴；皮损密集主阳，皮损稀疏主阴；皮损分布于伸侧、背部、头面属阳，分布于屈侧、胸腹、会阴属阴；皮损颜色鲜泽属阳，颜色晦暗属阴。阳证往往兼有面红发热、心烦意乱、口干口苦、大便秘结、小便黄赤等症；阴证则多伴见不思饮食、腹部胀满、大便溏泄等症。

2.皮肤病的脏腑辨证 脏腑辨证是以中医学的脏腑理论为基础，通过分析、归纳脏腑功能发生异常变化时的症状表现，从而推究病机，判断病变的部位、性质及正邪盛衰情况的一种辨证方法。中医理论中有"肺主皮毛"之说，但从临床实践看，五脏六腑均与皮肤有着密切的关系，具体如下。

（1）肺与大肠 肺主气，司呼吸，主宣发肃降，外合皮毛，开窍于鼻。肺的宣发肃降功能可使精微输布于皮毛，润泽周身。若肺气不足或外邪犯肺，使得肺宣肃不利，则皮毛失养；或郁于皮肤，郁久化热，邪热内舍于肺，致肺热壅盛，则可循经出现红斑、灼热、脱屑等。

肺与大肠相表里，邪热循经下熏肠道，肠道功能失调，腑气不通，糟粕留于体内，郁而化热，两热相加致使病情加重。反之，如果过食肥甘厚味，导致大便蓄积不出，也可影响肺及皮毛。

在临床上，痤疮、玫瑰痤疮、脂溢性皮炎多与肺经风热相关；荨麻疹、血管性水肿等则多与肺失宣降、气机不畅、痰湿凝结有关。

（2）心与小肠　心主血脉，主神明，其华在面，开窍于舌。血液的循行有赖心气的推动，心气旺盛则面部红润光泽；若心气不足则面色不荣。心主神志，若情志抑郁化火，或过食辛辣，使心火亢盛，则常导致口舌生疮、糜烂，或皮肤红斑成片，灼热而痒。皮肤疖肿、毛囊炎多与心经火热有关。

小肠的主要功能是分清泌浊，吸收营养，下输水液于膀胱。心与小肠相表里，若心移热于小肠，则熏蒸水液，可导致尿少热赤、皮肤肿胀、水疱等。

（3）脾与胃　胃主受纳，脾主运化，二者共为后天之本。只有脾胃功能正常，才能将摄取的食物水液转化为人体需要的水谷精微，若脾胃功能失常，则水谷精微生化乏源，肌肤失养，皮肤枯槁，萎黄干燥。若水湿运化不利，则可能导致皮肤浸渍、糜烂、渗出。脾主统血，若脾气虚，统血无力，则可见血不循经、游溢脉外的皮下紫癜。

湿疹、天疱疮等水疱性、糜烂渗出性皮肤病多与脾虚湿盛相关；异位性皮炎、瘙痒病等干燥、瘙痒性皮肤病则多与脾虚不运、肌肤失养有关；皮肤紫癜、牙龈出血等血溢脉外之病常是脾虚不能统血之故。

（4）肝与胆　肝主藏血，主疏泄，其华在爪，开窍于目。肝血充足是其调畅气机、调畅情志、维持气血运行的前提与保障。若肝血不足，肌肤爪甲失养，则易导致肌肤粗糙，毛发枯槁、脱落；若肝的疏泄功能失常，气机紊乱，气血悖逆，则皮肤失泽、无华；若肝气郁滞，郁而化火，致肝经热盛，肝风内动，常引起风盛瘙痒；情志不畅，久则气滞血瘀，瘀阻脉络，血不畅达，清窍失养，发脱不生。

在临床上，凡急性、泛发性的皮炎、湿疹或疱疹性疾病，常与肝经的风热、湿热有关；而色素性、肥厚性、结节性皮肤病，如黄褐斑、扁平疣、指甲营养不良等，多与肝失疏泄、气滞血瘀，或肝不藏血、阴虚血燥、筋脉肌肤失养有关。

（5）肾与膀胱　肾主藏精，主骨生髓，主纳气，主水，开窍于耳及二阴，其华在发。肾主藏先天之精，精能化气，精血互生，是人体生长发育的原动力。肾气不足可见皮肤黯黑不润。肾其华在发，赖肝肾精血之滋养，若肝肾亏损，滋养乏源，发失濡养而见毛发细弱稀疏。

在临床中，脱发与肝肾不足有关；先天性皮肤病也常存在肾阴虚或肾阳虚。

3.皮肤病的气、血、津液辨证　气、血、津液是构成人体和维持人体生命活动的基础物质，有赖于脾胃化生的水谷精微不断补充。如若机体的正常功能失调，则易导致这些基础物质的缺乏或异常，从而导致气虚、血虚、津液亏少等病理状态，出现痰、饮、水、湿、瘀血等病理产物，最终导致疾病的发生、发展。

（1）气虚证　气虚证常见的临床表现为短气乏力、神疲懒言、自汗，运动后诸症加剧，舌淡苔白、脉虚无力等。在皮肤病的具体表现则包括溃疡、糜烂久不愈合等。

（2）血虚证　血虚证的常见症状包括面色无华或萎黄、唇爪色淡、头晕眼花、心悸失眠、手足发麻、舌质淡，脉细无力等。在皮肤病的具体表现包括皮肤干燥瘙痒、皮损色淡、搔抓引起干性鳞屑或条痕等，夜间为重，如老年皮肤瘙痒症等。

（3）津亏证　津亏证的常见症状口鼻、咽喉、唇舌干燥、口渴喜饮、小便短黄、大便干结、舌红少津、脉细数等。在皮肤病的具体表现则包括皮肤枯槁、干燥、瘙痒、脱屑、甚至萎缩等，常见于鱼鳞病等。

（4）痰证　痰聚于局部可见圆滑包块；停阻于肺可见咳吐痰液、胸闷气短；蒙蔽脑窍可见神志不清、头晕目眩；停聚于胃可见食欲不振、呕吐痰涎等；以舌苔厚腻、脉滑多见。在皮肤病的具体表现包括皮肤包块、结节、囊肿等，常见于脂肪瘤等。

（5）湿、饮、水停证　此三者均为水液代谢失常的病理产物，湿性黏腻，易阻气机，常见困重、胀闷等表现；饮为局部的水，停于胃肠，可见呕吐清水；停于胸胁，可见咳唾引痛、胸闷憋气；停于四肢，则可见肢体疼痛等。水泛溢肌肤，可见水肿、肢体困重。在皮肤病的具体表现包括水疱、脓疱、糜烂、浸渍、搔抓水溢、苔藓样变、缠绵不愈等，常见于湿疹、天疱疮等。

（6）血瘀证　血瘀证的常见症状有面色黧黑、唇甲青紫、肿块紫暗、刺痛拒按、舌有瘀斑、脉涩等。在皮肤病的具体表现则包括皮肤甲错、暗色丘疹结节、瘀点、瘀斑、色素沉着等，常见于黄褐斑等。

4. 皮肤病的六经辨证　六经辨证是指以六经为纲，以六经所属的脏腑经络的病理变化为依据，将外感病发生、发展过程中所表现的不同证候归纳为太阳病、阳明病、少阳病、太阴病、少阴病、厥阴病六类。

（1）太阳病　太阳主表，为一身之藩篱。太阳经证是对风寒之邪侵犯人体肌表所表现证候的概括，在皮肤的表现以风团、粟粒样丘疹多见，皮疹颜色不红，突出皮肤，背部及伸侧皮肤为多，遇冷或吹风加重，可有水疱，瘙痒无定处。该病诱因往往与受凉、受风有关。

（2）阳明病　阳明病是对伤寒病发展过程中阳热亢盛、胃肠燥热所表现证候的概括，在皮肤的典型表现为皮肤灼热、色红、疼痛、瘙痒、油性分泌物，瘙痒遇热加重。

（3）少阳病　少阳病指邪犯少阳，导致枢机不利所表现的证候，在皮肤的典型表现为皮损反复加重，存在节律性，加重时皮损多颜色鲜泽，瘙痒严重；兼见口苦、咽干、目眩、往来寒热、心烦喜呕等。

（4）少阴病 少阴病是对伤寒六经病变发展到后期，全身阴阳衰惫所表现证候的概括，在皮肤的典型表现为皮肤冰冷、粗糙、色紫、肿胀僵硬，黏膜散在溃疡，疼痛不甚。皮疹多分布于胸腹及四肢屈侧，色泽不鲜，瘙痒在夜间及受凉时加重。

（5）太阴病 太阴病指中焦阳虚，寒湿不运，脾胃机能衰减所表现的证候，在皮肤的典型表现以增厚性、粗糙性皮损多见，皮损迁延不愈，黏膜溃疡反复发作，色淡红，疼痛不甚。

（6）厥阴病 厥阴病指伤寒病发展到后期阶段，寒热错杂、厥热胜复所表现证候的概括，在皮肤的典型表现是皮损反复发作、色暗，可见萎缩纹，以胸腹、四肢屈侧多见。

5.皮肤病的经络辨证 经络辨证是以经络学说为理论依据，对患者的症状、体征进行分析、归纳，以判断病位、病性、病机的一种辨证方法。一般来说，面颊部及单侧分布的皮疹多从经络考虑。

通常，发于面部T区及口周的属阳明经；发于头部两侧的皮损属少阳经；发于面颊部的皮损属手太阳经；发于额头及头后部的皮损属足太阳经；发于躯干两侧及生殖器的皮损属足少阳、足厥阴经等。

（二）皮肤病的局部辨证

皮肤病的局部辨证主要依据皮损的形态、色泽、部位、分布特点、预后及变化等情况进行辨析，得出相应的临床意义，并与整体辨证相结合，从而指导具体的遣方用药。皮肤病的局部辨证常常依据风、寒、暑、湿、燥、火等病因进行归类与划分，但为方便皮肤科医生的临床应用，特依据皮肤的原发、继发损害以及患者的常见自觉症状划分如下。

1.依据原发性皮肤损害辨证

（1）斑疹 斑疹是局限性皮肤颜色改变，不凸不凹，直径<1cm。压之褪色的红斑多为炎症性，在中医学看来多是气分有热之象，常见于麻疹、丹毒；压之不褪色的红斑往往说明血分有热。颜色紫暗，固定不移则多见于血瘀；褐色斑常见于气滞血瘀；白斑则多为气血不充或气血不和。

（2）丘疹 丘疹是可触摸到的、高出皮面的、局限性的、实质性的、直径小于1cm的表浅隆起性损害。丘疹顶部尖而色淡多是风寒之象；色红而伴灼热瘙痒则多见于心火亢盛；顶部扁平增厚多见于脾虚湿盛；色暗伴血痂多见于血瘀，兼有阴分不足。

（3）斑块 斑块是丘疹扩大或较多丘疹融合而成的直径>1cm的隆起性扁平

皮损，常见于银屑病。其辨证思路总体与丘疹一致，但因其由丘疹融合发展而来，往往时间更久，久病入络，因此需考虑瘀血因素。

（4）结节　结节是局限性、实质性、深在性的皮损，较丘疹大而深，病变位于真皮和皮下组织。从中医角度看，结节出现的基本病机是痰瘀互结，如色红、质硬、触之发热往往属阳，考虑局部有热；如结节及周围皮色不变而质地偏软，则多考虑寒湿凝滞或痰核流注。

（5）风团　风团是真皮水肿或浅层血管扩张所引起的高出皮面的、暂时性、水肿性、隆起性损害，其特点是发生快，消失快，不留痕迹，正合中医"风善行而数变"的理论，可见风团与风邪密不可分。风团边界隆起，从中医角度看是正气充盛之象。依据风团颜色往往认为，色红多有热、深红多血热、紫暗多血瘀、色白多风寒。

（6）水疱、大疱　指局限性、高出皮面的、含有液体的腔性损害，直径小于1cm的称为水疱，超过1cm的称为大疱。从中医角度来看，水疱无疑是湿的表现。其中疱壁紧张、疱周红晕的多偏实，以湿热、热毒等病机最为常见；疱壁松弛，疱周皮色如常的多偏虚，部位较浅伴有瘙痒考虑风湿，较深的水疱则多见脾虚而寒湿内生的情况。

（7）脓疱　脓疱指高出皮面的、局限性、内含脓液的腔性损害，对于脓疱的辨证主要依据脓液的性状。中医讲热盛肉腐而为脓，脓疱的发生、发展过程中总离不开热毒因素。除此之外，脓液稠厚色泽鲜说明气血充实；脓液如水，不鲜不臭说明气血不足；脓液稀如粉浆污水、夹有败絮状物、腥秽恶臭则是气血衰败之象。

（8）囊肿　囊肿为含有液体或黏稠分泌物及细胞成分的囊样损害。囊肿总与瘀、痰、湿等病理因素相关。相较而言，质地软的皮损与痰、湿更为密切；质地较韧的与湿热相关性更强；质地硬则考虑痰、瘀因素为主。

2.依据继发性皮肤损害辨证

（1）浸渍　浸渍指皮肤角质层吸收较多水分引起皮肤变软变白，见于长时间浸水或处于潮湿状态的皮肤，是外受湿邪的状态。

（2）糜烂　糜烂是局限性表皮或黏膜上皮缺损形成的红色湿润面，常由水疱、脓疱破裂或浸渍脱落所致，不易留疤。糜烂合并渗出多提示湿热，合并脓痂多提示湿热、热毒相兼为患。如果是慢性湿润性的皮损，露出的潮湿面颜色淡白，则多提示寒湿或脾虚湿盛。

（3）抓痕　抓痕指搔抓而引起的线状或点状表皮缺失。如果抓痕凸出皮肤，可自行消退，这种情况往往说明与风有关；如果抓痕见鲜红色血液渗出，伴瘙痒，干燥后留有血痂，则多见于血热。

（4）皲裂　皲裂是发生于干燥厚硬皮肤上的线性裂口，可深达真皮，引起疼痛，甚至出血。皲裂往往由干燥发展而来，而干燥往往由于营血亏虚不能滋养四肢皮肤百骸，汗液亦生成无源，因此皲裂的出现也与血虚风燥最为密切。

（5）溃疡　溃疡是由感染、损伤、肿瘤、血管炎等引起局限性黏膜或皮肤缺损，可达真皮甚至皮下，愈后留有疤痕。溃疡伴红肿疼痛是热毒之象；溃疡面水肿则多为湿盛；溃疡迁延不愈，平塌不起，疮面晦暗多提示气虚不充，阴寒内盛。

（6）鳞屑　鳞屑是即将脱落或已经脱落的表皮角质层细胞，由于角化过度或角化不全而引起的脱屑。临床常见的糠秕样鳞屑（单纯糠疹）、云母状银白鳞屑（银屑病）等干性鳞屑往往与血虚风燥导致肌肤失养有关；而脂溢性皮炎常见的淡黄色油腻性鳞屑则往往由于湿热引起。

（7）痂　痂指创面上浆液、脓液、血液、药物、细胞、鳞屑和细菌等混合干涸形成的附着物。常依据液体性质及颜色进行分类。脓痂多呈黄绿色或绿色，多提示毒热未消；血痂多为棕色或暗红色，为血热之象；血清痂多呈黄色，较厚的黄痂往往提示湿热。

（8）瘢痕　瘢痕为真皮或深部组织缺损或破坏后，由新生结缔组织修复而形成的继发改变。较周围正常皮肤表面低凹者为萎缩性瘢痕，若伴有皮肤冷硬，瘢痕收束则多提示有寒；高于皮肤表面者为增生性瘢痕，若色暗质硬，伴或不伴有轻微痒痛，多提示瘀血凝滞。

（9）萎缩　萎缩是由于表皮、真皮或皮下组织细胞数量减少或细胞缩小引起的改变。表皮萎缩常见皮肤变薄，半透明，呈羊皮纸样，是肺气不足的表现；真皮萎缩表现为局部皮肤凹陷，皮纹可正常，表面光滑，与周围正常皮肤边界清楚，往往提示中气不足；皮下组织萎缩则见明显凹陷，可见皮肤色黯，多是精血亏虚之象。

（10）苔藓样变　苔藓样变是因反复骚抓、不断摩擦导致的皮肤局限性粗糙增厚，表现为皮肤浸润肥厚，皮嵴隆起，皮沟加深，像皮革或树皮状。如皮损肥厚枯燥而颜色不鲜泽，则多为营虚血燥之象。

3.从症状辨证

（1）瘙痒　瘙痒是皮肤病最常见的症状，在皮肤病的发展变化中处于较为关键的地位，因此，把握瘙痒的病因病机，恰当的对症用药在防止皮肤病因为瘙痒而迁延恶化中至关重要。瘙痒的基本病机是气血不和。六淫之邪侵袭肌体，客于皮肤，郁阻经脉，气血不通会造成瘙痒；年老久病，气血运化无力，不能濡养肌肤，血虚生风也会造成瘙痒。

瘙痒依病因可分为风痒、寒痒、湿痒、热痒、虫痒、瘀痒、虚痒七种，具体如下。

风痒：发病急，多发于头面部，甚至延及全身，皮疹凸出，游走性强，变化快，痒无定处，时作时休。

寒痒：秋冬多发，皮疹色白、淡紫或淡红，遇冷瘙痒加剧，得热则减。

湿痒：夏季多发，屈侧或下垂部位为多，痒有定处，伴有水疱、糜烂、渗出，病势缠绵不断。

热痒：皮肤潮红肿胀，灼热，痛痒相兼，遇热痒甚，遇冷则减。

虫痒：发病急，痒势猛，痛痒并见，痒若虫行，多数部位固定，遇热或夜间加重。

瘀痒：病程缠绵，夜间加重，压迫处如腰、足背、表带处瘙痒明显，抓痕累累，可见瘀点瘀斑。

虚痒：秋冬多发，泛发于全身，皮肤干燥、脱屑、抓痕，或肥厚角化，或苔藓样变等。

（2）疼痛 痛为痒之甚，痒为痛之渐，二者发生的本质均为气血不和，仅仅存在程度上的差异。临床中，痛无定处多属气滞，痛有定处多为血瘀；灼热而痛、得寒痛减多属阳热，皮色不变、得温痛减则多属阴寒；拒按喜凉多为实证，喜温喜按多属虚证。

（3）其他 灼热多为局部热盛的表现；感觉异常及麻木则多因气血运行不畅，经络阻隔，气血不通所致。

（三）皮肤病的治法

1.内治法

（1）凉血祛风 用于血热壅盛复感风邪或风热之邪客于血分引起的皮肤病。临床上表现有丘疹、红斑、可触及的紫癜、瘀点、瘀斑、鳞屑；红色风团、痒无定处，发病迅速，遇热加重；突然毛发大片脱落，严重者毛发全部脱落，伴身热、心烦、口渴、小便黄、大便干，舌质红，苔薄黄，脉浮或弦数。常见于过敏性紫癜、多形红斑、结节性红斑、玫瑰糠疹、脂溢性皮炎、急性荨麻疹、斑秃等疾病。常用药有荆芥、防风、紫草、茜草、生地、丹皮、赤芍、金银花、连翘、白鲜皮等。临床常用代表方剂如下。

凉血祛风汤：荆芥、防风、牛蒡子、蝉蜕、牡丹皮、赤芍、苦参、白鲜皮各12g，紫草、大青叶、蒲公英各15g，当归、生地黄、生甘草各9g。

荆防凉血五根汤：荆芥10g、防风10g、板蓝根30g、白茅根30g、紫草15g、茜草15g、生地黄炭15g、金银花炭15g、牡丹皮15g、赤芍10g、生槐花30g。

（2）祛风胜湿 用于风湿郁滞，肌肤失养所引起的皮肤病。临床表现为起病急，红斑、丘疹、肿胀、风团、水疱、糜烂、渗出、鳞屑、抓痕、苔藓样变，瘙痒无度，伴腹胀、纳呆、头重身困、大便黏滞不爽，舌质淡红，苔白腻，脉滑或濡。常见于湿疹、神经性皮炎风湿型、皮肤瘙痒症、丘疹性荨麻疹。常用药有羌活、独活、川芎、防己、豨莶草、薏苡仁、苍术。临床常用代表方剂如下。

祛风胜湿汤：荆芥、防风、羌活、陈皮、白术、川芎、炙甘草各10g，蝉蜕6g、茯苓皮12g。

羌活胜湿汤：羌活、独活各6g，藁本、防风、甘草各3g，蔓荆子2g、川芎1.5g。

独活寄生汤：独活9g，桑寄生、杜仲、牛膝、细辛、秦艽、茯苓、肉桂、防风、川芎、人参、甘草、当归、白芍、生地各6g。

（3）搜风清热　多用于风邪久羁，郁热化毒导致的顽固瘙痒性皮肤病。临床表现为遍身瘙痒，痒无定处，久治不愈，搔抓不止，皮损肥厚、苔藓样变，状若牛颈项之皮，表面少许鳞屑、抓痕及血痂，伴口渴、咽干、目赤、小便短赤，舌红、苔薄黄，脉弦细。常见慢性荨麻疹、皮肤瘙痒症、结节性痒疹、扁平苔藓、泛发性神经性皮炎等。常用药为乌蛇、蝉衣、荆芥、防风、白芷、黄芩、黄连等。临床常用代表方剂如下。

乌蛇驱风汤：乌蛇9g、蝉衣6g、荆芥9g、防风9g、羌活9g、白芷6g、黄连6g、黄芩9g、金银花9g、连翘9g、甘草6g（摘自《朱仁康临床经验集》）。

（4）潜阳息风　用治由于风燥日久，伤阴耗血，内风不熄，阳亢动风引起的皮肤病。临床表现为皮肤干燥、脱屑，可见肥厚斑块、苔藓性变、半球形结节等，有明显抓痕及血痂，瘙痒持续时间长，口服抗组胺药物难以控制，伴焦躁、抑郁、失眠等情志改变者，舌淡红，少苔，脉弦细者。常见于慢性湿疹、慢性荨麻疹、银屑病、神经性皮炎、结节性痒疹、嗜酸粒细胞增多性皮病、特应性皮炎等。常用药有生龙骨、生牡蛎、代赭石、石决明、珍珠母、灵磁石、生石决明、瓦愣子、紫贝壳、蛤壳等。临床常用代表方剂如下。

潜阳息风方：生熟地各15g，当归9g、何首乌9g、紫贝齿30g、磁石15g、生龙骨、生牡蛎各15g，代赭石15g、珍珠母30g、白芍9g（摘自《朱仁康临床经验集》）。

头昏目眩者加菊花15g、夏枯草10g；有偏瘫者加鸡血藤15g、桑枝10g；瘙痒甚者加地肤子15g、土槿皮15g。

（5）利湿清热　用于湿热壅盛，热重于湿或湿重于热所导致的皮肤病。热盛型（热重于湿）临床表现为皮肤色红、肿胀，局部皮温高，水疱、糜烂、渗液、浸淫成片，滋水淋漓，自觉灼热、瘙痒，伴身热、口渴、心烦、大便秘结、小便黄赤，舌质红，苔黄腻，脉弦滑数。常见于急性湿疹、带状疱疹、药疹、接触性皮炎、丹毒、急性光敏性皮炎、多形红斑、结节性红斑等。常用药有生石膏、龙胆草、黄芩、生地、车前草、白茅根、萆薢、牡丹皮等。湿热困脾型（湿重于热）临床表现为皮肤轻度潮红，淡红色或暗红色丘疹，水疱，轻度糜烂、渗出、结痂，伴纳呆、胸闷脘痞、倦怠乏力、口中黏腻，舌质淡，苔白腻，脉濡数。常见于亚急性湿疹、疱疹样皮炎、天疱疮、脂溢性皮炎、脓疱疮等。常用药有茯苓、白术、苍术、黄芩、栀子、泽泻、竹叶等。临床常用代表方剂如下。

龙胆泻肝汤：龙胆草9g、黄芩9g、栀子6g、泽泻9g、木通6g、车前子9g、当归6g、柴胡6g、甘草3g、生地9g。

萆薢渗湿汤：萆薢、薏苡仁各30g，赤茯苓、黄柏、牡丹皮、泽泻各15g，滑石30g、通草6g。

清脾除湿饮：茯苓9g、白术9g、苍术9g、生地30g、黄芩9g、麦冬9g、栀子9g、泽泻9g、生甘草6g、连翘15g、茵陈12g、玄明粉9g、灯心草3g、竹叶3g、枳壳9g（原方出自《医宗金鉴·外科心法要诀》）。

（6）健脾理湿　用于脾虚湿盛所引起的皮肤病。临床表现为淡红色丘疹、水疱、糜烂、渗液或皮肤干燥肥厚、抓痕、血痂，自觉瘙痒，伴面色萎黄、倦怠乏力、腿脚浮肿、食少纳呆、大便溏泄，舌质淡、舌体胖大或边有齿痕，苔白腻，脉沉缓或濡缓。常用于亚急性及慢性湿疹、带状疱疹、天疱疮、大疱性类天疱疮、皮肤瘙痒症、特应性皮炎、脂溢性脱发、银屑病及一些慢性角化性皮肤病。常用药有苍术、白术、茯苓、泽泻、厚朴、陈皮、白豆蔻仁等。临床常用代表方剂如下。

除湿胃苓汤：苍术6g、厚朴6g、陈皮9g、滑石块12g、炒白术12g、猪苓12g、茯苓12g、炒黄柏12g、炒枳壳9g、泽泻9g、炙甘草9g。

健脾除湿汤：苍术9g、炒白术9g、厚朴9g、陈皮9g、茯苓9g、猪苓9g、泽泻9g、六一散9g、桂枝9g。

（7）芳香化湿　用于湿浊不化所导致的皮肤病。临床表现红斑、丘疹，部分呈暗褐色，及丘疱疹、渗出、糜烂、抓痕、结痂，伴胃纳不馨、消化不良、嗳气、大便溏薄、口中粘腻不爽、舌质淡、苔厚腻，脉弱等。常见于亚急性及慢性湿疹、钱币状湿疹。常用药有藿香、佩兰、香薷、陈皮、砂仁、草豆蔻、苍术、厚朴、佛手等。临床常用代表方剂如下。

藿香正气散：藿香15g、紫苏10g、半夏10g、厚朴10g、白术15g、茯苓15g、甘草6g、陈皮10g、大腹皮15g、白芷10g、桔梗10g、生姜3片、大枣2枚。

芳香化湿汤：藿香9g、佩兰9g、苍术9g、陈皮9g、茯苓9g、泽泻9g、白鲜皮9g、地肤子9g。

（8）滋阴除湿　用于渗液日久，阴伤湿邪留恋所导致的皮肤病。临床表现散在或簇集丘疹，渗水不多但持续时间较长，皮肤干燥、脱屑、结痂，瘙痒不止，夜间为甚，口干渴不欲饮，舌质红绛少津，苔根部腻或苔净，脉细滑或弦细。常见于亚急性及慢性湿疹、泛发性湿疹、阴囊湿疹、天疱疮等。常用药有炙黄芪、黄精、太子参、生地、玄参、天冬、麦冬、玉竹、石斛、泽泻、车前子等。临床常用代表方剂如下。

滋阴除湿汤：生地30g、玄参12g、当归12g、丹参15g、茯苓9g、泽泻9g、白鲜皮9g、蛇床子9g。

（9）凉营清热　用于热入营分所导致的皮肤疾患。临床表现为皮肤潮红、水肿、红斑、紫斑、局部皮温高、大疱、脓疱，伴心烦不寐、神昏谵语、身热夜甚，舌质红绛、无苔，脉细数。常见于药疹、丹毒、红皮病、过敏性紫癜、疱疹样脓疱病、脓疱型银屑病、大疱性皮肤病及系统性红斑狼疮等。常用药有水牛角、生地、玄参、赤芍、丹皮、当归、黄芩、金银花、连翘、蒲公英、牛蒡子、甘草。临床常用代表方剂如下。

清营汤：犀角（现用水牛角粉替代）6g、生地15g、玄参9g、竹叶心5g、麦冬9g、丹参9g、黄连5g、金银花9g、连翘心9g。

（10）清热解毒　用于毒热过盛导致的皮肤病。临床表现为红斑、丘疹、硬结、脓肿，皮损焮红、灼热或疼痛，化脓、渗出、糜烂，伴发热恶寒、大便秘结、小便短赤、口干，舌质红苔黄，脉弦滑或数。常见病疖、痈、蜂窝织炎、丹毒、急性乳腺炎、淋巴管炎、毛囊炎、脓疱病等一切感染性、化脓性皮肤病及一些疾病的继发感染。常用药有金银花、连翘、蒲公英、赤芍、紫花地丁、败酱草、蚤休、大青叶、乳香、没药、皂角刺、穿山甲等。临床常用代表方剂如下。

五味消毒饮：金银花20g、野菊花15g、蒲公英15g、紫花地丁15g、紫背天葵15g。

仙方活命饮：白芷3g，贝母、防风、赤芍、当归、甘草、皂角刺、穿山甲、天花粉、乳香、没药各6g，金银花、陈皮各9g。

（11）养血润燥　多用于血虚风燥导致的皮肤病。临床表现为鳞屑、肌肤甲错、苔藓样变、肥厚、粗糙、皲裂、皮肤干燥无弹力、抓痕、血痂，自觉瘙痒，伴头晕目眩、面色苍白、爪甲色淡、毛发失去光泽、神疲乏力，舌淡、苔白，脉缓或沉细。常见于皮肤瘙痒症、手足皲裂、银屑病、神经性皮炎、慢性湿疹、荨麻疹辨证属血虚风燥证、鱼鳞病等慢性、顽固性、瘙痒性皮肤病。常用药物有当归、生地、熟地、天冬、麦冬、赤芍、白芍、鸡血藤、首乌藤、刺蒺藜等。临床常用代表方剂如下。

养血润肤汤：生地9g、熟地9g、当归9g、黄芪9g、天冬6g、麦冬6g、桃仁6g、红花6g、天花粉9g、黄芩6g、升麻3g。

当归饮子：当归10g、白芍10g、川芎10g、生地黄20g、防风10g、荆芥10g、黄芪10g、何首乌15g、白蒺藜15g。

（12）活血化瘀　多用于瘀血阻滞所导致的皮肤病。临床表现为暗红色或紫红色丘疹、斑块、肥厚浸润、肌肤甲错、瘀点、瘀斑、色素沉着、苔藓样变、结节、瘢痕、溃疡、坏死，伴面目黧黑、女性月经量少、色暗、有血块，唇舌紫暗或舌有瘀点、瘀斑，脉涩等。常见于慢性湿疹、神经性皮炎、银屑病辨证属血瘀证、黄褐斑、结节性红斑、结节病、皮肤淀粉样变、淋巴结结核、慢性荨麻疹、带状疱疹后遗神经痛、盘状红斑狼疮、血管炎等。常用药物有桃仁、红花、赤芍、苏木、三棱、莪术、鬼箭羽、丹参等。临床常用代表方剂如下。

桃红四物汤：桃仁9g、红花6g、当归9g、川芎6g、白芍9g、熟地黄12g。

通窍活血汤：赤芍3g、川芎3g、桃仁9g、红花9g、老葱3根、鲜姜9g、大枣7个、麝香0.16g、黄酒250g。

（13）消痰软坚　常用于治疗痰浊结聚导致的皮肤疾病。临床表现为丘疹、结节、囊肿、硬结、肿块、瘢痕，伴咳嗽咳痰、胸闷气急、咽喉异物感、舌淡胖、苔白腻、脉滑。常见于脂肪瘤、脂囊瘤、聚合性痤疮、痒疹、结节性红斑、结节病、颜面播散性粟粒样狼疮、淋巴结结核、瘢痕疙瘩、硬皮病等。常用药物有浙贝母、牡蛎、夏枯草、连翘、海藻、昆布、白僵蚕、白芥子、天花粉、大黄、土鳖虫等。临床常用代表方剂如下。

消瘰丸：玄参120g、浙贝母120g、煅牡蛎120g，共为末，炼蜜为丸，如梧桐子大，每服9g，开水下，日二服。

海藻玉壶汤：海藻3g、浙贝母3g、陈皮3g、昆布3g、青皮3g、川芎3g、当归3g、连翘3g、半夏3g、甘草3g、独活3g、海带1.5g。

（14）滋阴降火　常用于治疗阴虚火旺所致的皮肤疾病。临床表现为淡红色或黑褐色斑片；口腔、外阴糜烂、溃疡反复发作，疼痛；水疱不断出现，病程日久；暗红色斑片、皮肤异色、肌肉无力、抬头困难、吞咽困难，伴形体消瘦、视物模糊、耳鸣健忘、失眠多梦、焦虑、口燥咽干、腰膝酸软，或伴胁痛、低热缠绵、五心烦热、颧红盗汗、男子遗精、女子经少，小便短赤，大便干结，舌红、少苔、脉细数。常见于系统性红斑狼疮、皮肌炎、天疱疮、口腔扁平苔藓、痤疮辨证属阴虚内热型、黄褐斑等。常用药物为知母、黄柏、沙参、麦冬、石斛、玄参、生地、丹皮、菟丝子、玉竹等。临床常用代表方剂如下。

知柏地黄汤加减：知母9g、黄柏9g、生地30g、丹皮9g、茯苓9g、泽泻9g、玄参12g、玉竹9g、女贞子9g、旱莲草9g。

大补阴丸：熟地黄、龟板各180g，黄柏、知母各120g，上为末，猪脊髓蒸熟，炼蜜为丸。每服七十丸（6~9g），空心盐白汤送下。

（15）温肾健脾　用于脾肾阳虚所致的皮肤病。临床表现为面、颈、耳、手出现鳞屑性红斑、面部红斑部分可呈蝶形，毛囊口扩大和角栓、毛细血管扩张、皮肤萎缩、弥漫性或片状脱发；四肢不温，指尖变硬，皮肤水肿、萎缩、变硬；口舌生疮或外阴溃疡迁延不愈；伴面色㿠白、脸面手足浮肿、疲乏无力、腰膝酸痛、关节疼痛、关节局部冷感、阳痿、小便清长、夜尿频多、便溏或五更泄泻，舌淡而胖或有齿痕，脉沉细弱。常见于红斑狼疮、皮肌炎、硬皮病、白塞病等。药用黑附片、肉桂、熟地、山药、山萸肉、仙灵脾、胡芦巴、阳起石等。临床常用代表方剂如下。

金匮肾气丸：干地黄240g，山药、山茱萸各120g，泽泻、茯苓、牡丹皮各90g，桂枝、附子各30g。上为细末，炼蜜和丸，如梧桐子大，酒下十五丸（6g），日再服。

真武汤：茯苓9g、白芍9g、白术6g、生姜9g、附子9g。

狼疮合剂：炙黄芪30g、太子参15g、白术10g、茯苓10g、丹参15g、女贞子30g、菟丝子15g、淫羊藿10g、车前子15g、秦艽30g、桂枝10g、白花蛇舌草30g。

（16）酸收固涩　常用于治疗表虚不固，风邪乘虚而入，营卫失和导致的皮肤疾病。临床表现为淡红色、淡白色风团，时消时起，消退后不留痕迹，瘙痒常于发汗后或遇风寒而发，反复不愈，瘙痒剧烈者可伴恶风、自汗、多汗、气短、神疲乏力、面色少华、平素易感冒，舌质偏淡，苔薄白，脉细弱。常见于慢性荨麻疹、多汗症等。常用药物有荆芥、防风、黄芪、乌梅、五味子、木瓜、石榴皮、白术、羌活、白芷等。临床常用代表方剂如下。

固卫御风汤：炙黄芪9g、防风9g、炒白术9g、桂枝9g、赤白芍9g、生姜3片、大枣7枚。日久发作不休可加乌梅、五味子酸收之品（摘自《朱仁康临床经验集》）。

2.外治法

（1）溻渍（湿敷法）　湿敷疗法，又称为溻渍疗法，是一种用药物煎汤，敷料浸湿药液贴敷患处的治疗方法。该疗法具有清热解毒、消肿止痛、活血通络、祛风止痒、清洁创面、抑制渗出等作用。

根据湿敷药液温度不同分为冷湿敷疗法和热湿敷疗法。冷湿敷疗法药液温度一般为0~10℃，热湿敷疗法药液温度为30~50℃。冷热湿敷又可分为开放性和闭合性，开放性湿敷是湿敷敷料覆盖在患处后不包扎，闭合性湿敷则是在湿敷敷料覆盖患处后外加盖油纸或塑料薄膜并包扎。

【操作方法】

①将准备好的托盘放于床旁，向患者解释湿敷的作用，取得患者同意并请患者治疗前解决好二便。

②帮助患者取舒适体位。

③用无菌钳将消毒缸内充分浸透药液的纱布拧干，以不滴水为度；敷于患处，紧贴患处皮肤，以6~8层为宜。

④每10分钟更换一次纱布。更换时应将敷料取下重新浸泡于药液中，不可直接往敷料上滴水；接触感染面的纱布取下后，应更换新的纱布。

⑤湿敷结束后用无菌干棉球将患处药液擦干。

【注意事项】

①每次湿敷的药液必须新鲜配制。

②湿敷纱布应与患处皮肤紧密接触，大小一致。

③湿敷应按时更换纱布，如果湿敷时间长，纱布变干，可损伤表皮。

④湿敷面积不能超过全身体表面积的1/3。

⑤如果湿敷面部及外耳部，应将干棉球塞于外耳道，避免药液进入。

⑥应密切观察患者湿敷时有无不良反应。

⑦湿敷时应注意保暖。

【适应证和禁忌证项】

①适应证：开放性冷湿敷主要用于皮肤潮红、肿胀、糜烂及渗出明显者，如急性皮炎、急性湿疹、化脓性或感染性皮肤病等；闭合性热湿敷主要用于慢性肥厚、角化性皮损，或有轻度糜烂、少量渗液者，如慢性单纯性苔藓、慢性湿疹等。

②禁忌证：年老体弱、恶病质者，或外感风寒发热者慎用。

（2）浸浴疗法（水疗） 浸浴疗法，又称为水疗，是以中医的整体观念和辨证论治为指导，用中药煎汤洗浴患者，使药物透过皮肤、孔、穴等部位直接吸收，进入经脉血络，输布全身，以发挥其疏通经络、调和气血、解毒化腐、扶正祛邪的作用。近年来，浸浴疗法已成为皮肤科最常用的外治方法。

根据浸浴的范围可分为全身浸浴疗法和局部浸浴疗法。其中局部浸浴又可根据浸浴部位分为手部浸浴、足部浸浴、坐浴等。全身浸浴适用于全身性皮肤病，如皮肤瘙痒症、玫瑰糠疹、银屑病、慢性湿疹、特应性皮炎、鱼鳞病、系统性硬皮病等。局部浸浴适用于局限性皮肤病，如脂溢性皮炎、手足皲裂、汗疱疹、脂溢性脱发、肛周湿疹、阴部湿疹、外阴瘙痒症、肛周瘙痒症等。

【治疗前准备】

①评估患者病情及机体状况，根据需要选择全身浸浴或局部浸浴。

②将浴室温度调节于20~22℃，根据患者病情，辨证选用中药煎煮，把煎好的药液倒入套有一次性塑胶袋的木桶或浴桶内，加适量温开水，药液与水的比例为3：10。

③根据治疗需要调整水量：如局部的一般以没过皮损为宜；全身浸浴则以患者坐入后，液平面齐腰部为宜。

【操作方法】

①全身浸浴：水温调至38~40℃，使患者躯体及四肢浸泡于药液中，每日1次或隔日1次，每次20~30分钟。

②局部浸浴：将煎好的药液放至木桶或足盆内，再加入适量温热水，水温调至38~40℃，将患处浸泡于药液中，每日1~2次，每次约20~30分钟。

③浴后全身或患部用毛巾擦干即可。

④整理物品，消毒木桶或浴桶。

【注意事项】

①严格掌握适应证及禁忌证。对于患有严重的心脑血管疾病、神经精神系统

疾病、出血倾向及体质虚弱者，女性经期、孕期，饥饿、年老体弱、精神欠佳者等均应禁用。

②药浴室地面较为湿滑，注意防止跌倒；药浴过程中需控制室内温度与湿度，做好通风工作。

③加强巡视，密切观察患者治疗时的反应，尤其对于全身浸浴的患者，如有不适，则需立即停止。

④患者浴后皮肤表面发红，并持续30分钟至1小时的发汗均属正常的药效作用，但注意不可蓄意吹风，以免受寒；可适当涂抹润肤剂。

⑤有轻度高血压或低血压病史、心脏功能差者，应在家人陪伴下分次浸泡，每次浸泡时间不宜太长（约3~6分钟），如在浸泡过程中感到心率加快或呼吸过于急促时，应起身于通风良好处稍作休息，待恢复后再次浸泡，一般分2~3次浸泡即可。

（3）溻浴（熏洗法）　熏洗疗法，是一种利用药物煎汤在患部熏蒸后再进行浸浴的治疗方法。根据熏洗的范围可分为全身熏洗和局部熏洗。局部熏洗又根据熏洗部位不同分为手部熏洗、足部熏洗、头部熏洗、二阴熏洗等。全身熏洗疗法主要适用于全身性皮肤病，如皮肤瘙痒症、银屑病、泛发性慢性湿疹、荨麻疹等；局部熏洗疗法主要适用于局限性皮肤病，如掌跖脓疱病、手足、外阴瘙痒症、冻疮、手部湿疹等。

【治疗前准备】
①评估患者病情，辨证选择方药，并将其煎煮至沸腾。
②将治疗室温度调节至20~22℃。

【操作方法】
①将煮沸的药液倒入容器中，使药物蒸汽作用于患处，一般5~10分钟。
②待药液温度降至38~40℃左右时，加入适量温水，药液与水的比例为3∶10，药液水量以没过患处即可，再洗20~30分钟，以适当出汗为宜，每日1~2次。
③结束后局部用毛巾擦干。
④整理物品，消毒木桶。

【注意事项】
①此熏洗疗法一般适用于局部熏洗，如全身熏洗则后续一般按浸浴疗法步骤。
②严格掌握适应证及禁忌证，对于患有严重的心脑血管疾病、糖尿病出现神经损害、出血倾向、女性经期/孕期、饥饿、年老体弱、精神欠佳、不配合等者均应禁用。
③熏洗过程中一定要根据患者的耐受程度调节适宜的药液温度，特别是老年患者，由于对温度的敏感性下降，在药液未降至合适温度时需注意与液面一定的

距离，防止烫伤的发生。

④嘱患者治疗结束后不可吹风，以免受寒。

（4）擦药 凡用擦拭肌体来治疗疾病的药物均称为擦药。擦药是通过按摩和药物对局部皮肤的渗透而起作用的。擦药在《肘后备急方》中有治疗头面部疮疡的记载。《刘涓子鬼遗方》中载："白蔹、大黄、黄芩各等分⋯以三指撮药末，置三升水中煮三沸，绵注针，拭肿上数十过⋯⋯"唐《外台秘要》乌蛇膏治疗风毒成疮，焮赤多脓，每用少许摩之，令热，即是油膏类擦药良方。宋《太平惠民和剂局方》载玉池散擦治口疮，则系粉剂擦药，临证用之，确有疗效。擦药一般按照剂型的不同而区别应用，具体如下。

①洗剂 洗剂是按照组方原则，将各种不同的药物先研成细末，然后与水溶液混合在一起而成。因加入的粉剂多系不溶性，故呈混悬状，用时须加以振荡，故也称混合振荡剂或振荡洗剂。

【适应证】一般用于急性、过敏性皮肤病，如酒渣鼻和粉刺等。

【用法】三黄洗剂有清热止痒之功，用于急性皮肤病，如急性湿疮、接触性皮炎，皮损为潮红、肿胀、丘疹等；颠倒散洗剂有清热散结之功，用于酒渣鼻、粉刺。上述方剂中常可加入1%~2%薄荷脑或樟脑，增强止痒之功。在应用洗剂时应充分振荡，使药液和匀，以毛笔或棉签蘸之涂于皮损处，每日3~5次。

【注意事项】凡皮损处糜烂渗液较多，或液结，或深在性皮肤病，均应禁用。

②粉剂 粉剂是将药物研为极细粉干擦，或取鲜植物生姜、黄瓜把等药外擦。

【用法】如治疗口腔疾患的四黄散、玉池散。

【注意事项】粉剂燥湿作用较强，渗透性较差。

③酒浸剂 酒浸剂是将各种不同的药物浸泡于乙醇溶液内，最后倾取其药液，即为酒浸剂，亦称酊剂。

【适应证】一般用于疮疡未溃的皮肤疾病。

【用法】红灵酒有活血、消肿、止痛之功，用于冻疮、脱疽未溃之时；10%土槿皮、复方土槿皮有杀虫止痒之功，适用于鹅掌风、灰指甲、脚湿气等；白屑风酊有祛风、杀虫、止痒之功，适用于面游风。

【注意事项】一般酊剂有刺激性，所以凡疮疡破溃后或皮肤病有糜烂者均应禁用。酊剂应盛于遮光密闭容器中，充装宜满，并在阴凉处保存。

④油制剂 以植物油浸药，煎至枯去渣，再加入适量黄蜡。

【适应证】用于急性、亚急性伴轻中度糜烂、渗出的皮肤病、皮肤干燥、皲裂等。

【用法】青黛油、黄连油用于漆疮、黄水疮等；黄连油用于皮肤糜烂或破溃，久不生肌；大风子油用于手足皮肤皲裂等。

【注意事项】外擦油剂时，要做好隔离防护，尽量减少对衣被的油渍。

（5）油膏（贴敷法） 油膏是将药物与油类煎熬或捣匀成膏的制剂，现称软膏。目前，油膏的基质有猪脂、羊脂、松脂、麻油、黄蜡、白蜡以及凡士林等。在应用上，其优点有柔软、滑润、无板硬黏着不舒的感觉，尤其对病灶的四陷折缝之处，或大面积的溃疡，使用油膏更为适宜，故近代常用油膏来代替膏药。

【适应证】适用于肿疡、溃疡，皮肤病糜烂结痂渗液不多者，以及肛门病等。

【用法】由于油膏方剂的组成不同，疾病的性质和发病阶段各异，在具体运用时，根据病情病证选药。如肿疡期：金黄膏、玉露膏有清热解毒、消肿止痛、散结化瘀的作用，适用于疮疡阳证。金黄膏长于除湿化痰，对肿而有结块，尤其是急性炎症控制后形成的慢性迁延性炎症更为适宜。玉露膏性偏寒凉，对焮红灼热明显、肿势散漫者效果较佳；冲和膏有活血止痛、疏风祛寒、消肿软坚的作用，适用于半阴半阳证；回阳玉龙膏有温经散寒、活血化瘀的作用，适用于阴证。溃病期可选用生肌玉红膏、红油膏、生肌白玉膏。生肌玉红膏有活血祛腐、解毒止痛、润肤生肌收口之效，适用于一切溃疡腐肉未脱、新肉未生之时，或日久不能收口者；红油膏有防腐生肌之能，适用于一切溃疡；生肌白玉膏功能润肤生肌收敛，适用于腐肉已净、疮口不敛者，以及乳头皲裂、肛裂等病；疯油膏有润燥杀虫止痒之能，适用于牛皮癣（神经性皮炎）、慢性湿疮、皲裂等；青黛散油膏有收湿止痒、清热解毒之能，适用于蛇串疮及急、慢性湿疮等皮肤焮红痒痛、渗液不多之症，亦可用于痄腮以及对各种油膏过敏者。

【注意事项】凡皮肤湿烂，疮口腐肉已尽，贴油膏应薄而勤换，以免脓水浸淫皮肤，不易干燥。目前调制油膏大多应用凡士林，凡士林虽是矿物油，但也可刺激皮肤引起皮炎，此时应改用植物油或动物油；若对药物过敏者，则改用其他药物。油膏用于溃疡腐肉已脱、新肉生长之时，贴宜薄，若过于厚涂则会使肉芽生长过剩而影响疮口愈合。植物油作基质，涂在皮肤上作用持久。蜂蜜调制的油膏吸水性较强，加醋配制者，除透性强外，还具有软坚作用，制配比例一般为10%~20%。

（6）膏药（薄贴法） 膏药古代称薄贴，现称硬膏。中医学应用膏药治疗疾病已有悠久的历史。唐代时即发明铅膏，如《备急千金要方》中治疗疮的乌麻膏，即由现代膏药基质麻油、黄丹和蜡三味熬制而成。时至宋代，膏药的使用在作用方面已有所区别。如《外科精要》载碧油膏用于排脓，神异膏、清凉膏等用于溃后。宋《卫济宝书》详细记载了用药和麻油煎熬后加入黄丹再煎，制成麝香膏的方法。此后许多医著对膏药均有记述，如《外科启玄》的作者已认识到膏药不但有治疗作用，而且还可保护疮面。清代徐大椿在谈到药的作用时说："其用大端有二，一以治表，一以治里。治表者，如提脓、祛腐、止痛、生肌，并遮风护肉之类，其膏宜轻薄而日换。治里者，或驱风寒，或和气血，或消痰癖，或壮筋骨，其方甚多，药亦随病加减，其膏宜重厚而久贴。"

膏药是按配方用若干药物，浸于植物油中，经过高温煎熬促其发生化学变化，去渣存油加入黄丹煎制而成。在高温作用下，黄丹中四氧化三铅分解出一氧化铅和氧而释放出热量；油脂在高热和氧的作用及重金属氧化物的催化作用下，发生聚合反应，生成黑色树脂样物，即药肉。亦有不用煎熬，经捣烂制成膏，再用竹签将药肉涂于纸或布上而成的。目前通过剂型改革，有些已制成胶布型膏药。膏药总的作用是因其富有黏性，敷贴患处能固定患部，使患部减少活动；保护溃疡疮面，可以避免外来刺激或毒邪感染；膏药使用前加温软化，趁热敷贴患部，使患部得到较长时间的热疗，改善局部血液循环，增加抗病能力。至于具体的疗效，则依据所选药物的疗效不同，对肿疡起到消肿定痛，对溃疡起到提脓祛腐、生肌收口的作用。

【适应证】一切外科疾病的初起、成脓、溃后阶段，均可应用。

【用法】由于膏药方剂的组成不同，运用的药物有温凉之异，所以在应用时就有各种不同的适应证。如太乙膏、千捶膏均可用于红肿热痛明显之阳证疮病，为肿疡、溃疡的通用方。初起贴之能消，已成贴之能溃，溃后贴之能祛腐。太乙膏性偏清凉，功能消肿、清火、解毒、生肌；千捶膏性偏寒凉，功能消肿、解毒、提脓、祛腐、止痛；阳和解凝膏用于疮形不红不热、漫肿无头之阴证疮未溃者，功能温经和阳、祛风散寒、调气活血。此外，膏药摊制的形式有厚薄之分，在具体运用上也各有所宜。如薄型的膏药，多适用于溃疡，宜于勤换；厚型的膏药，多适用于病，宜于少换，一般3~5天换1次。

【注意事项】凡疮疡使用膏药，有时可能引起皮肤焮红，或起丘疹，或发生水疱，甚则溃烂等皮肤过敏，形成膏药风（接触性皮炎）；或溃脓水，由于膏药不能吸收脓水，淹及疮口，浸淫皮肤，从而引起湿疮。凡见此等情况，可以改用油膏或其他药物。此外，药不可去之过早，否则，易使疮面受伤，再次感染，复致溃腐，或使疮面形成红色痕，不易消退，有损美观。《证治准绳·疡医》中说："凡痈疽疮口已收，但皮，未可便去膏药"的观点是正确的。

（7）掺药　将各种不同的药物研成粉末，根据制方规律，并按其不同的作用配伍成方，用时掺布于膏药或油膏上，或直接掺布于病变部位，谓之掺药，古称散剂，现称粉剂。早在《周礼·天官》载"疡医掌肿疡、溃疡、金疡、折疡之祝药副杀之齐"。《五十二病方》中载有"止血出者，燔发，以安其"。即以血余炭外掺止血。此后历代医家广泛使用和发展了掺药，目前已广泛应用于一切外科病症的各个阶段，成为内容最丰富的外治法。掺药的种类很多，治疗外科疾患时应用范围很广，不论肿疡和溃疡等均可应用。其他如皮肤病、肛门病等也同样可以施用。由于疾病的性质和发展阶段不同，应用时要根据具体情况选择用药，可布于膏药、油膏上，或直接掺布于疮面上，或黏附在纸捻上插入疮口内，或将药粉扑于病变部位，以达到消肿散毒、提脓祛腐、腐蚀平胬、生肌收口、定痛止血、收涩止痒、清热解毒等目的。

掺药由于配方不同有寒凉、温热之分。根据具体情况，大致分消散、提脓祛腐、腐蚀平胬、生肌收口、止血等几类。药物配制时，应研至极细，以无声为度。一般植物药先烘焙干燥，研细后过筛；矿物类药品研细后当水飞；虫类药当先去头足翅后，烘干燥再研；含油较多的药物粗研后应徐徐放入少量研细的植物药同研；细料药不宜烘焙，其中如麝香、樟脑、冰片、牛黄、珍珠粉、熊胆、马宝等贵重药或香料药，均当分研后渐加入他药的药末中研和；研制斑、砒、升、降丹等物时，应戴防毒口罩，避免吸入。全方研细后混均，备用。如果研制不匀，或颗粒不够细，用于肿疡则药性不易渗透；用于溃疡则容易引起疼痛。有香料的药粉最好以瓷瓶贮藏，塞紧瓶盖，以免芳香油挥发散失而降低疗效。

掺药常分以下几类。

①消散药　具有渗透和消散作用，布于膏药或油膏上，贴于肿处，可以直接发挥药力，使疮结之毒得以移深居浅，肿消毒散。

【适应证】适用于肿疡初起，肿势局限于一处者。

【用法】阳毒内消散、红灵丹功能活血止痛，消肿化痰，适用于一切阳证。阴毒内消散、黑退消散有温经活血，破坚化痰，散风逐寒之功，适用于一切阴证。

【注意事项】若病变处肿势不局限，应配合箍围药使用。

②提脓祛腐药　具有提脓祛腐的作用，能使疮内蓄之脓毒，得以早日排出，腐肉得以迅速脱落。

【适应证】凡溃疡初期，脓栓未落，腐肉未脱，或脓水不净，新肉未生之际，均可使用。

【用法】提脓祛腐的传统制剂为升丹，由水银、火硝和明矾三种原料炼制而成，是外科要药。临床及实验研究证明，升丹确有优良的提脓祛腐作用，与石膏配合，制成九一丹、八二丹、七三丹、五五丹等，用时根据脓腐的多少，决定含升丹的配比。

【注意事项】升丹有毒，口腔、咽喉之疾者，不宜使用。面部、暴露部位应慎用；大面积的疮面应慎用。升丹放置越久，药力愈缓。凡对升丹过敏者，应及时停止使用，可改为黑虎丹。凡见不明原因的高热、乏力、口有金属味等汞中毒症状时，应立即停用。凡靠近大的血管、神经处的疮面应慎用。

【现代研究】升丹的主要化学成分是氧化汞、硝酸汞、氧化铝等。汞化物有杀菌消毒作用。其药理作用机制是由于汞离子能和病菌呼吸酶中的硫氢基结合，使之固定而失去原有活动力，终致病原菌不能呼吸而死亡。硝酸汞是可溶性盐类，遇水分解成酸性溶液，对人体组织有缓和的腐蚀作用，可使病变组织与药物接触面的蛋白质凝固坏死，逐渐与健康组织分离而后脱落，产生祛腐的作用。

③腐蚀药与平胬药　腐蚀药又称追蚀药，具有腐蚀组织的作用，掺布患处，

能使疮疡不正常的组织腐蚀枯落。平胬药，具有平复胬肉的作用，能平复疮口增生的胬肉。

【适应证】凡肿疡在脓成未溃时；或痔疮、瘰疬、疣、息肉等；或疮疡破溃以后，疮口太小，疮口僵硬；或胬肉突出；或腐肉不脱等妨碍收口时，都可使用。

【用法】由于腐蚀平胬方的药物组成不同，药物作用有强弱，因此，在临床上需要根据患者病情合理选用药物。如白降丹，适用于溃疡疮口太小，脓腐难去，临床多用桑皮纸或丝绵纸做成裹药，插入疮口，使疮口开大，脓腐分出；如肿病脓已成而不能穿溃，且身体虚弱，或不愿接受手术治疗者，亦可用白降丹少许，水调和点放于疮顶。

【注意事项】腐蚀药物一般均含有汞、砒成分，因汞、砒的腐蚀力量比其他药物为大，在应用时需谨慎。此外，掺布烈性的腐蚀药，以不伤及周围健康组织为原则，待腐蚀目的达到时，即应改用其他提脓生肌药。对汞、砒过敏性的患者，则应禁用。

④生肌收口药　具有解毒、收涩、收敛、促进新肉生长的作用，敷布疮面能使疮口加速愈合。

【适应证】溃疡腐肉已脱，脓水将尽时均可使用。而即使脓腐已尽，新肉生长之时，为了加速愈合，也可应用。

【用法】生肌收口药对于疮疡阴证、阳证通用。生肌散、八宝丹能促进肉芽生长，用于溃脓腐已尽、肉芽生长缓慢者。生肌定痛药功能解毒、生肌、止痛，用于溃疡脓腐将尽，而局部微有红肿疼痛者。珍珠散则用于疮面脓水已净，久不收口者。

【注意事项】生肌收口药的应用指征是疮面大者以腐脱脓清为度，疮口深者以药线制出时带黏丝者为度；若见疮面上白膜，为新生上皮，不可用力擦伤，影响收口；脓腐未尽，腐肉不去者，不宜过早使用生肌收口之品。早用不仅无益，反增溃烂，延缓愈合，甚至引起迫毒内攻之变。若溃疡肉色灰白而少红，新肉生长迟缓，宜配合内治，如内服补养气血之品，增加营养，以助新生。若属顽症，宜配合活血化瘀之药，改善局部气血运行。

⑤止血药　将具有收涩凝血止血作用的药粉，掺布于出血之处，外用敷料包扎固定，使创口血液凝固，达到止血之目的。

【适应证】适用于溃疡或创伤小络损伤出血者。

【用法】如圣金刀散，多用于创伤性出血；其他如三七粉调成糊状，或止血粉（成药）涂敷局部，也有良好的止血作用。

⑥清热收涩药　用具有清热、解毒、收涩、止痒等功效的药粉掺扑于皮肤糜烂而渗液不多的损害面，以达消除红热、止痒及收敛、干燥疮面的目的。

【适应证】阳证疮疡初起，局部红肿热病者；急性、亚急性皮炎渗液不多而痒甚者。

【用法】青黛散具有较强的清热解毒止痒作用，一般用于大片潮红丘疹而无渗液的皮肤病。三石散收涩生肌作用较好，故一般用于皮肤病糜烂、稍有渗液而已无红热者。用时可直接干扑于损害面，或先涂一层薄的油剂后再扑三石散，外加包扎。

【注意事项】药一般不宜用于糜烂、渗液较多的皮损，用后易使渗液不能流出，而导致自身过敏性皮炎，也不宜用于毛发生长的部位，因粉末每易与毛发粉结成团，影响药末的敷布而降低疗效，必须用时，可剃去毛发再扑药粉。

（8）围敷药（围敷法） 箍围药又称围药、敷药、围敷药。早在两千年前即有围药使用的记载，《五十二病方》中已有围药的处方。晋代葛洪《肘后备急方》亦记载了许多围药处方，且使用许多调制剂如鸡子白、苦酒、醋、姜汁、蜜等。至清代，箍围药已普遍应用于外科，徐大椿在《医学源流论》中说："外科之法，最重外治，而外治之中，尤重围药……"围敷药是药粉和液体调制成的糊剂，具有箍集围聚、收疮毒的作用，用于肿初期，可促其消散；若毒已结聚，也能促使疮形缩小，趋于局限，早日成脓和破溃；即使破溃，余肿未消，也可用此法消肿，截其余毒。

【适应证】外科疮疡初起或成脓及溃后，凡肿势散漫不聚，无集中硬块者，均可使用。

【用法】箍围药外围必大于肿势范围，宜厚敷。如用于肿疡初起，宜满摊；用于毒势已聚或溃伤余毒未消者，皆宜空出中央，四周摊药围敷箍毒消肿。由于围药的药性有寒、热的不同，所以在应用时应分别使用，才能收到预期效果。如金黄散、玉露散可用于红肿热痛明显的阳证疮疡；疮形肿而不高，痛而不甚，微红微热，属半阴半阳证者，可用冲和散；疮形不红不热、漫无头属阴证者，可用回阳玉龙散。围药使用时，是将药粉与各种不同的液体调制成糊状。调制液体有多种多样，临床应根据疾病的性质与阶段不同，正确选择使用。以酒调者，取其助行药力之效；以葱、姜、韭、蒜捣汁调者，取其辛香散邪之效；以菊花汁、丝瓜叶汁、银花露调者，取其清凉解毒之效，而其中用丝瓜叶汁调制的玉露散治疗暑天疖脚效果较好；以鸡子清调者，取其缓和刺激之效；以油类调者，取其润泽肌肤之效。如上述液体取用有困难时，则可用冷茶汁加白糖少许调制。总之，阳证多用菊花汁、银花露或冷茶汁调制，半阴半阳证多用葱、姜、韭捣汁或用蜂蜜调制，阴证多用醋、酒调敷。用于外疡初起时，箍围药宜敷满整个病变部位。若毒已结聚或溃后余肿未消，宜敷于患处四周，不要完全涂布。敷贴应超过肿势范围。

【注意事项】凡外疡初起，肿块局限者，一般宜用消散药。阳证不能用热性药敷贴，以免助长火毒，阴证不能用寒性药敷贴，以免寒湿凝滞不化。箍围药敷后干燥之时，宜时时用液体湿润，以免药物剥落及干板不舒。外疡初起、肿势局限者，一般用消散之品厚敷，阳证不可用热性药敷贴，阴证不可用寒凉药敷贴，以免助邪碍邪。糊剂使用前应先将药物制成粉末备用，随用随调。尤其如姜汁、葱汁、醋、酒、银花露等辛香易挥发的基质，不可久贮，以免药力散失或减弱。糊剂敷贴后逐渐干燥，则药力减弱，宜用同种基质时时淋洒其上，使其潮润，从而既可保持有力持久，又可避免药物剥落或干板不舒。糊剂更换时，肿皮厚者宜干换，待其干燥剥落；肿皮薄者宜湿换，先将药物淋湿再除去，以免不必要的损伤与痛苦。

参考文献

1.李元文.皮肤病溻渍疗法［M］.1版.北京：中国医药科技出版社，2018.

2.李曰庆.中医外科学［M］.2版.北京：中国中医药出版社，2007.

3.谭新华，何清湖.中医外科学［M］.2版.北京：人民卫生出版社，2011.

第二章 学术思想

一、坚定信念，恪守军医使命

蔡瑞康教授是新中国培养的第一代军医，他非常看重自己的这个身份，以此为骄傲，并践行一生信念。1953年，蔡瑞康教授从中国人民解放军第四军医大学（现空军军医大学）毕业，他和所有军校生一样如饥似渴地学习，时刻准备上战场。大学4年级被分配到皮肤性病专科学习，他相信"干一行爱一行，行行出状元"这个道理，从此就与皮肤科结下不解之缘。几十年的从医经历中，蔡瑞康教授始终恪守"做一名合格军人""服务于军民"的信念，严格践行自己的初心承诺。20世纪50年代，进入空军总医院工作的蔡瑞康教授收治了一位20多岁的天疱疮飞行学员，在当时的医疗条件下治疗相当棘手。病人全身溃烂，还感染了铜绿假单胞菌，味道刺鼻。因为患者是男性，蔡瑞康教授便亲自担任起护理工作，晚上跟他同住一间隔开的病房，以便有情况可以随时处置。遗憾的是半年后这位学员没能挺过鬼门关。但是蔡瑞康教授这种对患者尽心尽力的精神，给患者带去了无限的温暖，也给病人家属无限的慰藉。蔡瑞康教授常常说："有些不能治好的患者，也要以人道主义的精神去尽力而为……"他给学生上的第一课往往就是"常常去安慰，偶尔去治愈，总是去帮助"。

20世纪70年代末，前线气候湿热环境恶劣，"烂裆"等皮肤病使我军官兵备受煎熬，蔡瑞康临危受命紧急赶赴前线。当时各个连队的阵地很分散，蔡瑞康到连队救治伤病员或者进山采药，沿途要经过很多雷区。"没有人说得清地雷埋在哪里，只能自己摸索，还要时刻提防敌人的冷枪。早晨从后方医院出发，真的不知道还有没有机会吃上中午饭"。一年时间里他八上前线，走访了一百多个猫耳洞。经过艰苦细致的调查和药物试验，查出"烂裆"的致病菌是阴囊癣、阴囊念珠菌，传染媒介是褐色线鼠。蔡瑞康教授针对致病菌即刻研发新药，终将著名的"1号霜"研制成功，使前线部队常见皮肤病的发病率大大降低。2008年5月12日，四川汶川发生特大地震，得知空军总医院组派的医疗队出发去灾区的消息，蔡老说："只要我还能走得动，就要去尽一份力。"这位73岁的老兵用他特有的倔强，终于说服了家人和医院领导奔赴灾区，他和其他皮肤科专家组同事冒着余震危险，深入都江堰、彭州、绵竹、什邡等重灾区，接诊上万人次，还紧急编写《地震灾后皮肤病防治手册》等宣传品，下发到救灾官兵和受灾群众手中。救灾初期，网络上出现救灾官兵和受灾群众中大面积爆发"神秘皮肤病"的传闻。蔡瑞康带领专家组深入一线，在人群聚集区附近发现了荨麻，它的毛被风吹得四处扩散，触碰到人的皮肤就会引发丘疹性荨麻疹。蔡瑞康教授很快确定了治疗方案，迅速组织专家组成员分赴各个救灾点和安置点，把周围的荨麻清扫干净，为救灾官兵和受灾群众解除病痛、平息了谣言。蔡瑞康教授说："当军医就不能怕死、怕苦、怕累，有任务就要冲锋在前。"不忘初心、坚守信念、恪守职责是蔡瑞康教授卓越人生的真实写照。

二、坚信中西医结合是皮肤科的必由之路

1. 中西医结合并重，优势互补　蔡瑞康教授在大学时代学习的是西医，却也很早就迷上了中医。20世纪50年代，蔡瑞康教授在中央皮肤性病研究所（即协和皮肤性病研究所）学习，当时，中央皮肤性病研究所遇到疑难杂症，会邀请北派中医大家赵炳南先生前来会诊。蔡瑞康教授观察发现，通过中医中药治疗，患者的症状逐渐好转，且身体各方面的功能也得到改善，无明显不良反应，让他萌发了师从赵炳南先生将中西医结合的念头。1976年北京市卫生局举办"西医学习中医学习班"，蔡瑞康教授有幸跟随南派中医皮肤科大家朱仁康教授学习了一年，蔡教授在平时抄写的同时，整理了十几本笔记，使其的中医中药理论、临床技能上升了一个台阶。蔡瑞康教授学习记录的这十几本笔记一直保存至今，后经过精心地整理编辑出版。一南一北两位中医皮肤专科泰斗行医精神和技艺的传承，使蔡瑞康教授充分汲取到中医的精华，在心里扎下了中西医结合并重优势互补的理念。一路走来回顾蔡瑞康教授治疗和研究皮肤病的一生，就是践行中西医结合优势互补的历程。

蔡瑞康教授认为中医、西学是两种理论和方法完全不同的医学体系，各自存在优势和不足，所以中西医结合是必要的。中西医结合首先是中西医并重，在不失去各自理论体系、各自特色的前提下，相互参考、相互借鉴、扬长避短、优势互补，以提高临床诊断治疗水平造福于患者。蔡瑞康教授认为应注重"西医辨病、中医辨证、标本兼顾、取长补短"的治疗原则，对于中西医诊断、辨证及疗法，须无门户之嫌，采百家之长。

2."病证"结合需要融会贯通　蔡瑞康教授主张中西医结合，绝非简单生搬硬套或一知半解，他反对简单的"西医诊断+中药治疗""中药西药化"等一些偏颇的做法。蔡瑞康教授认为要真正做好中西医结合工作，医生必须潜心认真学习中医、西医不同的医学理论及临床技术，才有可能根据疾病诊治的需要得心应手地在中西医学之间随时选择应用，才能从不同的医学体系角度诊断和治疗疾病，

进而真正做出扬长避短的诊疗选择。在皮肤病的诊疗工作中两套分析思路并行，中西医治疗方案互补。蔡瑞康教授在中西医结合皮肤病治疗方面有独到之处，坚持"辨病"与"辨证"相结合，将西医诊断（包括过敏原检测、皮损病理诊断等）与中医辨证（包括八纲辨证、脏腑辨证、经络辨证等）有机结合起来辨证施治。为了便于学习，蔡瑞康教授将"病症结合"视为结合点及学习方法。"病"主要指西医的疾病，即诊察疾病时，要根据西医的生理病理进行必要的临床检验检查，给予疾病明确的诊断及明晰疾病的病因、病理、治疗原则；"证"主要指中医对疾病的辨证过程，即利用中医"望、闻、问、切"四诊合参，获取"证"的信息，为"论治"提供条件。既应用中医理论进行辨证的逻辑推理，又应用现代医学知识技术进行精准的定位、定性。在拟定治疗方案时，既要针对"病"、又要考虑到"证"，"病证兼顾"实施治疗。

3.强调整体观念，重视辨证论治　中医认为人是一个有机整体，皮肤位于身体表面，但与机体内在脏腑气血息息相关。蔡老秉承了中医"治外必本诸内"的学术思想，认为皮肤病的发生、发展是整体病变在体表局部的反映。因此，治疗时必须从整体出发，全面认识皮肤病的中医病因病机，既要重视体内脏腑气血的失调，又要重视皮肤表面皮疹的病理变化特点。蔡瑞康教授尤其注重脏腑气血及湿热邪毒对皮肤的影响，注重气血辨证及脏腑辨证。"气主煦之，血主濡之"皮肤的健康有赖于气血的温煦濡养。气血不调，运行不畅，皮肤疾病由然而生。皮肤病的发生与营血关系非常密切，临床常分血热、血虚、血瘀、血燥等，如血热证见肌肤皮疹红斑、肿胀、瘙痒热痛，舌红、苔黄或少，常用生地、丹皮、生地榆等清解血分热毒；血虚证见皮疹肌肤甲错、粗糙皲裂、皮疹不红、爪甲苍白失濡，常用当归、白芍、党参、阿胶等滋补营血之品；血瘀证见舌质暗、有瘀点瘀斑、舌下经脉瘀紫粗大，皮疹暗红或苍白不润，常用鸡血藤、丹参、红花、鬼箭羽、川芎等活血行气之品；血燥证见皮疹鳞屑覆盖、瘙痒难忍等血燥生风症状，舌质红或淡红，少津，常用养阴润燥之品如沙参、麦冬、山萸肉、黄精、玉竹等。

蔡瑞康教授也非常注重脏腑辨证，脏腑辨证是根据脏腑的功能失常和病理变化所表现的特殊指征来判断皮肤病的症结与脏腑的关系，从而拟定治疗原则及方法方药。蔡瑞康教授尤为注重脾肾，特别擅长调理脾肾。他认为脾主运化把水谷化为精微，并进一步转输至全身各脏腑组织器官。脾的运化功能的正常进行，为化生精、气、血、津液提供了物质基础，亦为五脏六腑及各组织器官提供了充分的营养，因此脾为"后天之本，气血生化之源"。脾运化水液，指脾对水液具有吸收、转输和布散的作用，是人体水液代谢的一个重要环节。若脾运化水液的功能强盛，可以防止水液停滞，否则，就会导致水湿停留，产生痰、饮、水湿等病理产物，正如《素问。至真要大论》所说："诸湿肿满皆属于脾。"脾主统血，是指脾能够统摄、控制血液在脉管内运行，而不致溢出脉外的作用。脾统血的作用是通过气的摄血来实现的。脾气充盛，不仅使气血生化有源，且能约束血液，使之行于脉管之内。若脾气虚衰，统摄无权，则血溢脉外，即"脾不统血"，就可能出现"肌衄""紫癜"等皮肤科常见病症。蔡瑞康教授临床常通过补益脾气来治疗这类疾病，疗效显著。脾虚与皮肤科的关系尤为密切，脾虚则运化失职，水谷精微不能敷布，不能滋养元气，诸病因而内生。皮肤病多与"湿"有关，脾气虚，运化失职水湿就会停滞，外受湿邪，水湿壅盛又能困脾，湿困脾土又导致脾虚。脾虚湿盛患者常出现面色黄白、四肢困倦、食欲不振、腹胀便溏，舌淡胖、苔白腻，脉沉细等，在皮肤科常见水疱、肿胀、渗出、糜烂等症状，湿疹、皮炎、大疱类皮肤病、下肢皮肤湿烂等多与脾虚湿盛有关，儿童白癜风患者辨证也多与脾虚有关。蔡老常用党参、茯苓、炒白术、莲子肉、黄芪、炒白扁豆、陈皮等健脾药治疗皮肤病脾虚证，疗效显著。

中医认为肾是人的"先天之本"，肾不仅有主水液代谢的作用，还主骨、生髓、藏精，与人的生长发育健康密切相关。"肾为先天之本"主要是指肾的功能是决定人体先天禀赋强弱、生长发育、脏腑功能盛衰的根本。肾为"先天之本"，脾为"后天之本"，二者相辅相成，互为根本。蔡瑞康教授治疗皮肤病的突出特点之一就是十分重视脾肾功能，从补益脾肾入手治疗皮肤科顽症积累了丰富的经验。如黄褐斑、白癜风、脱发、白塞病、皮肌炎等。蔡瑞康教授认为黄褐斑的病变机理为脾肾二虚、肝失濡养，临床常用疏肝健脾、滋补肝肾的太子参、黄芪、炒白术、茯苓、柴胡、郁金、山萸肉、黄精、女贞子、益母草等药物。蔡瑞康教授发现，很多白癜风患儿有脾虚症状，他们大多食欲不振且吸收差，导致锌、铁、铜等微量元素的摄入量不足，而这些微量原素长时间的缺乏必定会对身体产生影响。他采用中西医结合的方式，研制出内服中药制剂"乌梅汤"可有效促进色素沉着，其中有健脾胃功效的山楂、炒白术等药物，充分体现了健脾补肾、调血增色的治疗原则。对于临床常见毛发疾病如斑秃、脱发、脂溢性脱发、少年白发等，蔡瑞康教授认为精血同源、精血互生、精足则血旺，"发为血之余"，毛发的濡养来源于血；"发为肾之外候"，毛发的生长、脱落、润泽、枯槁均与脾、肾密切相关，临床常用滋补肝肾、益气养血之法治疗斑秃，常选用枸杞子、菟丝子、桑椹、旱莲草、女贞子、熟地、炙黄芪、当归、白芍、制首乌等药物，疗效显著。

4. 中西药理互参，简便灵验 蔡瑞康教授认真钻研并精准采用辨病辨证结合用药，同时也非常注重中药的现代药理研究，吸收现代医学药理研究成果，增强了临床组方用药的针对性和有效性。如现代药理研究提示补骨脂、马齿苋、茜草、白芷等具有光敏作用，蔡老将其运用于临床白癜风治疗，既可以口服也可以配合外用，促进了黑色素生成，取得了较好的疗效，同时蔡老研发的"茜草增色液""白斑霜"外用制剂及"乌梅汤"等临床用药，均简便易得、疗效显著、价格便宜，深受患者欢迎。

楮桃叶是一种中药材，其性味甘凉，具有凉血解毒、润肤止痒的作用，传统用于"刺风身痒""去四肢风痹、赤白下痢"。现代药理研究证实，楮桃叶富含高蛋白、氨基酸、维生素、黄酮苷、酚类、有机酸、鞣质等，有很好的润肤、止痒作用。根据现代药理研究和中医学研究，蔡瑞康教授将楮桃叶用于治疗银屑病、慢性荨麻疹、湿疹、神经性皮炎等疾病，可以有效的缓解皮疹瘙痒及表皮过度角化的情况，特别是一些老年及儿童患者不能服用药时，可外用楮桃叶汁清洗，取得了良好的疗效，解决了临床治疗中的难点。而楮树在全国大部分地区都有分布，生长于山坡、沟壑边，多为野生，容易采摘，对一些边远地区农村及经济不宽裕的患者，蔡瑞康教授往往耐心教给楮桃叶的自行识别及采摘方法，为患者减少开支。

现代医学认为白癜风是自身免疫性疾病，因此蔡老在治疗儿童白癜风时，采取了中西医结合交替治疗的模式，其中西药常给予甘草锌、硒酵母、甲钴胺胶囊，与中药汤剂交替使用，避免了长期单独服用中药或者西医产生的不良反应，获得了满意疗效。

三、多学科融合推进皮肤科的全面发展

1.不懈研创临床新药 蔡瑞康教授不仅仅是会看病的医生，还特别注重药物创新、剂型改进，为临床治疗提供疗效更好的药物，从而解决临床难题。在20世纪80年代的建科初期，煤焦油是一个长期用于治疗顽固皮肤病的药物，虽有一定疗效，却因其颜色、气味难闻，涂抹于患处吸收缓慢、透气性差，使广大患者不愿意使用。蔡瑞康教授下决心一定要改良这一药物，他利用简陋的实验室条件，用自己的皮肤做试验，在他和皮肤科的同事们的共同努力下，终于研制出一种色泽茶黄、味感清香的中西药复合制剂——复方去煤液，并通过了权威部门的检测论证。临床证明，复方去煤液对于银屑病、慢性湿疹及神经性皮炎均具有显著疗效。在白癜风的治疗中，服用光敏药物加光疗的效果较好，但光敏剂可能会产生一些不良反应，皮肤敏感及儿童往往不能耐受，为此，蔡瑞康教授对外用光敏药进行了重新研制，选择了光敏效应较强的马齿苋、茜草等中草药作为主要成分，制成复方制剂——茜草增色液，可以直接涂在白斑患处，再进行日光浴或者光疗仪治疗。这种复方制剂不仅具有类似西药甲氧沙林的光敏作用，且不良反应小，避免了既往光敏制剂引发皮肤的红肿、水泡等不良反应，也避免了对儿童胃肠道的刺激，提高了治疗安全性，深受患者欢迎。

蔡瑞康教授往往有着与时俱进的前瞻性思维，他认为皮肤是全身最大的器官，同时也是情感器官，随着人们生活水平的提升，皮肤疾患的治疗与美容必将结合得更加紧密，治疗皮肤病的同时不能回避美容问题。在皮肤科特色药品开发过程中，他很早就将药物基质改换成与化妆品同样的霜剂基质，这不但增加了疗效，

同时减轻了患者使用外用药物的不适感。

2.发明多项检查治疗器械　蔡瑞康教授善于接受多学科领域知识，推进了皮肤科的融合发展。蔡瑞康教授先后研发了光化学疗法、液氮喷雾治疗、荧光检测仪器等设备与方法解决了白癜风、美容整形等多个领域的临床难题，使广大患者获益。

第三篇

优势病种论治

第一章 白癜风论治

一、疾病概述

白癜风是一种常见的原发性的皮肤黏膜色素脱失性疾病，患者跨越各个年龄阶段。国外研究表明，白癜风可发于任何种族，在世界的患病率为0.5%~1%，且患病率的性别差异不显著。

祖国医学对白癜风的最早记载见于《五十二病方》，该书中记载病名为"白处""白毋奏"，但是该病名不仅是指白癜风，还包括其他色素脱失导致的白斑。南北朝时，《刘涓子鬼遗方》记载的"白定"、"白驳"则是指白癜风。东晋葛洪所著的《肘后备急方》收录了多种病名，记载："白癜风，一名白癞，或谓龙舐，此大难治""治面颈忽生白驳，状如癣，世名为疬疡。"隋巢元方《诸病源候论·白癜候》记载："白癜者，面及颈项身体皮肉色变白，与肉色不同，亦不痒痛，谓之白癜。"该书对白癜风的临床描述与现代类似。唐孙思邈的《千金翼方》、王焘的《外台秘要》均以"白癜风"命名。吴谦的《医宗金鉴·外科心法要诀》中以"白驳风"为名，载："此证自面及颈项，肉色忽然变白，状如斑点，并不痒痛。"清王清任的《医林改错》、顾世澄的《疡医大全》等，亦以"白癜风"命名。现代统一命名为白癜风。

二、病因病机

古代医家对白癜风的发病多从风邪相搏、气血失和立论，该理论是其根本病机。随着中医学的发展，白癜风的病因病机不断丰富，认为该病的发生内与肺、肝、肾等脏腑相关，外与风、热、湿等外邪相关，内外合邪导致气血失和，波及皮肤腠理。

古代文献中关于白癜风病因病机的记载首见于隋巢元方的《诸病源候论》："此亦是风邪搏于皮肤，血气不和所生也。"指出了风邪侵袭，相搏于肌肤导致气血不和而发此病的观点，对后世医家产生了深远的影响。北宋《太平圣惠方》记载："夫肺有壅热，又风气外伤于肌肉，热与风交并，邪毒之气，伏留于腠理，与卫气相搏，不能消散，令皮肤皱起生白斑点，故名白癜风也。"指出肺中热邪与外在风邪合而致病，导致风热之邪搏结于卫气，伏于腠理而发白斑。《普济方》认为白癜风为"肺脏壅热，风邪乘之，风热相并，传流营卫，壅滞肌肉，久不消散，故成此也"。王肯堂的《证治准绳》记载："肺风流注皮肤之间，久而不去所致。"皆是风热袭肺导致白斑。《外科正宗》记载："总因热体风湿所受，凝滞毛孔，气血不行所致。"论述了气血瘀滞在该病发生中有重要影响。清代王清任的《医林改错》则指出"白癜风，血瘀于皮里"，认为七情内伤，情志不遂，肝气郁结或跌打损伤均可导致气滞血瘀，气血痹阻，使肌肤失养生成白斑。

现代中医学在古代医家论述的基础上，结合自身临床实践，对白癜风的病因病机认识又有所深入。现代中医学认为本病病因多为肝气郁结，气机不畅，复受风邪，搏于肌肤；或素体肝肾亏虚，或亡血失精，伤及肝肾，致肝肾不足，外邪侵入，郁于肌肤；或跌打损伤，化学灼伤，络脉瘀阻，毛窍闭塞，肌肤腠理失养，酿成白斑。

三、辨证论治

古代中医对于白癜风的治疗分为外治法及内治法。外治法应用较为广泛，如唐《备急千金要方》记载有摩风膏用羊踯躅、露蜂房、附子等药物细锉，猪油煎炼，待药焦黄去渣，候冷外涂。宋《圣济总录》记载有砒霜、生半夏、白矾、川乌头等药以毒攻毒、杀虫止痒以治疗该病。宋《太平圣惠方》提到内服生核桃油，外洗用木防己、蕨烧灰淋汁。同时，古代医家会用遮盖法来减轻患者心理压力，如雪色方用香墨、硫黄、醋和如膏涂之，胡桃涂方中用青胡桃、白矾、硫黄研为粉末后制成膏外涂。明《本草纲目》中记载有单独外用白蒺藜及胡麻等。

古代医家认为白癜风是风邪相搏、气血失和而致病，故用祛风散邪法，如《外科大成》的浮萍丸"此药味辛气寒，轻清入肺，达肤出汗"；《医宗金鉴》记载的苍耳膏"苍耳风邪侵皮肤，气血失和白驳生，连根带叶鲜苍耳，洗净熬膏酒服灵"，若"风热熏蒸"，则配伍山栀子、黄芩、地骨皮、白鲜皮等药。同时根据"治风先治血，血行风自灭"的理论，气血不和则用行气活血法治疗白癜风，如《医林改错》中的通窍活血汤，常用药有当归、川芎、桃仁、红花、沉香、枳壳、丹参、赤芍等。其他治疗白癜风的古方剂中多配伍行气活血药。

现代医家以古代中医病因病机理论为基础，经过不断的临床实践，逐渐丰富了白癜风的辨证治疗。近年来，气滞血瘀、肝肾不足、脾胃虚弱等理论在临床得到广泛的认可和应用。在2017年《白癜风中医治疗专家共识》提出白癜风根据临床表现分为五个证型，分别为气血不和证、肝郁气滞证、脾胃虚弱证、经络瘀阻证、肝肾不足证。

1.气血不和证

主证：皮肤白斑呈乳白或粉红色，边界欠清，多见于面部及暴露部位，起病急、发展较快，可伴有瘙痒、灼热、疼痛。舌淡红、苔白或薄黄，脉弦或浮数。

治法：疏风通络，调和气血。

方药：浮萍丸或四物消风饮加减。

常用药物：生地、当归、荆芥、防风、赤芍、川芎、白鲜皮、薄荷、独活、柴胡、浮萍等。

2.肝郁气滞证

主证：皮肤白斑常随情绪的波动而加重，可伴有情志抑郁、喜叹息或心烦易怒，胸胁或少腹胀闷窜痛，妇女可有乳房胀痛、痛经、月经不调。舌淡红、苔薄白，脉弦。

治法：疏肝解郁，行气活血。

方药：柴胡疏肝散加减。

常用药物：柴胡、郁金、当归、川芎、熟地黄、白芍、白蒺藜等。

3.脾胃虚弱证

主证：皮肤白斑晦暗，境界欠清，可伴有神疲乏力、面黄、纳呆、口淡无味、腹胀、腹泻或便溏。舌淡、少苔，脉细。

治法：健脾益气，和胃消斑。

方药：人参健脾丸加减。

常用药物：人参、茯苓、山药、陈皮、木香、砂仁、当归、远志、丹参、浮萍等。

4.经络瘀阻证

主证：皮肤白斑边界清楚，白斑边缘常有色素加深，部位固定，可伴有面色发暗、唇甲青紫。舌质紫暗或有瘀斑、舌下静脉迂曲、苔薄，脉弦涩或细涩。

治法：理气活血，祛风通络。

方药：通窍活血汤加减。

常用药物：当归、桃仁、红花、川芎、白芷、赤芍、丹参、鸡血藤、乳香、没药、地龙、黄芪、威灵仙等。

5.肝肾不足证

主证：皮肤白斑日久，色瓷白或乳白，形状不规则，边界清楚，白斑内毛发多有变白，可伴有失眠多梦、头晕目眩、腰膝酸软。舌质红、少苔，脉细或沉细数。

治法：滋补肝肾，养血活血。

方药：左归丸合二至丸加减。

常用药物：熟地黄、山萸肉、山药、茯苓、女贞子、旱莲草、补骨脂等。

四、临证经验

蔡老从事中西医结合治疗白癜风近30年，认为该病易诊难治，临床上应结合中西医各自优势，采用多种方法联合治疗，方可达到良好的治疗效果。蔡老通过多年临床实践，摸索出一条中西医结合光化学疗法治疗白癜风的道路，对于发病时间早、发病年龄低的患者可以达到临床治愈，对于发病日久的患者，亦有改善。

（一）中西医结合系统治疗

蔡老在白癜风治疗过程中，强调整体观念，不仅要治疗局部白斑，更要从整体出发，注重把中医辨证论治与西医的发病机制结合起来，系统治疗白癜风。

1. 健脾补肾活血法　白癜风是一种常见的局限性或广泛性皮肤色素脱失症，各代医家对该病多从风邪相搏、气血失和立论，如《医宗金鉴》记载"由风邪相搏于皮肤，致令气血失和"。蔡老继承古代医家及朱仁康先生的学术思想，结合自身临床经验认为该病多由肝肾不足、脾失健运、气滞血瘀等致肌肤气血失和，失于濡养，加之个体遗传因素、精神及免疫因素、内分泌紊乱、微循环障碍、微量元素缺乏及局部黑色素细胞功能抑制等综合作用造成，故治疗原则以滋补肝肾、健脾益气、活血化瘀为主。

2. 光敏中药的应用　现代医学证明光敏剂经紫外线照射后可促进黑色素细胞增殖、激活酪氨酸酶活性，促进黑色素合成，起到增色作用。蔡老在中医辨证论治的基础上，结合中药现代药理学的研究成果，在遣方用药时常在中药处方中选择性加入具有光敏作用的中药，如补骨脂、白芷、独活、虎杖、透骨草、片姜黄、北沙参、马齿苋、苍术等药物。

蔡老将健脾补肾活血法与光敏性中药结合，核心处方为：黄芪、党参、茯苓、白术、山药、菟丝子、女贞子、沙苑子、枸杞子、覆盆子、刺蒺藜、当归、白芍、丹参、鸡血藤、白芷、虎杖、独活、透骨草、片姜黄。方中菟丝子、女贞子、沙苑子、枸杞子、覆盆子为补肾五子，均入肝肾二经，现代药理研究显示，以上药物可以激活酪氨酸酶活性、促进黑色素细胞的增殖及黑色素合成，因此该五子在方中既可补益肝肾，又具有增色作用。黄芪、党参、茯苓、白术、山药健脾益气；当归、白芍、丹参、鸡血藤养血活血，使人体气血充足以濡养白斑处肌肤；白芷、虎杖、独活、透骨草、片姜黄是临床常用光敏作用较强的中药，结合日光或长波紫外光仪照射可促进黑色素细胞增殖分化，激活酪氨酸酶，促进黑色素合成。诸药共奏健脾补肾、活血增色作用。若脾虚湿盛者则加砂仁、薏苡仁、白扁豆等以健脾化湿；若湿热内盛者则加黄芩、黄柏等；若食积气滞，则加焦三仙、鸡内金、厚朴、陈皮等消积理气之品；若病久血瘀者，则加川芎、红花等活血行气药物；若肝肾阴虚者，则加生地、玄参、麦冬、石斛、玉竹、黄精等药物滋阴补肾。根据白斑部位，又可加入引经药物，如腰腹部加杜仲，下肢加牛膝，上肢加姜黄、桑枝等，偏侧加柴胡、龙胆草等，眼部加谷精草等。

3.西医补充微量元素、维生素及免疫调节剂 蔡老在西医学对白癜风发病机制研究的基础上，依据多年的临床用药经验，发现在白癜风患者肝肾功能正常情况下，适当给予补充维生素、微量元素及免疫调节剂等，有助于控制白斑发展，促进白斑复色。

（二）中西医结合局部治疗

1.光化学疗法的应用 PUVA疗法是指内服或外用8-甲氧补骨脂素后配合UVA照射以治疗皮肤病的方法，是临床中最常用的一种光化学疗法，该疗法已经广泛应用于临床治疗多种皮肤病。由于患者长期口服光敏药8-甲氧补骨脂素会产生胃肠道反应，甚至肝功能异常等不良反应，蔡老根据多年临床经验，将该疗法进行改进，在中医辨证处方基础上，加入安全性高且具有光敏性的中药口服，且根据不同患者不同部位皮肤采用不同光敏强度的外用光敏药物，如白斑霜、补骨脂注射液、甲氧沙林溶液等，行之有效且安全性高。蔡老主张昼夜光化学疗法，白天利用日光照射，夜间配合UVA光疗仪照射，有协同增效作用。

2.灵活运用外用药物 蔡老积极改进外用药物以适应不同患者皮肤或不同部位皮肤的特点，或将用于注射的光敏药物如补骨脂注射液外用以提高用药安全性；或将光敏性中药制剂、西药光敏剂、激素及具有活血功效的中药溶液制成不同混合剂，以稀释光敏药物的浓度，降低光毒反应，且可以改善微循环、抗炎、抗瘙痒和调节白斑局部免疫，如祛白酊混合甲氧沙林溶液、哈西萘德溶液等。蔡老自制白斑霜、浓度为0.05%和0.1%8-甲氧补骨脂素软膏等不同光敏强度的外用光敏剂，适用于各年龄层的患者。

蔡老擅长针对不同部位皮损表现使用不同强度的光敏药物，从强度较低的光敏药物逐渐过渡到强度较高的药物，使皮肤逐渐适应不同强度的药物；若患者长期使用高强度药物，而皮损无较大变化，为避免皮肤产生耐药性，则会逐渐降低光敏药物强度。而为提高疗效及避免光毒反应，部分患者可给予外用钙调磷酸酶抑制药、维生素D_3衍生物或皮质类固醇激素等药物。

（三）情绪饮食调节

心理因素对本病的影响不可忽视，有研究者发现，白癜风的发病和加重主要与心理因素有关，故蔡老在临床中注重缓解患者的精神压力，增强其治疗信心。鉴于儿童患者服药不便，蔡老将《景岳全书》中的法制黑豆改良为枸杞黑豆，该黑豆是将雄黑豆与枸杞、山茱萸、熟地黄、补骨脂等药物一起炮制而成，具有补益肝肾、健脾增色作用，并进行口味改良，使其在儿童中颇受欢迎，亦可用于白癜风治愈后的巩固治疗。蔡老在平日饮食中注重药食同源，嘱患者可多食用黑米、黑木耳、黑芝麻等黑色食物，以及鸡头米、薏苡仁等健脾补肾的谷物。

第二章　银屑病论治

一、疾病概述

银屑病是一种常见并易复发的慢性炎症性皮肤病。主要特征为表皮层的增厚和真皮层毛细血管的扩张，从而导致炎症细胞在皮肤的聚集，伴红斑、鳞屑斑块的形成。其他临床表现有瘙痒、鳞屑、肿胀、疼痛等。银屑病多在15~25岁之间首次发病，关节型银屑病常在30~50岁之间出现，但也可以发生在其他任何年龄阶段。银屑病可突然出现自任何部位，但主要以四肢伸侧、头皮及骶骨处较为常见，并多在冬季加重。银屑病在不同国家的患病率不同，目前美国患病率为0.5%~3.15%，欧洲患病率为0.75%~2.9%，中国患病率低于1%，目前保守估计我国有近650万患者。据全国银屑病科研协作组于1984年在我国的不同地区对城市和农村的抽样调查发现，男性患病率高于女性，城市患病率高于农村，北方患病率高于南方。而随着环境等条件的改变，银屑病患者有逐年增多的趋势。银屑病的病理表现为：角质形成细胞的过度增殖，血管内皮细胞的异常增生，皮损炎症细胞的局部浸润。即表皮角化过度伴角化不全及Munro微脓肿（由中性粒细胞浸润于角质层内形成），棘层增厚，颗粒层明显减少或消失，表皮突下延，边缘较整齐，末端增宽，周围可见淋巴细胞和中性粒细胞等浸润的毛细血管扩张充血。

免疫细胞和细胞因子的相互作用是银屑病发病机制的关键因素，有研究表明，皮损处的角质形成细胞异常增殖与细胞信号转导密切相关，并且与多种细胞因子紧密联系。

银屑病根据其临床特点通常分为寻常型、脓疱型、红皮病型和关节型四种类型，其中寻常型银屑病最为常见，临床表现为边界清楚的红斑，上覆银白色鳞屑，皮损对称分布，最常位于膝盖、肘、头皮和骶骨等区域，银屑病皮损斑块的表面用钝物刮掉，可见白色鳞屑层脱落，刮去鳞屑，可见蜡样薄膜层，这种被称为"薄膜现象"。进一步刮擦银屑病斑，可以出现小的出血点，称为"Auspitz标志"。在愈合的银屑病斑块周围，可观察到色素减退的黄斑环，称为"Woronoff环"，该环的发病机理尚未完全阐明，然而，已有研究认为它与损伤愈合中前列腺素水平的降低有关。银屑病的皮疹形态多样，可为点滴状、钱币状、地图状、蛎壳状等。

二、病因病机

银屑病，中医称为"白疕""干癣""松皮癣""蛇风""狗皮癣"等。历代医家对银屑病病因病机认识不同，隋唐医家多认为银屑病多因风、寒、暑、湿、燥、火等外邪引起，如《诸病源候论》曰："干癣，但有匡郭，皮枯索，痒，搔之白屑出是也。皆是风湿邪气，客于腠理，复值寒湿，与血气相搏所生。若其风毒气多，湿气少，故风沉入深，故无汗，为干癣也。其中亦生虫。"唐《外台秘要方》载："干癣，但有匡郭，皮枯索，痒，搔之白屑出是也，皆是风湿邪气客于腠理，复值寒湿与血气相搏所生。若其风毒气多，湿气少，故风沉入深，故无汗，为干癣。其中生虫。"而宋代医家虽延续了隋唐时期对银屑病病因的认识，但在病机上明确提出"气血否涩"的观点，认为白疕是由于风湿之邪存在于皮肤腠理，与气血相搏，气血否涩，日久风湿之邪变化为虫毒，从而引起此病。如《太平圣惠方》云："此由风湿邪气，客于腠理，复值寒湿与血气相搏，则血气否涩，而发此疾也。"

明清时期，银屑病病因病机已经逐渐得到了发展，此时期部分医家认为本病外由"风邪客于皮肤"，内由"血燥不能荣养"所致，部分医家认为本病外因为"风湿之侵袭毛窍"，内因由"血虚不能荣养肌肤"所致，并与秋燥有关。明代《外科启玄》中记载："皆因毛孔受风湿之邪所生外。"《普济方》云："夫癣……其病得之风湿客于腠理……故风多于湿则为干癣。"均强调外邪侵入肌肤而发病。此时，多数医家认识到本病由内外因共同作用所致，内因主要为"血燥""血热""血虚"，外因主要为"风毒""风""热""湿""虫"，偏重热邪为主，不同于隋唐时期之风寒湿邪。《医学入门》中云："疥癣皆因血分热燥，以致风毒客于皮肤。"认为血分燥热为内因，风毒为外因，内外因相合而致病。《外科正宗》中记载："顽癣，乃风、热、湿、虫四者为患……皆因血燥风毒客于脾、肺二经。"对病因病机的认识较全面，指出了发病的内因、外因，并提到邪气损及肺经和脾经。清祁坤在《外科大成》中认为本病"由风邪客于皮肤，血燥不能荣养所致"，《医宗金鉴》中亦有"白疕……固由风邪客皮肤，亦由血燥难荣外"的记载，以上二者皆认为银屑病的病机为内有血燥、外受风邪。《外科证治全书》中指出"因岁金太过，至秋深燥金用事，乃得此证，多患于血虚体瘦之人"，认为银屑病因素体血虚、复感秋燥而发病，提出本病与季节因素有关。

现代医家对银屑病病因病机有多种说法，主要为素体血热，外感风热；或风寒湿邪，郁而化热，阻滞肌肤；或热毒燔灼肌肤而发病；或热邪蕴于营血，热盛风盛，久则血热渐退，热伤阴血，血虚风燥；或经络阻滞，气血阻滞，发为本病；或七情内伤，气机不利，气郁化火，热毒炽盛，随气血运行，外发肌肤而发病；或过食发物，损伤脾胃，致脾胃不和，气机不畅，郁阻化热；或禀赋不耐，肝肾不足，冲任失调，营血亏损，肌肤失养而发病；或外感毒邪，经络痹阻而发病。

在众多学说中，从血论治银屑病已得到医家广泛认可。

纵观古代文献中对银屑病病因病机的认识，从外因致病逐渐发展到内外因共同致病，强调血分变化为内在发病基础，并可累及肺、脾两经，且注意到季节变化对本病的发生有影响。

血热是银屑病的主要病因，由于素体血热外受风邪而致血热生风，风盛则燥，风燥日久，伤阴伤血而致阴虚血燥，肌肤失养。

西医学目前研究认为，银屑病主要是由遗传因素和环境因素等多种因素相互作用所引起的由免疫介导的炎症性疾病。可促发或加重银屑病的因素有感染、精神紧张和应急事件、手术、外伤、妊娠、吸烟和某些药物作用等，其中感染为主要因素。表皮角质形成细胞增殖加速，炎症细胞浸润，以及真皮毛细血管扩张为本病的重要病理特征，推测皮损中活化的T淋巴细胞释放细胞因子，刺激角质形成细胞增生，促发并参与银屑病的发生发展。

三、辨证论治

（一）辨证论治

中医药治疗银屑病有较大的优势及广阔的前景，但以往的研究基本是医家个人经验的总结，辨证分型多种多样。根据白疕病因病机的不同，对其辨证也有不同的认识，主要有以下几种辨证：血分辨证、脏腑辨证、卫气营血辨证、皮损辨证等。其中血分辨证包括：血热证、血燥证、血瘀证、血毒证、血虚证；脏腑辨证分为：肺经风热证、心经血热证、脾胃湿热证、肝血虚证、肾经瘀热证；卫气营血辨证分为：卫分证，多见于初发期，皮损表现多为粟粒到米粒大小的淡红色丘疹或红斑；气分证、营分证，皮损常以潮红、微肿为主，或见针尖到粟粒大小的脓疱，皮损脱屑较多，相当于现代医学脓疱型银屑病；血分证，是最常见的证型，皮损鲜红或暗红，甚至紫赤，脱屑多或为红斑基底上大量脓疱伴渗液或为皮肤大面积红肿、脱屑。也有专家认为银屑病可根据皮损特点进行辨证，全身皮肤鲜红，可辨证为热毒炽盛；全身皮损颜色潮红，可辨证为湿热内蕴；皮损颜色淡红，辨证为血虚风燥；皮损颜色暗红或紫红或紫黑，可辨证为气血瘀滞。由此可见，银屑病的中医辨证众说纷纭，因此，中华医学会皮肤性病学分会银屑病学组在《中国银屑病治疗指南（2018）》中将银屑病简要归纳为以下几个中医证型。

1.血热证　主要见于点滴状或斑块状银屑病进行期。

主证：皮损颜色鲜红或深红、鳞屑多、基底红，可有瘙痒、有新发皮损，且新发皮损不断增多或迅速扩大。常伴心烦易怒、小便黄、舌质红或绛、脉弦滑或数。

辨证：毒热郁结，郁于血分。

治法：清热凉血解毒。

方药：犀角地黄汤或凉血解毒汤加减。包括水牛角、牡丹皮、生地黄、赤芍、土茯苓、生槐花、紫草、白鲜皮等。

方解：方中水牛角、丹皮、生槐花、紫草清热凉血解毒；生地清热凉血兼以养阴；赤芍凉血活血；白鲜皮清热疏风止痒；土茯苓清热解毒。

2.血瘀证　主要见于点滴状或斑块状银屑病静止期。

主证：皮损暗红、肥厚浸润，经久不愈。常伴肌肤甲错、面色黧黑或唇甲青紫，女性月经色暗或夹有血块，舌质紫暗或有瘀点、瘀斑，脉涩或细缓。

辨证：气滞血瘀。

治法：活血化瘀解毒。

方药：活血散瘀汤、桃红四物汤、活血散瘀消银汤加减。包括紫草、赤芍、白芍、鸡血藤、牡丹皮、三棱、莪术、丹参、桃仁、红花、川芎、白花蛇舌草等。

方解：方中紫草、赤芍、丹皮、丹参凉血活血化瘀；桃仁、红花活血通经；三棱、莪术破血行气、消积通经，加强散瘀之力；白花蛇舌草清热解毒、消肿散结；鸡血藤养血活血；白芍养血敛阴；川芎活血行气，为血中之气药。

3.血燥证　主要见于点滴状或斑块状银屑病静止期或退行期。

主证：皮损淡红，鳞屑干燥。常伴口干咽燥，舌质淡、舌苔少或薄白，脉细或细数。

辨证：血燥生风，肌肤失养。

治法：养血润燥解毒。

方药：养血解毒汤或当归饮子加减。包括当归、生地黄、白鲜皮、土茯苓、生甘草、丹参、赤芍、牡丹皮、防风、白芍等。

方解：方中当归、丹参、赤芍、白芍养血活血敛阴；生地、丹皮凉血滋阴润燥；土茯苓清热解毒；防风、白鲜皮祛风止痒。

4.热毒炽盛证　主要见于红皮病型或泛发性脓疱型银屑病。

主证：全身皮肤潮红肿胀、灼热、大量脱屑，或泛发密集小脓疱。常伴壮热、畏寒、头痛、口干、便干、尿黄，舌红绛、苔黄腻或苔少，脉弦滑。

辨证：毒热炽盛，迫血妄行。

治法：清热凉血解毒。

方药：犀角地黄汤合黄连解毒汤加减。包括水牛角、生地、玄参、黄连、黄芩、丹皮、赤芍、金银花、紫草等。

方解：方中水牛角、丹皮、紫草清热凉血解毒；生地、玄参清热凉血兼以养阴；赤芍凉血活血；黄连、黄芩、金银花清热解毒燥湿。

5.湿热蕴结证　主要见于局限性脓疱型或反向银屑病。

主证：皮损好发于掌跖或皱褶部位，局部脓疱、潮红、浸渍、糜烂，自觉瘙痒。可伴有胸闷纳呆，神疲乏力，舌红或暗红、苔黄腻，脉滑数。

辨证：湿热内蕴。

治法：清热利湿解毒。

方药：萆薢渗湿汤合五味消毒饮加减。包括金银花、萆薢、丹皮、黄柏、赤芍、土茯苓、鱼腥草、蒲公英、生地、玄参等。

方解：方中金银花、蒲公英、鱼腥草清热解毒；萆薢、黄柏、土茯苓利湿祛浊、燥湿解毒；丹皮、赤芍清热凉血活血；生地、玄参滋阴清热解毒，使全方祛湿而不伤阴。

6.风湿痹阻证 主要见于关节病型银屑病。

主证：关节红肿热痛，或晨僵、变形、活动功能障碍，主要侵犯手足小关节，严重者膝、踝、脊柱等大关节亦可受累，皮肤红斑、丘疹、鳞屑，可伴瘙痒，舌质红、苔黄厚腻，脉滑数。

辨证：风湿互结，闭阻经络。

治法：祛风燥湿，清热通络。

方药：独活寄生汤加减。包括独活、羌活、桑寄生、杜仲、牛膝、秦艽、忍冬藤、鸡血藤、桑枝、土茯苓、防风、川芎、当归、赤芍等。

方解：方中独活、羌活、秦艽、防风、桑枝祛风除湿、通络止痛；桑寄生、牛膝、杜仲补肝肾而强筋骨，其中桑寄生兼能祛风湿，牛膝兼能活血利肢节；土茯苓清热解毒祛湿；忍冬藤清热解毒、疏风通络；当归、鸡血藤、芍药、川芎养血活血。全方攻补兼施，标本同治，兼顾祛风、除湿、清热、养血、活血通络之功。

（二）外治法

1.涂擦疗法 适应证为点滴状和斑块状银屑病皮损少而局限者，如皮损面积占全身面积的10%以下者，可选用外用药涂擦。多使用软膏、油膏或霜剂，如普连膏、湿润烧伤膏、复方青黛膏、复方青黛油膏等。具有清热解毒、凉血活血、润肤止痒的功效，利于清除皮损，控制症状，促进皮肤屏障修复。

2.中药封包疗法 适应证为点滴状和斑块状银屑病静止期皮损较厚者，或各型银屑病皮损干燥脱屑者，或拒绝使用含有糖皮质激素类药膏者。

3.中药药浴疗法 适应证为各型银屑病患者，急性病情慎用。血热证者可选用丹皮、蒲公英、败酱草、土茯苓、苦参、黄柏等；血瘀证可选用当归、桃仁、红花、丹参、三棱、莪术、王不留行等；血燥证可选用鸡血藤、当归、白鲜皮、川椒、徐长卿、透骨草等。

4.中药熏蒸疗法 适应证为斑块状银屑病患者，急性病情不宜用，以免继发红皮病。

5. 中药渍渍疗法 适应证为点滴状和斑块状银屑病进行期。

6. 穴位注射疗法 适应证为各种类型的银屑病。常用穴位有血海、曲池、足三里、三阴交（每次注射只选 1~2 穴，取双侧）。常用药物有双黄连注射液、复方丹参注射液或自身静脉血。

（三）非药物治疗

主要包括火罐、毫针针刺、穴位埋线、火针、三棱针、耳针疗法等，均可起到疏通经络、调和气血、清热泻火、祛邪除湿、活血化瘀、通痹止痛的功效。

1. 火罐疗法 其中留罐法适用于点滴状、斑块状银屑病及关节病型银屑病；闪罐法适用于斑块状银屑病；走罐法适用于点滴状及斑块状银屑病静止期、退行期；刺络拔罐适用点滴状、斑块状银屑病静止期及退行期和关节病型银屑病。

2. 针刺疗法 适用点滴状、斑块状银屑病静止期及退行期，关节病型银屑病。常用主穴：合谷、曲池、血海、三阴交；配穴：瘙痒且皮损多发生在四肢加风市，多发头皮加风池，多发躯干加风门，病情反复难愈加肺俞、膈俞、足三里等。

3. 穴位埋线疗法 适用各种类型的银屑病。常用穴位：肺俞、心俞、肝俞、脾俞、肾俞、足三里、血海等。

4. 火针疗法 适用于点滴状、斑块状银屑病静止期及退行期和关节病型银屑病。常用穴位为阿是穴。长期口服阿司匹林等抗凝药者、血液系统疾病及凝血功能障碍者禁用。

5. 三棱针疗法 适用于点滴状、斑块状银屑病进行期及静止期，脓疱型银屑病，红皮病型银屑病。常用穴位有耳尖、大椎、肝俞、脾俞，斑块状银屑病可选阿是穴点刺。

6. 耳针疗法 适用各种类型的银屑病。常用穴位有肺、心、肾上腺、神门、耳穴、交感、皮质下、内分泌、肾、肝、脾等。还可根据疼痛部位选穴，如指、腕、肘、锁骨、踝、膝等。

四、临证经验

对于银屑病，近现代医家多从血论治，如赵炳南提出"本病的发生中，血热是机体和体质的内在因素，是发病的主要根据"，朱仁康亦认为"血热为本病的主因"。蔡老也认为此病病在血分，应从血辨证。血热是银屑病发生、发展的关键，在疾病发展过程中可出现血瘀、血燥。银屑病发病始于血热，并可由多种因素诱发，如外感风湿热邪气，嗜食辛辣炙煿、酒甘厚味，睡眠不足心火虚亢，工作压力精神紧张，肝火妄动等皆可引发。血分毒热蕴蒸于肌肤，迫血妄行则可见红斑丘疹。离经之血不散，聚久成瘀，则皮损日渐肥厚。毒热熏蒸，津液耗伤，且瘀血阻滞新血不生，不能濡养润泽肌肤，则鳞屑层出。血热、血瘀、血燥三者常可同时存在，在疾病发展不同阶段各有侧重。银屑病初期，以血热为主，若日久不愈，病程可长达数年甚至数十年，则以血瘀、血燥为主，兼有血热。血热贯穿银屑病发生发展全过程，是银屑病反复发作迁延不愈的主要原因。蔡老十分重视"血热"在银屑病发生、发展过程中的作用，治疗以"清热凉血"为主要原则，方用生地、丹参，热象重者加用丹皮、赤芍；偏于瘀者，加用鸡血藤。

蔡老治疗银屑病的主要药物有菝葜、土茯苓、槐花、白花蛇舌草、半枝莲、北豆根，以清热解毒、凉血散血。其中菝葜味甘、酸，性平，归肝、肾经，功能祛风利湿、解毒消痈。现代药理学研究证明，菝葜含有皂苷、黄酮及氨基酸等，提取物对急、慢性炎症均有一定的抑制作用，且有较强的抗氧化、抑菌作用，能通过抑制血小板聚集和延长内源性凝血时间及影响纤维蛋白原生成起到活血化瘀的作用。土茯苓味甘、淡，性平，功能清热除湿，泄浊解毒，通利关节。现代药理学研究证明，土茯苓含有黄酮等，具有抗血栓、抗炎、抗氧化的作用，其水煎液对金黄色葡萄球菌、福氏痢疾杆菌、白喉杆菌、炭疽杆菌等有极强的抑菌活性和很高的抑菌率。白花蛇舌草味苦、甘，性寒，功能清热解毒、活血消肿、利湿退黄。现代药理学研究证明，白花蛇舌草含有植物多糖、黄酮等，具有一定的免疫调节活性，多通过提高超氧化物歧化酶（SOD）活力、清除氧自由基和抗脂质过氧化发挥免疫调节作用，对肿瘤细胞有抑制作用。北豆根味苦、性寒、有小毒，功能清热利咽，祛风除湿，解毒杀虫。现代药理学研究证明，北豆根含有生物碱、多糖等，具有抗高血压、抗血小板凝聚作用及广谱抗肿瘤作用。半枝莲味辛、性平，功能清热解毒、活血化瘀、消肿止痛。现代药理学研究证明，半枝莲含有黄酮、多糖类等，具有免疫调节作用。生槐花味苦、性微寒，归肝、大肠经，功能凉血止血、清肝明目。现代药理学研究证明，槐花含有黄酮、鞣质等，具有抗菌、抗炎、抗病毒的作用。

若患者平素嗜烟酒，素体热盛，可加黄芩、银花、连翘、草河车等药，以助清热解毒；若久病入络，皮损肥厚可加虎杖、牛膝、川芎、红花，以助活血化瘀；若夏季暑气湿热，可加藿香、佩兰，以芳香化浊；若久病服药过度，损伤脾胃，脾虚湿盛，可加茯苓、炒白术、山药、炙黄芪、党参、厚朴、陈皮、砂仁等药，以健脾除湿。若舌苔厚腻，可加厚朴、陈皮，以燥湿和胃。

银屑病患者大多病程较长，顽固难愈，易于复发，并且有多种临床类型。因此，要根据银屑病的不同类型和不同时期合理选用治疗方法，并协同使用内治、外治、物理治疗、心理治疗等多种疗法，以提高疗效。在进行期，忌用刺激性强的药物，以免加重病情，甚或引发红皮病。还要慎用针灸或其他对皮肤有损伤的治疗方法，以免引起同形反应。对于红皮病患者要注意固护阴液，尽量不使用辛温发汗的方法来降低体温。对于泛发性脓疱型，在清热凉血的同时，要重视解毒泻火。掌跖脓疱型在清热解毒的同时，要注重燥湿。对于鳞屑较多、瘙痒较重的患者，可适当配合药浴疗法。对于病情冬季加重的患者，在非进行期可配合UVA光疗。UVA有比较深的穿透性，可以选择性地到达皮损炎症细胞浸润处，使细胞凋亡，发挥比较好的生物学效应。故在临床治疗中，对于银屑病皮损，多加用UVA疗法以增强疗效，缩短疗程。

银屑病患者治疗周期长，病情反复，长期的疾病折磨经常会导致患者出现焦虑、抑郁等负性情绪，会严重影响患者的生活质量。因此，我们不仅要治疗患者的皮肤，还要治疗患者的心理。蔡老在治疗银屑病患者时，会关注患者的心理健康，耐心、细致地与患者沟通、解释病情，通过对患者行为、认知以及情感刺激，促进及鼓励患者更好地配合治疗。同时，蔡老还会对患者进行饮食教育，以调节患者机体平衡，提高机体免疫力。

"内外兼治，中西医结合"是蔡老治疗银屑病的原则。注重以血分辨证，患者外感邪气，内外相合，血燥生风，致血热风燥，血热炽盛，易酿成毒，壅滞肌肤而致疾病发生，故以血热证为主，治以清热凉血活血。

参考文献

1.中国中医研究院广安门医院.朱仁康临床经验集［M］.北京：人民卫生出版社，2005：158-165.

2.朱世增.朱仁康论皮肤科［M］.上海：上海中医药大学出版社，2008：222-226.

3.赵炳南，张志礼.简明中医皮肤病学［M］.北京：中国展望出版社，1983：200-204.

4.杨志波.当代中医皮肤科名老专家丛书：欧阳恒［M］.北京：中国医药科技出版社，2014：75-79.

第三章　瘢痕疙瘩论治

一、疾病概述

瘢痕疙瘩为皮肤内结缔组织过度增生所引起的良性皮肤肿瘤，属临床常见病，表现为鲜红、淡红、暗红、青紫色或接近正常肤色的结节、斑块，好发于胸背部，质地偏硬，自觉刺痛、灼痛及瘙痒，皮损可逐渐向周围扩展，难以自行消退。本病病因及发病机制尚不清楚，其组织学特征为真皮内胶原纤维大量增生、沉积。

瘢痕疙瘩的中医命名很多，如明代《证治准绳·疡医》称"黄瓜痈"，清代《医宗金鉴·外科心法要诀》称"肉龟"，还有一些其他命名如"蟹足肿""肉蜈蚣""瘢痕凸出""瘢痕不灭""锯痕症""黄瓜疸""黄疸""瘢瘤""瘰肉"等。

瘢痕疙瘩可发生于所有年龄，多见于青壮年人群，男、女性的发病率差异不大。在全球各种类型皮肤的人群都有可能发生，其中肤色越深，形成瘢痕疙瘩的危险性越高。患者多具有瘢痕体质，部分患者有家族史。研究显示，瘢痕疙瘩的家庭性为常染色体显性遗传，伴不完全的临床外显率和不同的表达。

瘢痕疙瘩皮损初起为小而硬的红色丘疹，呈圆形、卵圆形或不规则形瘢痕，高起皮面，逐渐增大或长期保持原状，病程较长，很少自行消失。在全身各部均可发病，主要见于头面部、前胸部、背部、肩胛部及下肢等处，其中，头面部位以中耳部瘢痕疙瘩较多见。多无自觉症状，但在摩擦或气候变化等外在因素的影响下，也可能会产生一定的瘙痒或刺痛感。瘢痕疙瘩常继发于皮肤损伤（如痤疮、感染、皮肤穿孔）、烫伤烧伤，尤其是张力部位的伤口，呈蟹足状向外伸展，往往超过原损伤部位，严重者形成大面积皮损可影响肢体功能。《中国医学大辞典》记载："此证由心肾二经受邪所致，生于胸背两胁间，俨如龟型，头尾四足皆具，皮色不红，高起二寸，疼痛难忍。"对瘢痕疙瘩的好发部位、向周围侵袭的形态特征及瘢痕挛缩时产生的疼痛症状进行了详细描述。

二、病因病机

（一）中医病因病机

1.外伤因素 《玉篇·疒部》曰："瘢，疮痕也"，《说文解字·疒部》曰："瘢，痍也""痍，伤也"。故人在遭受外界损伤后，不论伤及任何部位，均可导致经络受损。经络乃气血运行的通道，经络畅通，则气血调和；经络阻塞，则气血运行不畅，瘀阻于局部可形成瘢痕。

2.禀赋不耐，复感外伤 在李博鑑的《皮科证治概要》中，蟹足肿："因禀性不耐，复受金、刀、水、火之伤，或痈、疽、疔、疮余毒未尽，阻遏肌肤，气血痞涩，凝聚而成。"《中医临床大全》上记载："本病与先天禀赋、素体特异有关，加之遭受金创、火水之伤，余毒未清，气滞血瘀，搏结经络而成。"中医学认为瘢痕疙瘩多是由"禀赋特异""正气虚弱"之个体体质特点的内因，复有"金创火水之伤"之外因，以及"邪毒外入""血瘀""痰湿"共同作用致营卫不和，余毒未清，伤及肌肤，日久气滞血瘀，湿毒搏结而成。

3.血行瘀滞，经络痹阻 瘢痕疙瘩的发生既与金刀水火之伤、禀赋特异有关，亦与饮食失节、情志不遂等致使体内蕴有湿浊、湿热、血瘀、毒热等关系密切。近代名医史洪涛等认为，"蟹足肿"的形成主要由于"皮肤创伤，正气虚弱，邪毒外入，壅滞气血，邪浊不排，瘀积作肿，创面虽合，邪浊未泄，经1~2个月或3~6个月邪毒与体内浊气、瘀血、痰湿搏结于愈合之处，久成瘢痕"。

血行瘀滞、经络痹阻是本病的主要病机特点，贯穿于瘢痕疙瘩发生、发展的全过程。血瘀的形成可是"气""血""痰""脉"多种因素相互作用、共同促成的结果，如因脉致瘀、气滞致瘀、因热致瘀、湿热致瘀、痰水致瘀等，其中血瘀既是病理产物，又是主要致病因素，往往与其他因素如毒热、痰湿混杂而发挥作用。因此也成为瘢痕疙瘩病因复杂、病情不断进展、难以治愈的病理基础。

4.卫表不固，外邪侵袭 宋《太平圣惠方》记载："夫瘢痕者，皆是风热毒气，在于脏腑，冲注于肌肉，而生疮胗。及其疮愈，而毒气尚未全散，故疮痂虽落，其瘢犹黯，或凹凸肉起，宜用消毒灭瘢之药以敷焉。"《圣济总录》载："风热诸毒，留于腑脏，发于肌肉，而为疮疖。病折疮愈，余毒未殄，故疮痂虽落而瘢痕不灭。"机体正虚卫弱，腠理则易受外邪侵袭，久则脏腑失和，经络阻塞，气血凝滞，发于肌肉成疮成疡。正虚邪恋，疮疖愈后余毒在局部壅滞不散，结聚成形，故形成瘢痕疙瘩，即认为瘢痕是风热毒邪入体引起疮疖等皮肤局部炎症愈后所留。

综上所述，我们认为瘢痕疙瘩虽然病位在表，但病之源却根于体内。其与饮食失节、情志所伤、个体先天因素关系密切，与体内的"湿""热""毒"

"瘀""痰""气滞"及其间的相互作用致使"邪气"产生一起推动着瘢痕疙瘩的发生与发展,而痰瘀交结,日久化热,酿成毒热,又不断推动瘢痕疙瘩向周围扩展。其中血瘀是核心病机和关键环节。

(二)西医发病机制

瘢痕疙瘩则是一种成因复杂的特殊类别的病理性瘢痕,表现为高出正常皮肤表面、超出原始损伤范围、呈持续性生长的肿块,质地较硬,弹性较差,可伴有瘙痒或疼痛,具有治疗抵抗和治疗后高复发率的疾病特征。临床上炎症型瘢痕疙瘩主要表现为瘢痕充血明显、色红,伴有痛痒,表面可有毛细血管扩张且光滑发亮;肿瘤型则充血不明显、色暗,伴隆起的块状物;萎缩性瘢痕多见于外伤或痤疮后感染,因皮肤胶原纤维缺失或皮下纤维挛缩而诱发皮肤萎缩,表现为皮损部位凹陷。

瘢痕疙瘩的发病机制尚未完全清楚,其组织学特征是由多形、紧密堆积的胶原纤维组成。近年来多项研究表明,瘢痕疙瘩的形成除了与性别、年龄、种族、外伤等因素密切相关,还与成纤维细胞过度增殖、凋亡抑制、合成胞外基质功能增强,以及胞外基质中胶原的合成与降解失衡相关,以上因素均可导致胶原纤维大量沉积、微血管管腔完全或部分阻塞、血管通畅度降低,血液供应绝对或相对不足、组织绝对或相对缺氧相关。皮肤创伤后炎症也可能是瘢痕形成的重要因素,并与促炎症反应的IL-6、IL-8及抗炎症反应的IL-10相关。

三、治疗方案

(一)辨证论治

瘢痕疙瘩虽病在体表,但病源却根于体内。瘢痕疙瘩多以实证、热证为主,治疗上应该辨证论治,内外合治,根据病因,对症治疗。

从"毒邪"论治:金创水火之外毒属外毒邪,脏腑功能紊乱、气血运行失常所致邪毒亢盛为内毒邪,可致湿阻痰凝、气滞血淤、血瘀痰凝等,进而发生瘢痕疙瘩。

注重"血瘀"论治:血行瘀滞、经络痹阻是瘢痕疙瘩的核心发病机制,气血为推动脏腑功能运作和维护脏腑功能的重要基础。气滞会导致血瘀,血瘀则会导致肌肤失养,进而出现瘙痒、肿块以及疼痛等症状,特别是"瘀热互结在里"。血瘀贯穿于瘢痕疙瘩发生发展的全过程。血瘀是皮肤病的重要病机,特别是病久不愈、药效不佳的疑难顽固性皮肤病,因此,应树立整体观,综合考虑多种因素的辨证论治,以"血瘀"为着手点进行治疗,故活血化瘀是治疗瘢痕疙瘩的重要方法。发病初期可辅以清热解毒药物,如马齿苋、白花蛇舌草、赤芍、萆薢、益母草、紫草、苦参、汉防己等;形成期辅以化痰散结之法,遵照"坚者软之""客者除之"的原则，选用具有活血化瘀、软坚散结、理气止痛的药物，如积雪草、丹参、桃仁、五倍子、川芎、当归、红花、苏木、乳香、没药、伸筋草、三七、水蛭、三棱、莪术、香附、枳壳、皂角刺、穿山甲、麝香等。

1.余毒凝聚型

主证：初起瘢痕隆凸并向外扩展，色鲜红，时有瘙痒，压痛明显，舌红苔白或黄腻，脉弦滑。

辨证：余毒未尽，湿热搏结。

治法：清热解毒，软坚散结。

方药：黄芩、生栀子、蒲公英、紫花地丁、败酱草、白花蛇舌草、半枝莲、丹皮、赤芍、天花粉、夏枯草、生牡蛎、玄参。

2.气滞血瘀型

主证：病程较久，瘢痕色紫黯或光亮色淡，按之质硬，时有刺痛，舌黯、有瘀斑，脉象涩滞。

辨证：气血瘀滞，痰凝脉阻。

治法：活血化瘀，软坚散结。

方药：丹参、桃仁、红花、三棱、莪术、川芎、夏枯草、生牡蛎、浙贝母、海藻、昆布、丝瓜络、僵蚕、全蝎。

方药解析：全蝎，又名全虫，味辛，有毒，具有攻毒散结、通络止痛等功效。对于顽症痼疾，用全蝎得当，即可扭转逆势或沉疴顿起；全蝎性善走窜，辛扬消散，以毒攻毒，故可开气血之凝滞、散无名毒之结块。丹参，性微寒、味苦，专走血分，擅通血脉，行瘀血除血热，对血热瘀滞之症尤为相宜。浙贝母，苦、寒，具有清热化痰、散结消痈之功效。

3.单方成药　积雪苷片、大黄蛰虫丸、小金丹、复方丹参片、川芎嗪片、内消瘰疬丸、散结灵、栀子金花丸、内消连翘丸。

（二）外治法

中药外治可使药物直接作用于瘢痕组织，药效直达病所，快速发挥药效的同时还具有药效持续时间长、简便易行以及不良反应小、患者接受程度高等诸多优势。

中药外用法：

（1）竹红菌素软膏外涂联合汞灯照射。

（2）大黄粉、三七粉等比例混合，加香油搅成糊状外涂。

（3）积雪苷软膏外涂。

（4）夏枯草膏，每次10ml，每日2次。

（5）复方丹参注射液外涂，因丹参性缓，能祛瘀生新而不伤正，养血活血。皮肤病多因病在肌表、影响美观而常使患者烦躁不寐，丹参具有宁心除烦、安神定志之功，可助患者稳定情绪、调整心态，促进恢复。

（6）黑布膏（老黑醋2500g、五倍子860g、金头蜈蚣10条、蜂蜜180g、梅花冰片3g）外贴，2~3天换药1次。

（7）落得打30g、五倍子15g煎汤，微温外洗患处。

（8）晋代《刘涓子鬼遗方》记载了两个治疗瘢痕疙瘩的膏方，一为灭瘢膏方，含鸡矢白30g、辛夷仁12g、白附子6g和细辛6g，以上4味药，酒浸1晚，再用1200g羊脂小火煎三上三下，去渣，先以甘草汤洗瘢痕，再涂之；一为六物灭瘢痕方，含衣中白鱼、鸡屎、白鹰粪、芍药、白蔹、白蜂各等份，磨成粉后以乳汁调和，涂于瘢痕疙瘩上。

（9）《备急千金要方》中记载用禹余粮、半夏各等份磨为粉末，用鸡子黄和之，用稍硬布擦拭瘢痕疙瘩使其变红，再以药涂之，一日2次，用药时注意勿见风。

（10）宋《太平圣惠方》载王怀隐之灭瘢痕方一：尿白200g、辛夷30g（去毛壳）、白附子1g（生用）、杜若1g、细辛15g，捣为粉末，浸在适量酒中三宿，羊脂1200g小火煎至酒精挥发，去渣后熬成膏，一日3~5次，涂于瘢痕疙瘩上；灭瘢痕方二：鹰屎白5g、白僵蚕60g，两药捣碎成末，用时以蜂蜜和之，涂于瘢痕疙瘩上，一日3次。

（三）非药物治疗

1.毫针围刺疗法 瘢痕疙瘩因局部气滞血瘀、经络痹阻、湿热瘀血互结而成。针灸能够疏通局部的气血，活血化瘀。取局部阿是穴，距皮损0.5cm外进针，呈70°斜刺入皮损处，每针距相隔1cm，留针30分钟，其间行针3~5次，每2日1次，10次为1疗程。

2.梅花针疗法 局部皮损常规消毒后，用梅花针轻轻叩刺，以略微发红为度，每3日1次，10次为1疗程。

3.离子导入疗法 离子导入可促进药物的透皮吸收，常配合活血化瘀的中药，促进瘢痕组织的修复与再生，改善局部血液循环。透骨草15g、伸筋草15g、白芷10g、川芎15g、苍术10g离子导入，每日治疗1次，每次30分钟。

4.中药局部注射疗法 目前可用于局部注射的中药针剂有丹参注射液、丹参川芎嗪注射液等。

5.火针疗法 火针作为中医精华的重要组成部分，可发挥行气活血、生肌敛疮、祛风止痒等功效。《针灸聚英》中言："火针亦行气，火针惟假火力，无补泻虚实之害。"火针可以热引热，热去痛痒皆止，还可以其温热之能通瘀祛湿，使水湿遇热而散。此外，火针点刺还具有消散坚肿、促进慢性炎症吸收的作用。

6.热烘疗法 外搽药膏后可用电吹风或神灯吹烤10分钟，每日1次，效果更佳。

7.中西医结合疗法 激光可与其他疗法联合治疗，从而减少胶原的形成和改善临床症状。如火针联合CO_2点阵激光，积雪苷软膏联合Nd：YAG（1064nm）激光等。

四、临证经验

1.应用中华中医药学会批准的《中医体质分类判定标准》对124例瘢痕疙瘩患者进行中医体质类型分析，并与正常人、痤疮患者进行比较，结果提示瘢痕的发生与湿热、瘀血、痰湿、阴虚、特禀和（或）气虚体质有关，与湿热体质的关系最为密切，不同性别、不同年龄瘢痕的发生均与属湿热体质有关。男性、36~45岁患者瘢痕的发生还与属瘀血、痰湿、阴虚和（或）特禀体质有关，17~25岁瘢痕的发生还与属痰湿和（或）阴虚体质有关。患痤疮后是否形成瘢痕与是否属阴虚体质有关，属阴虚质者易于痤疮后形成瘢痕；瘢痕的表现与某些体质类型有关，如湿热质者瘢痕易累及胸部和下颌部，瘀血质、特禀质者瘢痕易累及四肢部等。表明调理体质可能对预防瘢痕疙瘩的发生、遏制其进展有益，且瘢痕疙瘩的某些临床表现对指导中医治则及遣方用药有意义。

2.根据《血瘀证诊断标准》及"血瘀证兼证类型判定标准"对154例瘢痕疙瘩患者进行研究，结果显示，99.35%患者符合血瘀证标准，兼证类型依次为湿热证（61.44%）、气滞证（34.64%）、痰湿证（26.80%）、气虚证（1.31%）。实验室及辅助检查提示瘢痕患者存在血液流变性异常，且不同分型的瘢痕皮损内均呈现缺血状态。说明瘢痕疙瘩的形成与全身及局部的血行瘀滞、循环障碍有关。因此，"血行瘀滞"是本病的主要病机，"湿""热""毒""痰""气滞"与瘢痕的形成发展关系密切，故活血化瘀乃瘢痕疙瘩的主要治疗方法，同时需依据辨证分析结果兼从湿、热、毒、痰、气滞等进行论治。

3.根据中医各证型的诊断标准对187例瘢痕疙瘩患者进行研究，分析中医证型的分布状况及与临床表现的关系。结果显示，两个单证相兼的复合证型病例最多，占70.59%，湿热证+血瘀证占34.76%、痰湿证+血瘀证占26.20%、湿热证占9.63%、痰湿证占6.42%、湿热证+气滞证+血瘀证占4.81%。瘢痕患者随着年龄的增加属血瘀证的比例增高，女性、四肢部有皮损的患者属血瘀证的比例高，男性、15~30岁、下颌部有皮损、胸部有皮损、皮损炎症明显的患者属湿热证的比例高，即瘢痕疙瘩证型多样、分布复杂，多以血瘀、湿热、痰湿、气滞和（或）气虚证相兼存在。表明瘢痕疙瘩的中医证型与临床表现间存在着一定的相关性，这为瘢痕疙瘩的中医辨证施治提供了依据。

4.瘢痕疙瘩的治疗十分棘手，已成为当今医学界一大难题。中医药治疗瘢痕历史悠久，其中中药外治法因具有起效快、不良反应小、简便易行等特点而倍受重视。我们将全蝎、蚤休、丹参、生乳香、浙贝母、生甘草六味中药配制成软膏（含药粉、凡士林、液体石蜡、氮酮）及酊剂（含75%乙醇中药浸泡液、甘油、薄荷脑、二甲基亚砜）外用于瘢痕皮损处，并与积雪苷软膏外用作对照研究，结果显示，自制中药软膏外用治疗瘢痕疙瘩的疗效显著，无明显不良反应，尤其在改善瘢痕颜色、瘙痒感、触痛感方面效果显著，在促使瘢痕萎缩、变平、退化方面亦显示其优势；自制中药酊剂在改善瘢痕触痛方面有一定作用。本组方符合瘢痕疙瘩的活血通络、散结止痛、清热解毒的中医治则，后续研究显示，自制中药可通过抑制瘢痕疙瘩成纤维细胞增殖、抑制细胞毒性作用并影响瘢痕疙瘩成纤维细胞合成 I 型胶原蛋白、基质金属蛋白酶1（MMP-1）、血管内皮细胞生长因子（VEGF）的表达而发挥治疗作用的。

5.瘢痕疙瘩的治疗方法主要包括皮损内药物注射、手术切除、放射线照射、激光冷冻等，然而，对于皮损多、面积大的病例，局部治疗有很大的局限性。关于瘢痕疙瘩系统性西药治疗的国内外报道较少，而文献中的中医内治法多以中药煎剂且辨证加减为主，不宜推广使用。因此，我们采用中成药联合西药治疗、分阶段、个体化治疗了瘢痕疙瘩患者22例，结果显示，与积雪苷片口服对照组比较，治疗有效率显著提高，瘢痕颜色、触痛感评分显著减少，未见明显的不良反应。具体方法为：①消瘢阶段：皮损不伴有炎症，即无潮红、无自发痛及压痛，采用维胺酯胶囊或异维A胶囊+积雪苷片+复方丹参片的治疗方案。体重≤50kg，给予维胺酯胶囊25mg，3次/天；积雪苷片24mg，3次/天；复方丹参片2片，3次/天。体重＞50kg，给予异维A胶囊10mg，1次/天；积雪苷片36mg，3次/天；复方丹参片3片，3次/天，连续服用4个月。②抗炎阶段加消瘢阶段：皮损伴有炎症，即至少有一个皮损潮红和（或）自发痛和（或）压痛，采用米诺环素胶囊+维胺酯胶囊或异维A胶囊+积雪苷片+复方丹参片的治疗方案。体重≤50kg，给予米诺环素胶囊50mg，2次/天，连续服用1个月。体重＞50kg，给予米诺环素胶囊50mg，3次/天，连续15天后改为50mg，2次/天，连续服用15天，再给予消瘢阶段治疗3个月。治疗中若患者头晕、唇干症状明显，应减少米诺环素、异维A胶囊用量。

6.瘢痕疙瘩常发生于暴露部位，严重影响外观，病程顽缠难以彻底消除，且多伴有不同程度的瘙痒感及灼痛感，给患者身心健康造成一定负面影响，严重时可影响患者的睡眠质量和生活质量，使患者产生负性心理。中医学非常注重情志致病以及心理因素在疾病发生、发展和治疗中的作用。情志学说包括五志学说、七情学说，根据这些学说运化出情志疏导八法（引情、述情、动情、知情、解情、移情、激情）、调情志六法（语言疏导、以情胜情、静心宁志、转移法、释凝法、顺从意欲）等。正如《灵枢·师传》载："告之以其败，语之以其善，导之以其所便，开之以其所苦。"可正面引导情志，从而改善不良情绪产生的影响，提升患者对治疗的依从性和信心。

7.瘢痕疙瘩的护理与寻找致病诱因、针对性治疗是同等重要的。医护人员可通过疾病宣讲、分发健康教育手册、及时随访和沟通、心理干预等形式来指导患者在日常生活中进行护理。应叮嘱患者尽量避免一切外伤，其中瘢痕疙瘩者更需注意；避免患处受到各种刺激，如反复摩擦或皮肤继发感染；少食辛辣刺激食品。

综上所述，瘢痕疙瘩具有易复发、难治愈的特点，给患者心理和经济都带来了一定的负担，因此制订和探寻行之有效的预防、治疗方法迫在眉睫。中医药防治瘢痕疙瘩的疗效确切，并具有独特的优势，可选取中药内服、中药外敷、针灸治疗以及中西医结合治疗等，方法多种多样。通过中医的辨证和辨体质的双重分析，根据患者的实际情况，选用合适的方药，从整体上改善患者气滞血瘀、经络阻塞的病机，才能在治疗时取得满意的疗效。

参考文献

1.赵庆利.蔡瑞康教授学术经验总结及瘢痕疙瘩辨体—辨病—辨证分析与中药外治研究［D］.北京：中国人民解放军军医进修学院，2009.

2.赵庆利，张阳，王毅侠.瘢痕疙瘩患者的中医证型分布规律研究［J］.中国美容医学，2012，21（12）：2255-2257.

3.夏照帆，吕开阳.中国临床瘢痕防治专家共识［J］.中华损伤与修复杂志，2017，12（6）：401-408.

第四章 湿疹论治

一、疾病概述

湿疹是由多种内外因素引起的一种瘙痒性、炎症性皮肤病，是皮肤科的常见病、多发病，占皮肤科门诊患者的15%~30%。该病男女老幼均可罹患，可发生于任何部位，任何季节。一般认为该病与过敏、感染、系统性疾病、营养与代谢障碍等因素相关，临床特点为多形性皮损、对称分布、渗出倾向、自觉瘙痒、反复发作、易发展为慢性。

湿疹根据发病时间的长短及临床表现特征，一般分为急性、亚急性、慢性湿疹。急性湿疹初起多为密集的粟粒大的丘疹、丘疱疹或小水疱，基底潮红，搔抓或摩擦后水疱破裂，可见糜烂、渗液，干燥后结成黄色痂皮。若搔抓出血，结痂常呈暗红色或黑色。当合并有感染时，渗液为脓性，结痂为黄绿色或污褐色痂。慢性湿疹常因湿疹在同一部位经久不愈或反复发作，而转为慢性，表现为患处皮肤干燥肥厚、表面粗糙、苔藓样变，皮损边界较清晰，周围可散在丘疹、丘疱疹，慢性湿疹急性发作时亦可有明显渗出。在手掌、手指、足趾、足跟及关节等处，因皮肤失去正常弹性，加上活动较多，可产生皲裂而致皮损处有疼痛感。亚急性湿疹介于急性与慢性之间，皮损以小丘疹、结痂、鳞屑，少量渗液为主。

中医学对湿疹的研究历史悠久，如隋《诸病源候论》，宋《圣济总论》，明《外科启玄》《外科正宗》，清《医宗金鉴》《外科证治全书》等，对湿疹的症状与病因病机都有较详尽的叙述。古代文献中虽无"湿疹"这一病名，但根据其皮损特点、发病部位的不同而有多种称谓。如泛发于全身、渗液较多的称为"浸淫疮"；周身遍起红粟，瘙痒剧烈的称为"粟疮"；抓之出血的称为"血风疮"；局限于耳周的称为"旋耳疮"；局限于阴囊部位的称为"绣球风""胞漏疮""肾囊风"；局限于掌指间的称为"㾦疮"；局限于肘膝窝部的称为"四弯风"；局限于腿足的称为"湿毒疮"；发生于婴儿的湿疹称为"奶癣""胎敛疮"等。目前，湿疹的中医病名统称为"湿疮"。

由于湿疹具有瘙痒剧烈、反复发作、经久不愈的特点，严重影响广大患者的生活质量和身心健康，故湿疹的治疗一直是皮肤科的重点和难点。著名中医赵炳南曾言："善治湿疹者，当可善治皮肤病之半。"因此，探讨湿疹的病因病机和治疗对策，有着极其重要的临床意义。

二、病因病机

湿疹的病因复杂，目前尚不完全清楚。该病在儿童、老年人群的发病率较高，成人亦不少见，是一种临床常见的过敏性皮肤疾病。近年来，湿疹在我国的发病率逐年上升。现代医学认为湿疹的发病与皮肤屏障受损、免疫机制失调及过敏三大原因密切相关。

从中医的角度分析本病病因可分为内因和外因。内因多为先天不足、饮食失节、情志内伤，致脏腑功能失调，湿热内生。外因多为风、湿、热邪。内外两邪相搏，充于腠理，浸淫肌肤，发为湿疹。湿疹病机可归结如下。

1.心经有热 《素问·至真要大论》云："诸痛痒疮，皆属于心。"《诸病源候论》曰："浸淫疮是心家有风热，发于肌肤。"心五行属火，主血脉、主神志。心绪烦扰，心火内生，血热生风，或外感风湿邪气，心火与风湿邪气结合，壅滞于肌肤而发为湿疹。

2.湿邪困脾 《素问·至真要大论》云："诸湿肿满，皆属于脾。"脾主运化水液，输布津液，喜燥而恶湿。由于先天不足，素体脾气虚弱或后天饮食失节，过食寒凉生冷、膏粱厚味，致脾失健运，水液失于输布，流于肌肤而生湿疹。此外，脾为后天之本，营卫化生之源，脾失健运，则营卫化生不足，营卫固护体表，营卫虚则卫外不固，更易感受外邪。

3.肝失疏泄 肝主疏泄，调畅气机情志，脾得肝之疏泄，则升降协调，运化功能正常。若焦虑抑郁，精神紧张，可使肝失疏泄，肝脾失调，水湿失于疏通。肝为心之母，母病及子，肝火盛易致心火盛，火热、水湿内生，壅滞于肌肤脉络而发为湿疹。此外，肝主藏血，肝血不足，则血液濡养肌肤不足，血虚风燥导致湿疹皮肤干燥、瘙痒、肥厚。

4.肺失宣降 肺主皮毛，主宣发肃降，通调水道，且肺为娇脏，易受邪气侵袭，肺脏被邪所困，宣降失常，则气液运行受阻，气滞则津停，停于皮毛则发为湿疹。

5.肾虚水泛 肾为先天之本，肾主水，肾水上济心火，使五脏各安其位，周身气血运行正常，肾虚则心火上亢，虚热内生。此外，肾阳蒸动水湿，并为肺、脾运化水湿提供基础动力，从而调节全身水液代谢。若肾虚，则影响水液代谢，引起水湿泛滥，发为湿疹。

湿疹虽发于表，但与脏腑功能密切相关，其病证有虚有实，发病常为内外多种因素共同作用的结果。风、湿、热邪是湿疹发病的重要病理因素，其中以湿邪最为多见。由于"湿"性重着黏腻，故湿疹常缠绵不愈，反复发作。湿邪逗留日久，耗血伤阴，化燥生风，肌肤失养，从而发展为慢性湿疹。中医以病因命名的"湿疮"相当于"湿疹"，从湿邪性质而言，也印证了湿疹的难治性：①湿性重浊、下趋，下先受之，故发病多在下肢、外阴等人体下部；②湿为阴邪，其性黏滞，湿淫所致的皮肤病，病程较长，多缠绵；③湿邪易合并其他邪气致病，如湿热、寒湿、风湿等，且湿邪在人体可以热化或寒化，以致病情演变反复。

三、辨证论治

湿疹的治疗应以标本兼顾、内外并治为原则，根据四诊及局部皮损的表现予以辨证论治。湿疹瘙痒的治疗，首当采用辨证论治的方法，总以祛湿为先，同时清热利湿、燥湿健脾、健脾化湿、活血祛湿、滋阴除湿等。即使在湿疹的慢性期，皮肤出现干燥、粗糙、肥厚、角化等一系列燥象情况下，仍须以治湿为本，这是因为湿邪有重浊、黏腻的特点，清热利湿法应贯穿于湿疹治疗的始终。

在辨证基础上，治疗本病，可多选用皮类中药，如多皮饮类或赵炳南临床经验集中"五皮饮"，取"以皮走皮"之意；选用模拟搔爪之类外部形象的带钩、带刺类的中药，如佛手、皂角刺、刺蒺藜、钩藤等，配伍到湿疹的辨证方药中，以"棘刺"制痒，对于病变症状的缓解具有增强效应。

临床常用的除湿止痒类药物有白鲜皮、苦参、地肤子等。白鲜皮、苦参，既可祛风化湿，又有清热解毒之功；地肤子苦寒降泄，既能通淋止痒，又能解毒利湿。常用的健脾祛湿药有薏苡仁、茯苓皮、白术、扁豆等。常用的疏风止痒类药物有辛凉解表的薄荷、蝉蜕等。常用的搜风止痒类药物有乌梢蛇、蜈蚣、全虫、僵蚕、地龙等，用于治疗湿疹的顽固瘙痒或慢性顽固性湿疹。湿疹局部皮肤有明显干燥、粗糙、肥厚、苔藓样变、剧烈瘙痒者，是风、湿、瘀搏结所致，常须选加一些具有入里搜风、走窜通络、化瘀镇痉的虫类药进行治疗。如果虫类药入汤煎服，仍药不胜病，可将虫类药研粉冲服。应用虫类药时要注意两点：①部分虫类药有毒，要掌握剂量，不可过重；②少数病人对虫类药过敏，解之可用地肤子、白鲜皮、徐长卿等煎汤内服。安神潜阳止痒类药物有酸枣仁、柏子仁、合欢皮、夜交藤、石决明、生龙骨、生牡蛎、珍珠母等。对部分顽固瘙痒的湿疹患者，用疏风、散风、搜风诸品，痒感不减，反有加重趋势者，可酌加上述镇静安神、平肝熄风之品。

（一）成人湿疹

1.风热血热型

主证：发病急，身起红色丘疹为主，瘙痒剧烈，可见明显抓痕，甚至出血，无渗液或有较少渗液。伴有心烦口干，渴喜冷饮，大便干燥，小便短赤。舌质红、苔薄白或薄黄，脉弦数。相当于急性丘疹性湿疹或部分亚急性湿疹。

辨证：血热内蕴，风火相煽。

治法：凉血清热、消风止痒。

方药：皮癣汤加减。包括生地30g、丹皮10g、玄参10g、赤芍10g、丹参10g、连翘10g、苦参10g、白鲜皮15g、生甘草6g。

方药解析：方中生地、丹皮、玄参清热凉血、滋阴润燥，为君药；赤芍、丹参活血化瘀、凉血清热，为臣药；苦参、白鲜皮、连翘性苦寒，可清热燥湿、祛风止痒，为佐药；生甘草清热解毒，起到调和诸药的作用，为使药。

适应证：适用于风热血热型的湿疹患者。

用法用量：每日1剂，分2次口服。

不良反应与禁忌证：本品中清热凉血类药物较多，不宜久用；脾胃虚寒、大便稀溏者应慎用。

2. 湿热浸淫型

主证：发病迅速，皮肤潮红灼热，或现大片红斑、丘疹、丘疱疹、水疱，瘙痒剧烈、滋水淋漓、浸淫成片。伴有心烦口渴，身热不扬，大便偏干，小便短赤，舌质红、苔黄腻，脉滑数。相当于急性湿疹及慢性湿疹急性发作期。

辨证：湿热内蕴，湿热并重或热重于湿。

治法：清热利湿。

方药：龙胆泻肝汤加减。包括龙胆草10g、苦参6g、栀子10g、黄芩10g、通草10g、泽泻10g、生地10g、车前草15g、六一散30g（包）。

方药解析：方中龙胆草大苦大寒，既泻肝胆实火，又利下焦湿热，泻火除湿，两擅其功，为君药。黄芩、栀子苦寒泻火，清热燥湿，助君药清泻实火，共为臣药；泽泻、通草、滑石、车前草清利湿热，使湿热之邪从小便排出；肝经有热，本易耗伤阴血，且方中苦燥渗利之品居多，恐再耗其阴，故用生地黄养阴生津，使苦燥清利不伤阴，上五味为佐药。甘草益气和中，调和诸药，共兼佐使之用。若出现脓疱者加金银花、蒲公英、连翘以清热解毒。大便干加大青叶、大黄泻热通便；下焦湿盛者加黄柏清热燥湿；发于面部者加菊花；发于头部者加藁本；发于上肢者加姜黄、桑枝；发于下肢者加牛膝、木瓜；瘙痒明显者加白鲜皮、地肤子。

适应证：适用于湿热浸淫型的湿疹患者。

用法用量：每日1剂，分为2次口服。

不良反应与禁忌证：本方多为苦寒清利之品，易伤脾胃之气，应中病即止，不宜久服；脾胃虚弱者应慎用。

3. 脾虚湿盛型

主证：发病较缓慢，皮损暗淡不红，水肿、丘疹或丘疱疹、成片水疱，有瘙痒，搔抓后糜烂渗出较多。伴有面色无华，乏力，纳差，腹胀，便溏。舌质淡胖、苔白或腻，脉濡缓。相当于部分亚急性湿疹。

辨证：湿热内蕴，湿重于热。

治法：健脾利湿。

方药：除湿胃苓汤加减。包括茯苓10g、猪苓10g、白术10、苍术10g、厚朴10g、陈皮10g、泽泻10g、六一散15g、（包）、炒枳壳10g、炒薏苡仁20g、车前子10g。

方药解析：方中苍术、厚朴、陈皮、甘草燥湿运脾、行气和胃，为君药；茯苓、猪苓、白术、泽泻、炒薏苡仁健脾益气、利水渗湿，为臣药；滑石、车前子清热利湿，为佐药；炒枳壳理气宽中，行气消胀，共兼佐使之用。若纳呆者，加藿香、佩兰芳香化湿；腹胀者，加大腹皮行气宽中。

适应证：适用于脾虚湿盛型的湿疹患者。

用法用量：每日1剂，分为2次口服。

不良反应与禁忌证：本方不良反应少；火盛为主者不宜使用。

4.血虚风燥型

主证：病程日久，皮损粗糙肥厚，干燥脱屑，表面有抓痕、血痂，颜色暗红或色素沉着，瘙痒剧烈，夜间加重。多伴有口干不欲饮，纳差，腹胀。舌淡红，苔剥或苔光，脉弦细。相当于慢性湿疹。

辨证：脾虚血燥，肌肤失养。

治法：祛风止痒，养血润燥。

方药：当归饮子加减。包括荆芥10g、防风10g、当归10g、川芎10g、生地30g、丹参10g、赤芍10g、白芍10g、黄芪10g、白蒺藜10g、制何首乌15g、茯苓10g、白术10g、鸡血藤20g、生甘草6g。

方药解析：当归饮子方中之当归、川芎、白芍、生地黄为四物汤组成，滋阴养血以治营血不足，同时取其"治风先治血，血行风自灭"之义。当归补血活血、调益荣卫，是为君药。白芍补血敛阴；生地黄清热养阴生津，乃凉血养血之要药；川芎行气活血，乃血中气药，黄芪长于补气，托毒敛疮生肌，为疮家圣药，二者相伍，不仅可助滋阴养血之力，更防滋腻之品不化。白芍、生地黄、川芎、黄芪共为臣，助君药共施益气活血、养血润燥之功。防风、荆芥祛邪解表、消疮透疹，与黄芪配伍使固表不留邪，且祛风不伤正；何首乌补精血、滋阴津，能解皮肤疮、疹、疥、癣之毒；白蒺藜散风行气止痒，此四味药为佐，祛风止痒。甘草调和诸药为使。"久病必虚""久病必瘀"，故用丹参、赤芍、鸡血藤养血活血。若气虚明显者，加党参健脾益气。

适应证：适用于血虚风燥型的湿疹患者。

用法用量：每日1剂，分为2次口服。

不良反应与禁忌证：本方以养血润燥为主，血热炽盛者不宜使用。

（二）婴幼儿湿疹

婴幼儿湿疹，中医称为"奶癣"。多因胎孕时期，母食五辛，遗热于儿，或饮食失调，脾失健运，内蕴湿热，外受风湿热邪而致。可分两型论治如下。

1. 湿热型

主证：病程较短，发病急剧，患儿多肥胖，皮疹以红斑、丘疹、丘疱疹、水疱、渗出、糜烂、结痂为主。面部灼热，性情急躁，瘙痒不安，吐奶酸臭，厌食，大便干或稀绿便，小便黄。舌红、苔黄腻，脉滑数。继发感染时，可有发热、脓疱、浅表淋巴结肿大。

辨证：湿热内蕴，热重于湿。

治法：疏风凉血，利湿解毒。

方药：消风导赤汤加减。包括金银花6g、牛蒡子6g、薄荷3g、白鲜皮10g、车前草6g、茯苓10g、生地6g、黄连3g、竹叶6g、生甘草3g。

方药解析：该方由《医宗金鉴·外科心法要诀》中"消风导赤汤"化裁而来，方中金银花、牛蒡子、薄荷疏风清热解毒，白鲜皮燥湿清热祛风止痒，为君药；黄连、竹叶清心胃之火兼能燥湿，茯苓健脾利湿，车前草清热利湿，使湿邪有所出路，为臣药；生地性味甘寒，养阴凉血，使利水而不伤阴，为佐药；生甘草清热解毒，调和诸药为使。若高热，加羚羊角；发于面部者，加菊花、桑叶；兼有食滞者，加焦三仙、鸡内金、莱菔子；瘙痒明显者，加苍耳子、地肤子。

适应证：适用于湿热内蕴、热重于湿的湿疹患者。

用法用量：每日1剂，分为2次口服。

不良反应与禁忌证：本方以疏风凉血、清热利湿为主，不宜久服；大便稀溏患儿慎用。

2. 脾虚型

主证：病程较长，病情反复，患儿身体多瘦弱，局部皮肤暗淡粗糙或糜烂渗出，覆有油腻鳞屑或痂皮，痒感较轻，面色萎黄，纳少，溢乳、腹胀，大便稀溏或完谷不化。舌质淡、舌体胖或有齿痕、苔薄白或白腻，脉细弱。

辨证：脾虚湿盛。

治法：健脾祛湿。

方药：小儿化湿汤加减。包括茯苓6g、苍术6g、白术6g、泽泻6g、炒麦芽6g、陈皮6g、鸡内金6g、六一散12g（包）。

方药解析：方中茯苓、白术、苍术、陈皮健脾祛湿，为君药；泽泻、六一散淡渗利湿，为臣药；炒麦芽、鸡内金消食导滞，共为佐使。若皮损紫暗，加丹皮、赤芍活血散瘀；若口干、咽干，苔薄少津，加生地、当归、白芍、鸡血藤养血滋阴。

适应证：适用于脾虚湿盛的湿疹患者。

用法用量：每日1剂，分为2次口服。

不良反应与禁忌证：本方以健脾祛湿为主，火热炽盛患儿慎用。

（三）外治法

1.中药外用法 常选用具有祛风除湿、解毒杀虫、养血活血、凉血润燥作用的中药外用。

（1）初起红斑丘疹无渗出者 可用六一散、青黛粉或松花粉外扑患处。

（2）糜烂、渗出较多者 采用湿敷法，可用黄柏30g、地榆30g、苦参30g、马齿苋30g，煎水500ml，晾凉后用纱布叠2~4层，蘸药水后稍拧干，以不滴水为宜，溻敷于患处，隔20~30分钟再蘸水换敷，3~4次/天，直至不渗水为止。

（3）以红斑、丘疹为主，渗出较少者 可用龙胆草30g、生甘草30g，煎水500ml，湿敷。

（4）慢性湿疹皮损肥厚、角化者 用狗脊30g、木贼15g、地肤子15g、红花15g，加水1000ml，水煎泡洗。也可外涂黄连膏（黄连12g、苍术6g、黄柏6g研成细末，加凡士林150g）。

（5）伴有脓疱、继发感染者 可用金银花30g、蒲公英30g、苦参30g、黄柏30g，煎水500ml湿敷，或外涂金黄膏（如意金黄散加凡士林配成20%软膏）。

（6）阴囊湿疹 可用苦参50g、生地20g、地肤子12g、刺蒺藜12g、乌梢蛇30g，将药物研成细末，调拌蛋清敷贴阴囊处；或将药物水煎取汁，直接涂擦或外洗患处。

2.非药物疗法

（1）毫针疗法 毫针可以配合中药起到清热解毒、祛风止痒、健脾祛湿等作用。主穴可选大椎、曲池、足三里，备穴可选血海、三阴交、合谷。也可根据皮疹部位不同在附近取穴。急性湿疹用泻法，慢性湿疹用补法。

（2）耳部割治疗法 耳部割治具有清热凉血、疏通经络、通达表里之功，对于湿疹瘙痒剧烈者，加用耳针割治可以泻血毒而迅速止痒。方法：用酒精棉球消毒双侧耳轮部，用左手固定耳廓，使耳廓充分暴露。右手持瓷瓦片，按对耳轮弧形切线的垂直方向划割。划痕长度不超过5mm，划痕间隔2mm，使之微微出血，再用消毒干棉球覆盖于伤口上。待其结痂后去除。3天1次，5次1个疗程，每疗程间隔1周。

（3）梅花针疗法 梅花针叩刺皮肤可以疏通脏腑之气、活血通络、温养经脉，适用于慢性湿疹久病入络。方法：皮疹区采用向心式轻巧叩刺，直至少量的渗液或渗血为止，2~3天1次。

（4）艾灸疗法 艾条燃烧产生的温热性刺激，可通过腧穴的作用达到治疗作用。常用穴位：阿是穴、曲池、血海、大椎、合谷、三阴交、足三里，每次选用2~5个穴位，以艾条温和灸10~20分钟，1次/天。

（5）火针疗法　火针的阳热特性，可驱邪外出，同时达到温通血脉瘀滞，兼祛内外之风的效果。方法：用火针迅速点刺患处，深度以不超过患者皮损基底部为准，2~3天1次。

（6）刺络拔罐疗法　局部刺络拔罐能祛除邪气、疏通经络、调和气血，从而达到扶正祛邪的目的。常规消毒后用1寸毫针或三棱针迅速点刺丘疹、水疱及苔藓样变局部，随后立刻拔上火罐，以吸出少量血及渗液为佳，7天1次。

（7）刮痧疗法　刮痧通过刺激体表的络脉，改善气血流通的状态，使腠理开泄，疏通经络，排毒祛瘀，以达到宣通气血、扶正祛邪、排泄瘀毒的目的。治疗手足湿疹可取项背部督脉，膀胱经第一、二侧线，督脉从大椎刮至至阳，两侧膀胱经则分别从天柱至脾俞，从附分至意舍。每个部位刮20~30次，3~6天1次。

四、临证经验

注重调护：治疗湿疹应尽可能寻找发病的原因，对全身情况进行全面检查，如有无慢性病灶及内脏器官疾病，以去除可能的致病因素。避免外界各种刺激，如热水烫洗，忌用肥皂等过度清洗，以及其他对患者敏感的物质，如皮毛制品等；饮食上避免易致敏和刺激的食物，如鱼、虾、辣椒、羊肉、浓茶、咖啡、酒类等；避免过度精神紧张及疲劳。老年患者皮肤干燥，洗浴次数不宜过多，尤其是冬季，不宜过多使用香皂、沐浴露等。同时应关注湿疹患者可能出现的皮肤屏障损伤，嘱患者加强润肤保湿。告知患者搔抓对湿疹病情的危害，力劝患者发痒时勿用手搔抓。对经常搔抓部位如小腿，可给予封包治疗，有助于阻断"瘙痒—搔抓—感染"的恶性循环；对婴幼儿患者，要剪短指甲，睡眠时宜用纱布或袜子套住患儿双手，头部湿疹可戴柔软布帽，以防患儿不自觉搔抓。并关注患者的心理行为，帮助患者减轻瘙痒。

重视脾胃：脾的功能与多系统多器官功能密切相关，脾虚可表现为植物神经功能紊乱、消化系统功能降低、内分泌紊乱、免疫功能低下等。脾胃乃"后天之本""水谷之海"，故调理脾胃在防治湿疹中亦非常重要。

（一）湿疹辨证要点

1.首辨内外二因　本病当首辨内外二因。内因多与脾虚湿热相关，外因多由风邪、湿邪、热毒、虫淫等诸邪客于肌表所致。对此中医学也早有记载，如《医宗金鉴·外科心法要诀》记载湿疹病机为"由心火脾湿受风而成"；《外科正宗》云："血风疮，乃风热、湿热、血热三者交感而生，发则瘙痒无度，破流脂水，日渐沿开。""此证初如粟米，痒而兼痛，破流黄水，浸淫成片，随处可生。由脾胃湿热，外受风邪，相搏而成。"这些都揭示了湿疹的内因与脾虚湿热有关，脾主运化，脾虚则运化失职，湿热蕴阻而发病。外因主要是湿热之邪困遏，或与风邪、热毒、虫淫等相搏，充于腠理而见诸证。不论内外因，"湿邪"均是湿疹致病的关键因素。湿邪的产生，或因素体脾虚湿盛，或因肝郁克脾，或因饮食不节，过食肥甘厚味，致脾失健运，湿邪从内生，或因久居湿地、冒雨涉水，外感湿邪，以致湿邪郁阻气机，气机不畅。热邪因湿而易留于肌肤，往往伴有剧烈瘙痒。湿性重浊，易留于肌肤，日久化热，湿热相搏，充溢肌肤而发病，或起皮疹水疱，或流滋水。湿性黏滞致病多缠绵难愈，导致疾病反复。

2.再辨虚实　本病发病多本虚标实，临证实证多为湿热型、热毒壅盛型居多，虚证多以血虚风燥型、脾虚湿盛型两者为主。对于实证，起病多较急，病程较短。湿热型临床表现为皮损潮红，有丘疹、丘疱疹，局部灼热瘙痒，渗液较多，常伴有心烦口渴，大便干结或黏滞，小便短赤，舌质红、苔厚，苔色白或黄，脉滑或数。热毒壅盛型临床表现为皮肤水肿性红斑，皮损范围大，部分有渗出，常伴舌红、苔白根部黄厚，脉弦数。而虚证多起病慢，病程较久。血虚风燥型常因湿疹反复发作所致，湿热留于肌肤日久致血虚生风化燥，常见皮肤肥厚，伴有角化皲裂或脱屑，皮色暗红、有色素沉着或色素脱失，或瘙痒剧烈，可见抓痕、血痂，伴有心烦易怒，失眠多梦，纳差等，舌淡、苔白，脉弦细。脾虚湿盛型多因先天脾胃不足所致，或后天饮食不节、情志因素、劳逸失调等原因引起脾胃失健。临床表现为皮肤粗糙肥厚，伴有少量渗液或鳞屑，口渴不思饮，大便便溏，舌淡胖、边有齿痕、苔白腻，脉沉缓或滑。

（二）湿疹治则

1.治疗重视祛湿清热、祛风养血、健脾化湿　治疗本病应先"祛湿清热"，湿热去、虫淫除、肌肤养、瘙痒止，故湿热去则正体安，无血虚生风之弊。具体治疗上遵从清热燥湿之法，清热可用生地、丹皮、赤芍，佐以养血、祛风、杀虫、止痒药物。祛湿与清热两法皆重要，但以"祛湿"为本，正如叶天士所云："热自湿中而生，当以湿为本治。"蔡老常用的祛湿热药物有秦艽、苦参、白鲜皮、地肤子、泽泻等。本病应同时重视"祛风养血"。《本草经疏》曰："风者百病之长，善行而数变。"风邪特点明显，常挟湿、热、燥等邪相合为患，同时其往往发病迅速，瘙痒剧烈。"风为阳邪，易袭肌表"，故瘙痒发生于肌表皮肤。风邪又分内风、外风。外风即为外界风邪；内风可因湿热久不退，或因久病血虚，生风化燥。在治疗湿疹时，亦应重视祛风，善用"风药"，如蝉蜕、防风、牛蒡子、薄荷等，以达祛风止痒之功，并寓"以风胜湿"之意。同时，还应重视使用"养血药"，如当归、赤芍等，寓意"治风先治血，血行风自灭"。本病亦重视"健脾化湿"。湿疹虽局限于皮肤体表，却与五脏六腑有着密切的关系，尤其是脾胃二脏。《黄帝内经》有云："有诸形于内，必形于外。"《素问·至真要大论》曰："诸湿肿满，皆属于脾。"认为湿邪、肿满与脾脏密切相关。《素问·经脉别论》曰："饮入于胃，游溢精气，上输于脾，脾气散精，上归于肺。"而"肺主皮毛"，说明皮肤病与脾胃联系密切。脾虚则水液等代谢产物停聚体内，无力运化致水湿、痰饮等病理产物产生，蕴久化热，复感风湿热外邪，诸邪搏结于肌肤即可发为本病。而本病强调湿邪为患，所以治疗本病时亦要重视脾脏与"湿"之间的关系，当健脾与利湿并重。治疗时常用茯苓、薏苡仁、白术等。

2.重视区分急性、亚急性、慢性湿疹　湿疹不同时期的病理基础不同，治疗原则亦不同，故应重视区分急性、亚急性与慢性湿疹。湿疹急性发作时皮肤鲜红、瘙痒、潮湿或渗出明显，或因搔抓导致糜烂、血痂而触痛，局部症状较明显。急性湿疹多为风、湿、热、虫淫蕴结肌肤而成，治疗上重视缓解局部症状。治疗多用苦参、黄柏等。慢性湿疹是由急性期转变而来，病程多较久、病情多反复、病性多顽固，皮肤多苔藓样变、肥厚、粗糙、皲裂、脱屑、色素沉着或见有血痂，皮肤多干燥、变深，瘙痒剧烈或伴有疼痛。同时疾病长期困扰，患者多有情志改变。慢性湿疹较急性湿疹棘手，其与瘀血、血虚、脾虚密切相关，且病程较长，久病入络，瘀阻血脉；或因风邪久留腠理，耗伤阴血，血虚化风成燥；或久病脾虚，运化失职，湿邪久留入血成毒，肌肤失养。针对上述慢性湿疹的病理基础，治疗上应当缓则治其本，重视凉血活血化瘀、补血运脾化湿，常用熟地、玄参、当归、赤芍、川芎、秦艽等药。亚急性期介于急性与慢性之间，多由急性湿疹发展而来，或初期即为亚急性。亚急性期的临床表现与急性相似，但诸症较轻，可见皮损潮红肿胀明显减轻，以丘疹、结痂、鳞屑为主，渗出较少，轻度潮湿，但瘙痒剧烈。此期证型临床多以脾虚湿盛为主，治疗上常选用炒白术、茯苓、炒薏仁等。

3.治疗药物　根据多年临床经验，湿疹常用清热止痒颗粒、湿疹湿敷剂、皮炎湿敷剂和曲安奈德擦剂、曲安奈德二甲亚砜溶液、止痒灵擦剂、氧化锌薄荷洗剂、抗敏止痒霜、润肤霜等外用药。"湿疹湿敷剂"和"皮炎湿敷剂"，以"清热祛湿"为法，治疗湿疹取得了较好疗效。湿疹湿敷剂由苦参、黄柏、地榆、马齿苋等组成，方中重用苦参，清热除湿、杀虫止痒，为君药；黄柏、地榆、马齿苋既可清热解毒，又可燥湿止痒，为臣药，辅助增强君药的燥湿之力。皮炎湿敷剂由龙胆草、甘草等组成，方中重用龙胆草，清热燥湿，为君药；甘草清热解毒并起调和作用，在现代医学研究中已明确具有调节免疫和治疗皮炎、湿疹功能。对于急性期、亚急性期渗出较多者，应选用治疗燥湿为主的湿疹湿敷剂治疗；对于皮损鲜红、渗出相对较少的皮损，则选用治疗清热为主的皮炎湿敷剂。慢性期由于发病时间长，且患者往往长时间使用其他药物，对药物的敏感性减低，故一般选用曲安奈德擦剂、曲安奈德二甲亚砜溶液、止痒灵擦剂等快速止痒。急性期湿热之邪最重，故往往加重清热燥湿之药，如苦参、黄柏等。

参考文献

1.中国中医研究院广安门医院.朱仁康临床经验集［M］.北京：人民卫生出版社，2005：83-95.

2.赵炳南，张志礼.简明中医皮肤病学［M］.北京：中国展望出版社，1983：169-173.

3.杨志波.当代中医皮肤科名老专家丛书：欧阳恒［M］.北京：中国医药科技出版社，2014，79-82.

4.肖森茂.再论"湿邪致病"特性［J］.陕西中医，2000，21（11）：508-509.

5.杨志波.湿疹的中医诊疗方案［R］.中华中医药学会皮肤科分会第五次学术年会，北京：中华中医药学会，2008.

6.李邻峰.中国湿疹诊疗指南（2011年）解读湿疹治疗：控制症状，减少复发，提高患者生活质量［J］.中国社区医师，2012（30）：7.

第五章　扁平疣论治

一、疾病概述

扁平疣又称青年扁平疣，主要侵犯青少年，大多骤然出现，为米粒至绿豆大扁平隆起的丘疹，表面光滑，质硬，呈浅褐色或正常皮色，圆形、椭圆形或多角形，数目较多，多数密集，偶可沿抓痕分布排列成条状，长期存在的扁平疣可融合成片。中医称之为扁猴，属千日疮范畴。疣之病名最早记载于《灵枢·经脉》："手少阳之别，名曰支正……虚则生疣。"

西医认为扁平疣是由人乳头状瘤病毒（HPV）引起的传染性皮肤病，好发于儿童及青少年，男女发病率无显著差异，主要通过密切接触传播，儿童发病率为2%~20%。扁平疣以皮色或褐色、散在或群集的扁平角化性丘疹为特征，好发于面部、手臂等暴露部位，有一定的损容性。

二、病因病机

中医认为正气不足乃扁平疣的发病内因，可因素体虚弱；或因久病内虚，卫外不固，腠理不密，风湿热毒之邪外侵；或肝旺血燥成瘀，肌肤失养，风热湿毒瘀血凝结肌肤，聚而不散形成。扁平疣的中药治疗多以祛风除湿、清热解毒、活血化瘀、疏肝散结为主。西医学认为本病是HPV病毒感染引起，其中面部扁平疣主要由3型和10型HPV引起。

三、辨证论治

（一）中医治疗

中医学认为，扁平疣为风毒之邪，阻于经络，与肝热博于肌腠所致，治疗以辨证辨病相结合为原则，以清热解毒、活血散结为主。中医对于扁平疣的外治法方法较多，但单用一种外治法往往不易达到满意的疗效。因此，临床常常配合西医治疗，或者联合应用内服中药及多种外治法，尤其是对于皮损较多、病程较长的患者，联合治疗可以达到更好的效果。

1.风热蕴结证

主证：皮疹淡红，数目较多，瘙痒或不痒，病程短，伴口干，不欲饮，舌红、苔薄白或薄黄，脉浮数或弦。

治法：疏风清热，解毒散结。

方药：马齿苋合剂加木贼草、郁金、浙贝、板蓝根等。

方解：急性期、进展期发病急骤，皮损面积较大，可泛发于全身，故治疗以清热解毒为主。方中马齿苋、紫草、败酱草、大青叶可清化湿热，祛瘀解毒。风热者常用金银花、连翘、板蓝根、木贼草、生薏仁等，其中金银花清热解毒，疏散风热；连翘清热解毒，消痈散结，疏散风热；马齿苋清热解毒；大青叶清热解毒，凉血消斑；板蓝根清热解毒，凉血利咽；生薏仁利水渗湿、健脾、除痹、清热排脓；进展期新发疣体较多者，可加荆芥、防风、浮萍等祛除风邪药物。

2.毒瘀互结证

主证：病程较长，皮疹较硬，大小不一，其色黄褐或暗红，不疼不痒，舌红或暗红、苔薄白，脉沉弦。

治法：活血化瘀，清热散结。

方药：桃红四物汤加黄芪、板蓝根、紫草、马齿苋、浙贝母、薏苡仁。

方解：稳定期病程长，近期无新发皮损，故治疗以活血化瘀散结为主，方中当归、赤芍、生地、川芎、桃仁、红花活血、祛瘀。临床亦常用香附、三棱、莪术、夏枯草等，其中香附疏肝理气，调经止痛；三棱破血行气，消积止痛；莪术破血行气，消积止痛；夏枯草清肝火、散郁结。

（二）西医治疗

1.抗病毒药物

（1）重组人α-2b干扰素注射液　重组人α-2b干扰素注射液利用携带有人白细胞干扰素a-2b基因质粒的重组假单胞菌生产，具有广谱抗病毒的作用，可抑制HPV病毒的复制及疣体细胞的增殖，并且可调节宿主的免疫功能，于皮损内注射可引起局部皮损的非特异性炎症反应，从而对靶细胞产生细胞毒作用。

（2）儿茶素E　儿茶素E具有强大的抗氧化作用，并可渗透进表皮细胞内，干扰病毒的黏附。儿茶素E的主要活性成分之一为儿茶素，可通过抑制抗凋亡病毒蛋白E6及E7的活动，诱导HPV感染的细胞凋亡。

2.免疫调节剂

（1）咪喹莫特　咪喹莫特不具有直接的抗病毒活性，其主要通过增强机体对HPV病毒的免疫反应而发挥作用。咪喹莫特能刺激外周单核细胞和角质形成细胞分泌α-干扰素、肿瘤坏死因子和白细胞介素-1、6、8等细胞因子。这些细胞因子通过细胞毒性作用刺激局部免疫反应，并作用于HPV病毒，但并不造成组织损伤。

（2）卡介菌多糖核酸　卡介菌多糖核酸（BCG-PSN）是一种由美国食品及药品管理局（FDA）批准的可用于治疗慢性支气管炎、流感及哮喘的免疫调节剂。卡介菌多糖核酸也不是真正意义上的抗病毒药物，它是一种新型的免疫调节剂，可以激活单核-巨噬细胞，通过增强自然杀伤细胞的功能来提高机体的免疫力，从而达到抗病毒的目的。

（3）胸腺肽　胸腺肽主要由胸腺组织分泌，临床上常用的胸腺肽是提取自牛胸腺的小分子多肽。胸腺肽是一种免疫调节剂，具有调节和增强机体免疫功能的作用，通过刺激外周血T淋巴细胞释放各种炎性因子，同时上调T淋巴细胞表面的细胞因子受体水平，来调节机体的免疫功能。张甜等研究发现，胸腺肽可刺激Th辅助细胞，从而增强淋巴细胞的吞噬功能。

3.抗有丝分裂的药物　5-氟尿嘧啶、足叶草脂、博来霉素、维A酸类等抗有丝分裂的药物均可抑制HPV感染细胞的细胞核分裂和DNA合成，从而阻止细胞分裂，诱导细胞凋亡。上述药物对扁平疣亦有一定的疗效，但是常复发，且多发性皮损患者的复发率更高。

4.口服或外用维A酸类药物　维A酸类药物具有调节角质形成细胞增殖、分化及抑制角化、恢复角化过度细胞的作用，可调节被HPV感染细胞的细胞周期，对其过度增殖起到抑制作用，同时具有免疫调节的作用。

（三）外治法

1.中药水煎外洗　马齿苋30g、大青叶15g、板蓝根15g、木贼草15g、狗脊15g、生薏仁30g、香附15g、三棱10g，水煎外洗，每次300毫升，温热浸泡患处，可同时用毛巾反复擦洗15分钟，每日2次。

2.针灸

（1）基本治法　以疏风清热，解毒散结为原则。病变局部以阿是穴为主穴。配穴：疣数较多加风池、曲池、合谷、血海；肝郁加太冲。亦可按疣体所在部位的经络取邻近腧穴1~2个。操作用26~28号0.5~1寸毫针，在母疣中心快速进针至疣底部，大幅度捻转提插30次左右，然后摇大针孔，迅速出针，放血1~2滴，再压迫止血。若疣体较大，再于疣体上下左右四面与正常皮肤交界处各刺1针，以刺穿疣体对侧为度，施用同样手法，3~5日针刺1次。风池、血海、曲池、合谷等配穴均针用泻法。本证刺法以刺疣体局部为主，用粗针刺出血再按压止血，意在破坏疣底部的营养血管，使之出血、阻塞，断绝疣体的血液供应，从而使疣体枯萎脱落。因本证为风热毒邪结聚于皮肤所致，故疣数较多者取风池、曲池、合谷针而泻之，散风清热；再针泻血海凉血化瘀、软坚散结，更有助于疣体枯萎。

（2）其他治疗　耳针法选取肺、肝相应部位，亦可用王不留行籽贴压"母疣"

（指最先长出或体积最大者）部阿是穴。

3.物理疗法　适用于扁平疣数目较少者，包括冷冻治疗或激光治疗、光动力疗法。临床常采用棉签蘸取液氮治疗扁平疣。冷冻治疗的不良反应包括治疗的疼痛、水疱、瘢痕。激光治疗常采用二氧化碳激光，通过高温使皮损组织坏死、脱落。激光治疗的不良反应包括疼痛和瘢痕。光动力疗法可用于部分扁平疣的治疗，其原理为局部使用光敏剂（如氨基酮戊酸）后，进行光照，使皮损处细胞死亡。

四、临证经验

扁平疣皮损多发者、疤痕体质者、低龄患儿治疗更适宜中药汤剂口服加中药水煎外洗。发病急骤，疣体泛发面部或上肢、躯干等部位，疣体较红，不断有新发疣体出现者，治疗以清热解毒祛风为主，可加金银花、连翘、马齿苋等清热解毒、透邪外出药物。发病早期就诊往往疗效更佳，可缩短病程，不易遗留瘢痕。病程较久，疣体呈暗褐色，发病数年无新发疣体生成者，治疗应以活血化瘀，解毒散结为主，可加桃仁、红花三棱、莪术等活血散结药物。病久体虚者，可加用黄芪、女贞子、当归等补气养血、健脾益肾药物。皮损多发于面部者，可加用木贼、蜂房等，引药上行，直达病所，并通络发散，驱邪外出。冷冻疗法、激光疗法适合皮损较少者，但治疗后易复发，应配合汤药服用。

第六章 荨麻疹论治

一、疾病概述

荨麻疹是一种常见的皮肤病，是由于皮肤、黏膜小血管扩张及渗透性增加而出现的一种局限性水肿，表现为时隐时现的瘙痒性风团，俗称"风疹块"，中医称"瘾疹"。疾病于短期内痊愈者称急性荨麻疹，若病程超过6周以上则为慢性荨麻疹。随着环境中有抗原性的物质逐渐增多，目前我国慢性荨麻疹患者发病率呈上升趋势。据相关文献报道，有15%~20%的人一生中至少发生过一次荨麻疹。急性荨麻疹累及呼吸道时可出现喉头水肿、胸闷、呼吸困难，甚至窒息，可出现头晕、血压降低或过敏性休克。慢性荨麻疹虽然很少危及生命，但反复发作的顽固瘙痒可严重影响患者的日常工作、学习及睡眠，给患者造成极大的困扰。

荨麻疹治疗困难，西医往往采用对症治疗，停药易复发。因此寻找各种诱发或加重荨麻疹的因素为本病治疗的关键。据统计，约有3/4的患者不能找到病因。而有部分病因明确的患者，如对空气中的粉尘、花粉、尘螨过敏者，因为诱因不可完全避免，治疗亦颇为棘手。临床急性荨麻疹常规给予抗组胺药、抗休克治疗、解痉、抗感染等。慢性荨麻疹多应用第一代和第二代抗组胺药物，或联合用药、维生素类、降低血管壁通透性的药物、组胺球蛋白、皮质类固醇激素、脱敏疗法等。本病总体疗效欠佳，部分患者反复发作，需要长期服药，严重影响生活质量。

中医学中很早就有对荨麻疹病因病机的认识，经历代医家的长期摸索与不断阐发，形成了一套临床疗效较为可靠的治疗了。根据其发病特点，中医称之为"鬼饭疙瘩""风乘疙瘩""瘾疹""风疹块""风瘙瘾疹"等。对其最早的描述见于《素问·四时刺逆从论》，曰："少阴有余，病皮痹隐轸"，出现隐轸一词。至汉代，出现瘾疹、隐疹一词，如张仲景的《金匮要略·中风历节病篇》："邪气中经，则身痒而瘾疹。"至隋《诸病源候论》，则将隐疹进一步分为赤疹、白疹。唐《千金要方·瘾疹》专门辟出瘾疹一节，对其临床症状和治疗方法进行了详细的论述，附方二十九首，灸法一首，如："忽起如蚊蚋啄，烦痒，剧者重沓垄起，搔之逐手起。"宋《圣济总录》亦沿承隐疹一说："身体风瘙而痒，搔之隐隐而起，故名隐疹。"至元出现"时疫疙瘩"。明代出现"白婆瘼""逸风""赤白游风"一说，明代王肯堂的《证治准绳·疡医》记载："古方亦名为瘾疹，非特分寒热，亦兼备四气，近世方论呼为白婆瘼，赤为血风"。孙一奎的《赤水玄珠》载有："认为妇人赤白游风，属肝经郁火，血燥生风。"至清代，出现"鬼饭疙瘩""风疹块"的说法，如《医宗金鉴》曰："此证俗名鬼饭疙瘩……初起皮肤做痒，次发扁疙瘩，形如豆瓣，堆累成片。"

二、病因病机

（一）中医病因病机

1.外邪致病　因瘾疹具有遍身瘙痒，迅速消退的特点，古代医家多从"风"对其论治。如汉《金匮要略·水气病篇》曰："风气相搏，风强则为瘾疹，身体发痒，痒为泄风，久为痂癞。"认为瘾疹为风邪搏于气分所致。至隋《诸病源候论》继承了张仲景的风气相搏观点，对荨麻疹做了更为详细的病因病机论述，并根据兼挟热或寒将其分为赤疹、白疹。《诸病源候论》记载："人皮肤虚为风邪所折，则起隐疹，寒多则色赤，风多则色白，甚者痒痛，搔之则成疮。邪气客于皮肤，复逢风寒相折，则起风瘙瘾疹。若赤疹者，由凉湿折于肌中之极热，热结成赤疹也，得天热则剧，取冷则减也。白疹者，由风气折于肌中热，热与风相搏所为白疹，得天阴雨冷则剧出，风中亦剧，得晴暖则减，著衣身暖亦瘥也。脉浮而洪，浮即为风，洪即为气强。风气相搏，隐疹，身体为痒。"该书因较为科学、系统地阐述了瘾疹的病因病机，影响深远，被后世医家推崇备至，在《备急千金要方》及《证治准绳》等经典中多次被引用。唐孙思邈对该病的辨证思路继承了《诸病源候论》的观点，其曰："风邪客于肌中则肌虚，真气发散又被寒搏，皮肤外发腠理开毫毛，淫气妄行之则为痒也。所以有风疹瘙痒，皆由于此。"仍从风、寒、热相搏于肌肤立论。宋陈言在《三因极一病证方论》中曰："世医论瘾疹，无不谓是皮肤间风，然既分冷热，冷热即寒暑之证。又有因浴出凑风冷而得之者，岂非湿也。则知四气备矣。"在风、寒、热的基础上又多了湿邪致病的阐述。明王肯堂的《证治准绳·风门》载有："夫邪客热在于皮肤遇风寒所伤则起瘾疹，热多则色赤，风多则色白，甚者痒痛，搔之则成疮。"与《诸病源候论》的思路一脉相承。清《外科大成》记载："瘾疹者，身小魔于皮肤之中，憎寒发热遍身瘙痒。经云：劳汗当风，乃生痤痱。热微色赤，热甚色黑。"认为风、热是本病的主要致病因素。

2.脏腑邪实　明孙一奎认为本病可由内脏实邪或正虚外感所致，主从脏腑辨证。《赤水玄珠》曰："妇人赤白游风，属肝经郁火，血燥生风。或脾经郁结，血虚生热。或腠理不密，风邪外袭。其症或疙瘩瘙痒，或脓水淋漓。白属气而赤属血，因得风而游行也。"清陈士铎认为小儿瘾疹多由胃火实所致，如《洞天奥旨》记载："赤白游风，往来不定，小儿最多，此证有似发斑，但发斑有一定之根，而赤白游风无一定之色，此胃火郁热不解，故亦结疮而不愈。"

3.禀赋不耐 至金元时期张从正的《儒门事亲》指出，先天禀赋不足亦是本病的重要发病原因："凡胎生血气之属，皆有蕴蓄浊恶热毒之气。有一二岁而发者，有三五岁至七八岁而作者，有年老而发丹熛瘾疹者。"与现代医学的疾病遗传易感性似有异曲同工之妙。

4.饮食不当 至明《证治要诀》指出饮食物与该病的密切关系，如"有人一生不可食鸡肉及獐鱼动风等物，才食则丹随发，以此见得系是脾风"，可见古人临床观察细致，故临床上因食入物引致荨麻疹者，从脾胃调治，疗效较佳。

近现代名老中医对荨麻疹的病因病机认识大都一致，认为本病由风邪外侵所致，临床多分为风寒、风热两型，在此基础上又有兼血虚、血热、风湿、食滞等不同。其病因病机可从以下几方面论述：①风邪外袭肌表腠理，致营卫不和；②饮食不节，胃肠滞热，复感风热邪气，内外相兼为病；③病程日久，耗伤气血，阴血不足，血虚生风，或气虚肌表不固，风邪内侵；④本病可兼湿、兼寒、兼瘀、兼冲任不调、兼食滞等。

（二）西医发病机制

1.变态反应性 多数属 I 型变态反应，少数为 II、III 型变态反应。I 型变态反应由IgE介导，又称IgE依赖型反应，其机制为上述变态反应原使体内产生IgE类抗体，吸附于血管周围肥大细胞和血液循环中嗜碱性粒细胞，当抗原再次侵入并与肥大细胞表面IgE的高亲和性受体结合发生抗原抗体反应，引起肥大细胞胞膜结构的稳定性改变，以及内部一系列生化改变，使细胞脱颗粒并释放一系列化学介质而形成风团。

输血反应引起的荨麻疹为 II 型变态反应，多见于选择性IgA缺乏患者，当这些患者接受输血后，产生抗IgA抗体，再输入血液后即形成免疫复合物，激活补体系统并产生各种炎症介质，引起荨麻疹、红细胞破碎及过敏性休克等。

引起本病的化学介质主要是组胺，其次是激肽。组胺能使血管通透性增加、毛细血管扩张、平滑肌收缩和腺体分泌增加等，引起皮肤、黏膜、消化道和呼吸道出现一系列症状。激肽特别是缓激肽也有一定的致病作用。缓激肽是一种肽类血管活性物质，也有使血管扩张和通透性增加、平滑肌收缩的作用，约1/3慢性荨麻疹患者与激肽和缓激肽相关。有些慢性荨麻疹的发生和前列腺素E和前列腺素D_2有关，前列腺素E有较强和持久的扩血管作用，可引起风团。前列腺素D_2是使肥大细胞激活的一种原始介质，当注射前列腺素D_2时，会导致风团、红斑及血管周围中性粒细胞浸润。花生四烯酸的代谢产物可能也是荨麻疹的反应介质。

2.非变态反应性

①一些物质属组胺释放剂，进入体内后可刺激肥大细胞释放组胺等，或使补体C3及C5分解，产生C3a及C5a等过敏毒素等使组胺释放而引起症状。如某些药物，包括阿司匹林、阿托品、吗啡、可待因、丁卡因、奎宁、多黏菌素B、肼苯达嗪、毛果芸香碱、罂粟碱等或某些简单化合物如胺、脒的衍生物、聚山梨酯-80、阿拉伯胶等能降低肥大细胞和嗜碱性粒细胞中的cAMP而引起组胺释放。②物理、机械及精神因素：受冷、受压、饮酒、发热、运动及情绪激动等，可直接作用于小血管，并通过内源性激素的改变而作用于肥大细胞释放组胺。③毒素、蛇毒、细菌毒素、昆虫毒素、海蜇毒素等。④某些食物：如水生贝壳类动物、龙虾、草莓、蘑菇等亦可活化补体而引起组胺释放。

三、辨证论治

（一）辨证论治

《黄帝内经》虽有对该病的描述，但并无专方治疗。隋《诸病源候论》虽对该病病因病机的详细阐述，但无治疗方法。至唐《千金要方》中，对该病做了较为详尽的论述，附方20余首，包括内服及外用方，并详细说明服用之法，美中不足的是仅列出药，未能像仲景般方证对应，便于后学者揣摩应用。自此以后，中医典籍中对该病多有论述，从单纯的外邪立论，到脏腑虚实，内外合病，到先天禀赋不足，到饮食宜忌，涉及六经辨证、卫气营血辨证、脏腑辨证多个辨证体系，治疗手段包括中药内服、外洗、膏药、针刺、灸法等内容。

纵观历代文献对该病的认识，经历了一个从辨病到辨证的过程。《备急千金要方》记载治本病的方药众多，但无相应的皮疹表现及兼挟症、舌苔脉象作为参考，仅从方药来看，辨证思路不清晰，且以外洗药居多。宋陈言的《三因极一病证方论》虽对本病的论述较少，但其首创"加味羌活饮"一方，在后世的《证治准绳》、《外科正宗》及《景岳全书》中屡有提及，可见临床疗效颇佳。明王肯堂的《证治准绳》收录治疗本病的方药多源自宋《太平圣惠方》一书，但其中部分方药虽方名相同，但药味则稍有出入，如卷柏散、丹参散、枫香汤等。明孙一奎《赤水玄珠》及明张介宾《景岳全书》对此病主从脏腑、气血辨证，无专方治疗，其辨证思路与《备急千金要方》已相去甚远。明陈实功的《外科正宗》首开"消风散"一方，功能清热燥湿，祛风止痒，兼调和营卫，临床治疗各型荨麻疹均可加减用之，流传至今。

近现代医家治疗该病分为几大派：①经方。以伤寒论专家李今庸等为代表，主要用于治疗风寒、风热侵袭肌表所致的荨麻疹，常用的方剂有麻黄汤、桂枝汤、麻黄桂枝各半汤、麻黄连翘赤小豆汤、麻杏石甘汤等，这类方剂功专力宏，药味少，作用强，应用于急性荨麻疹效果更好。治疗慢性荨麻疹需配合其他方剂使用，如玉屏风散等。②时方。以李林为代表，根据证型不同选用不同的方剂，常用有荆防败毒散、玉屏风散、防风通圣散、当归饮子、消风散、桃红四物汤等。③自拟方。以赵炳南、朱仁康为代表，其著名方剂有荆防散、麻黄散、乌蛇祛风汤等。

1.风寒型

主证：皮疹色白，遇寒加重，得暖则减，口不渴，舌质淡、舌苔白，脉浮紧。类似于寒冷性荨麻疹。

辨证：风寒外袭，客于肌肤，致使营卫失和，皮疹表现为色白，遇寒加重。舌质淡、舌苔白，脉浮紧均为风寒之象。

治法：疏风散寒。

方药：麻黄桂枝各半汤加减。包括炙麻黄6g、桂枝9g、杏仁10g、白芍10g、生姜6g、大枣5枚、甘草6g、荆芥10g、防风10g、蝉蜕10g。

方解：方中取麻黄汤发汗解表，疏达皮毛；取桂枝汤调和营卫；加荆芥、防风、蝉蜕开发腠理、疏风止痒；合并表虚不固者可加玉屏风散。

2.风热型

主证：风团鲜红，灼热剧痒，遇热加重，可伴有发热、恶寒、咽喉肿痛，舌质红、舌苔薄白或薄黄，脉浮数。

辨证：风热外袭，客于肌肤，致使营卫失和，皮疹表现为色鲜红，遇热加重。咽喉肿痛，舌质红、舌苔薄白或薄黄，脉浮数，均为风热之象。

治法：清热疏风。

方药：消风散加减。包括荆芥10g、防风10g、牛蒡子10g、蝉蜕10g、当归10g、生地10g、苦参10g、生石膏30g（先煎）、知母10g。

方解：方中防风、牛蒡子、蝉蜕开发腠理，透解郁滞肌肤的风毒之邪而止痒，共为君药，乃"痒自风来，止痒必先疏风"；风热客于肌肤，郁而生热，故以石膏、知母、苦参清热泻火；因风热之邪易耗伤阴血，且易致气血运行不畅，故以当归和营活血，生地清热凉血，亦寓"治风先治血"之意。

3.胃肠湿热型

主证：风团片大、色红、瘙痒剧烈，发疹时可伴脘腹胀满或痛，恶心、呕吐，口渴，大便溏泄、间或秘结，舌红苔黄腻，脉滑数。类似胃肠型荨麻疹。

辨证：饮食不节，过食辛辣肥厚，使胃肠积热，复感风邪，表现为皮疹色红，合并胃肠道不适的症状。口渴，舌红苔黄腻，脉滑数均为湿热瘀滞之象。

治法：表里双解，和胃利湿。

方药：平胃散合多皮饮加减。包括苍术10g、厚朴10g、陈皮10g、地骨皮10g、桑白皮10g、丹皮10g、赤苓皮10g、白鲜皮15g、大腹皮10g、白芍15g、生甘草6g。

方解：方中平胃散燥湿运脾，行气和胃，为治疗湿滞脾胃的基础方，合以赵炳南老的多皮饮加减。以赤苓皮、大腹皮健脾利湿，涤清胃肠的积滞；白鲜皮祛风止痒；丹皮凉血和血；地骨皮、桑白皮泄肺而清皮毛；白芍滋阴养血，防诸药利湿太过。

4.血虚风燥型

主症：反复发作，迁延日久，午后或夜间加剧，伴心烦易怒，口干，手足心热，舌红少津，脉沉细。

辨证：病程日久，风邪郁积于腠理，耗伤阴津，血虚而痒，表现为皮疹迁延不愈。心烦易怒，口干，手足心热，舌红少津，脉沉细，为阴血亏虚而燥之象。

治法：养血祛风，润燥止痒。

方药：当归饮子加减。包括当归10g、生地10g、白芍10g、川芎10g、何首乌10g、荆芥10g、防风10g、白蒺藜10g、黄芪15g、乌梅6g、丹参10g、鸡血藤15g、生甘草6g

方解：方以黄芪补气，四物汤、首乌滋阴养血润燥；荆芥、防风、白蒺藜疏风止痒，开发腠理；丹参、鸡血藤养血活血；乌梅收敛固涩；生甘草调和诸药。

此外，临床还可见表虚不固型，多为汗出或浴后加重，以玉屏风散加减治疗；脾胃不和型，表现为风团色淡红，进食腥膻发物加重，伴纳呆、腹泻，舌淡有齿痕，以除湿胃苓汤加减治疗；风克营卫型，表现为风团遇风则发，常于气温交替时发病，或无明显诱因，机体无明显寒、热征象，以小柴胡汤加减治疗；气血两虚型，表现为风团反复发作，迁延不已，劳累后发作加剧，风团色淡或同肤色，伴神疲乏力，舌质淡红、苔薄，脉细弱或沉，以八珍汤加减治疗；冲任不调型，表现月经前加重，或绝经期前后发病，伴更年期综合征，以四物汤并二仙汤加减治疗。

（二）外治法

可用炉甘石洗剂外搽，一天数次，有一定止痒、促进皮损消退的作用。或用香樟木、晚蚕沙30~60g，煎汤熏洗。

（三）非药物治疗

1.针刺治疗　皮疹发于上半身者，取曲池、内关穴；发于下半身者，取血海、足三里、三阴交穴；发于全身者，配风市、风池、大椎、大肠俞等。

2.灸法　可选择血海、膈俞、神阙、大椎、肩髃、涌泉、曲池、曲泽、合谷、至阴、大抒穴，艾条灸或隔姜灸，隔日1次。

3.神阙穴拔罐　每日1次，每次10~15分钟。

四、临证经验

荨麻疹发病外因主要为风邪夹寒、热、湿之邪侵袭，客于皮肤腠理，营卫失和而发生风团。内风多由食入腥膻、辛辣发物，肠胃蕴湿动风，内不得疏泄，外不得透达，郁于皮肤腠理之间而发为风团。部分大病或产后患者，气血不足，卫外不固，风邪侵入，与气血相搏而发生风团。此外，亦不能忽视精神因素对本病的影响，临床常见部分患者因为精神紧张、劳累、情绪波动或作息不规律，可加重或诱发皮疹发生，对于此部分患者，用药时应适当加入调畅情志之品。

（一）辨证首辨虚实，次辨诱发及加重因素

辨证首辨虚实。病初起，多为实证表现，病久耗伤气血，容易表现为虚证，其中，气虚卫外功能不足，汗后受风或洗澡后加重者，多从表虚不固辨治。偏于血虚，燥象明显者辨为血虚风燥；气血均虚者，辨为气血两虚。如患者同时合并其他慢性消耗性疾病，导致机体气血不足，则无论荨麻疹病程长短，均可辨为气血两虚型。次辨诱发及加重因素，如根据受冷后加重的特点，可辨为风寒型荨麻疹；因动物蛋白、烟酒辛辣食品引起，并伴有胃肠功能失调者，多从肠胃辨治，湿热之象重者多辨为肠胃湿热型，湿重于热者，或伴脾虚者辨为脾胃不和型；诱发因素不详，且无明显寒、热之象者多辨为风克营卫型；因物理因素引起者，根据兼夹寒、热的多少，以风寒、风热辨证为主。

（二）分清兼夹症，灵活辨证

荨麻疹最常见的兼夹症为风、湿、热、血热、肺热、血瘀、肝郁、阴虚。风热型多兼夹肺热、血热、血瘀，如风热型患者常伴舌红、口渴、多汗，此为肺热的征象。若伴皮疹色鲜红，皮肤划痕征（+++），好发于受压处，则提示血热、血瘀；病程日久，多夹瘀者；好发于组织疏松处者，提示体内湿邪较重。此外，半数以上的患者均有在夜间加重的规律，此为血热的表现，邪入血分，阴不入阳，则皮疹夜间加重。临证时，各证型可相兼出现，如风热型又可兼夹肺热、湿热、血热，冲任不调型又有偏寒、偏热之不同，当灵活辨证，不可机械套用。

（三）辨病应贯穿治疗始终，抓住疾病的共性

①不论哪型，风邪均为荨麻疹的根本病因，始终贯穿病机始终，因此各型治疗均应加入荆芥、防风等祛风之药。②所谓治风先治血，血行风自灭，应酌加当归、丹参等养血和血之品。血热征象明显者，可加生地、丹皮、赤芍等清热凉血。③重视湿在本病中的重要作用，本病常见风湿相搏，客于皮肤，引起病情缠绵不愈，常以豨莶草、海桐皮、秦艽、徐长卿四药合用，则祛风除湿、活血通络之力更强。④荨麻疹多伴有明显瘙痒，可加苦参、地肤子、白鲜皮等清热祛湿止痒之品。⑤大部分荨麻疹患者均有夜间加重的表现，瘙痒亦能导致夜寐不安，可加生

龙骨、生牡蛎、珍珠母、夜交藤等。⑥虫类药的应用，常用蝉蜕，虫类药搜风散邪通络，故多用于慢性荨麻疹，正所谓久病成瘀，但须注意有部分患者用药后病情加重，可能因本类药物为异种蛋白，以致过敏有关，则可用丹参、赤芍、鸡血藤代替。⑦在问诊时，要注意询问患者的胃肠功能情况，辨证不属胃肠型，但有消化异常者应适当加入调理肠胃的药味，如四君子、平胃散、砂仁等。⑧对于慢性荨麻疹反复不愈者，加乌梅、五味子等收敛固涩，往往能收到较好的效果。

（四）注重中西医结合治疗

1.详询病史，尽可能查找可能诱发或加重疾病的因素，并避免接触　常见的致敏因素有：①食物及添加剂：主要是动物蛋白，如鱼虾蟹等，加入食物中的颜料、调味品、防腐剂等。②动物、植物及吸入物：某些昆虫叮咬，花粉、动物皮屑、尘螨、甲醛等。③药物：最常见的为抗生素，疫苗引起的亦不少见。④感染：部分急性荨麻疹与细菌感染关系较大，尤其皮损较重、红肿明显者，治疗时可加大清热解毒之剂的力量，如马齿苋、连翘等，如查血常规证实合并感染，可酌情加抗生素联合治疗。此外，应注意慢性特发性荨麻疹与幽门螺杆菌感染的相关性，对于确有 Hp 感染证据的慢性荨麻疹患者，排除其他影响因素外，试用抗组胺加抗 Hp 三联疗法治疗，也许对用常规治疗无效的患者有所帮助。⑤物理因素：常见的有冷热、日光、摩擦、压迫、机械刺激等。⑥内脏疾病：多种抗组胺药联合治疗效果欠佳的老年患者，应注意排除内脏肿瘤。⑦精神因素及内分泌改变：精神紧张、情绪波动，长期不愈者可查甲功七项，月经前加重者可查性激素水平。⑧遗传因素：部分荨麻疹患者或直系家属可能患有特应性皮炎、过敏性鼻炎、过敏性哮喘等。如患者有条件，可进行实验室检查，如血清过敏原体外检测、皮肤点刺试验、斑贴试验等，临床中只要查出明确的过敏原就应该嘱咐患者尽量避免。每次皮疹发作或加重时，患者应配合医师回忆任何可能导致本次发作的原因，总结规律，尽可能远离可疑的加重或诱发因素，以减少病情反复。

2.部分特殊类型荨麻疹的中西药联合治疗　慢性荨麻疹的治疗较困难，部分患者服西药有效，停药后即复发，甚至多种抗组胺药联合治疗无效。针对这部分患者，常采用中西医联合治疗，以西药快速控制病情，同时辅以中医调理，逐步减停西药，再以中药巩固，最后达到治愈的目的。在西药的选择上，多选择第二代 H_1 受体拮抗剂，如氯雷他定，联合曲尼司特胶囊，因其能稳定肥大细胞和嗜碱粒细胞的细胞膜作用，阻止其脱颗粒，从而抑制组胺、5-羟色胺过敏性反应物质的释放；抗白三烯药孟鲁司特钠片，可从各个可能途径阻断炎症介质。对于部分瘙痒严重、影响睡眠的患者，可联合口服多塞平，其同时具有 H_1 受体和 H_2 受体的阻断功能，且能帮助入睡。此外，单用 H_1 受体拮抗剂效果欠佳者，还可联合应用 H_2 受体拮抗剂西咪替丁；对于人工划痕症明显的患者，联合桂利嗪口服，起到抑制C4活化，兼有抗5-羟色胺和激肽等活性作用；胆碱能性荨麻疹常规治疗往往无效，可在第二代H_1受体拮抗剂的基础上，加酮替芬片、山莨菪碱、复方甘草酸苷片口服，以获得较好疗效。

参考文献

1.北京中医医院.赵炳南临床经验集［M］.北京：人民卫生出版社，1975.

2.吕培文，王玉章.皮外科及肿瘤证治精粹［M］.北京：中国医药科技出版社，2005：101-103.

3.北京中医医院，北京联大中医药学院.名老中医经验全编［M］.北京：北京出版社，1997.

4.宋祚民.荨麻疹证治［J］.中医杂志，1987，28（12）：710.

5.中国中医研究院广安门医院.朱仁康临床经验集·皮肤外科［M］.北京：人民卫生出版社，2005：122-124.

6.邵慧中.祁振华临床经验集［M］.沈阳：辽宁科学技术出版社，1985.

7.罗光浦，肖红丽，李东海，等.陈汉章教授治疗荨麻疹经验介绍［J］.新中医，2002，34（4）：10.

8.邱志济，朱建平，马璇卿.朱良春治疗顽固荨麻疹的用药经验和特色选析［J］.辽宁中医杂志，2003，30（5）：331.

9.李今庸.李今庸临床经验辑要［M］.北京：中国医药科技出版社，1998.

10.何任.何任临床经验辑要［M］.北京：中国医药科技出版社，1998.

11.李林.实用中医皮肤病学［M］.北京：科学技术出版社，1994.

12.张桂萍.荨麻疹从脏腑辨治［J］.北京中医杂志，1999，（3）：52.

13.施汉章，施雪兰.荨麻疹验案5则［J］.中医杂志，1992，33（8）：17-18.

14.张作舟.治疗慢性荨麻疹的经验［J］.中国医药学报，1993，8（4）：36.

15.朱学骏，顾有守，沈丽玉.实用皮肤病性病治疗学［M］.北京：北京大学医学出版社，2005.

第七章　痤疮论治

一、疾病概述

痤疮是青春期常见的一种毛囊、皮脂腺的慢性炎症，主要发生于颜面、胸背部等处，常见粉刺、丘疹、脓疱、结节、囊肿等损害。男性患者略多于女性，但女性发病年龄早于男性。流行病学研究表明，80%~90%的青少年患过痤疮。青春期过后往往能自然减轻或痊愈，个别患者可迁延至30岁以上。初发损害为与毛囊一致的圆锥形丘疹，顶端呈黄白色，其顶端因黑素沉积形成黑头粉刺，稍重时黑头粉刺形成炎症丘疹，顶端可有米粒至绿豆大的脓疱。炎症继续发展，则可形成大小不等的暗红色结节或囊肿。破溃后常形成窦道和瘢痕。皮损一般无自觉症状，炎症明显可伴有疼痛。痤疮如果治疗不当，会导致瘢痕形成，影响美观，对患者的生活质量造成不良影响。

痤疮虽然属于现代医学的病名，但在中医古籍中早有关于痤疮相关症状及病因病机的记载，治疗本病积累了丰富的临床经验。痤疮在古籍中的病名众多，记载不一，有"面疱""粉刺""肺风""粉花疮""谷嘴疮"等。痤疮最早始见于《黄帝内经》"汗出见湿，乃生痤痱""劳汗当风，寒薄为皶，郁乃痤"。至晋隋，因本病好发于头面，依据病位命名为"面皰""面疱""嗣面"。晋《肘后方》载"年少气充，面生皰疮"。隋巢元方《诸病源候论》曰："面疱者，谓面上有风热气生疮，头如米粒大，亦如谷大，白色者是也。"详细描述了本病的症状，提出面疱的称谓。至唐宋时期，提出粉刺的称谓。如宋《圣济总录》中记载："论曰面疱者，是粉刺也。"至明清时期，除粉刺外，出现肺风粉刺"粉花疮""谷嘴疮"等多种说法。明陈实功《外科正宗》曰："粉刺……胃中糟粕之味，熏蒸肺脏而成。"明《类经》曰："形劳汗出……液凝为皶，即粉刺也。若郁而稍大，乃成小疖，是名曰痤。"《丹溪心法》曰："此疾非止肺脏有之，以其病发于鼻，从俗呼为肺风也。"清陈士铎《洞天奥旨·粉花疮》提出"粉花疮生于人面……乃肺受风热也"。

二、病因病机

(一)中医病因病机

1.外感侵袭，肺经郁热 关于痤疮的病因病机，最早始见于《黄帝内经》"劳汗当风，寒薄为皶，郁乃痤""汗出见湿，乃生痤痱"，认为其发病源于"湿""寒"之交杂，郁于肌表，成为中医学对痤疮病因认识的理论源头。隋巢元方的《诸病源候论》曰："面疱者，谓面上有风热气生疮。"提出本病为风热侵袭面部所致。明清对本病认识进一步加深，多从肺论治，提出肺受风热、肺经血热等说法，对近现代医家影响很大。如明《万病回春》曰："肺风粉刺，上焦火热也。"明《外科正宗》曰："粉刺属肺，总皆血热郁滞不散，所谓有诸内、形诸外。"清《石室秘录》"粉刺之症，乃肺热而风吹之"。《医宗金鉴·外科心法要诀》曰："此证由肺经血热而成。每发于面鼻，起碎疙瘩，形如黍屑，色赤肿痛，破出白粉汁。"

2.脾胃湿热，上熏于肺 西汉《养生方》提出"饮酒热未解……轻者皻疱"的说法，隋巢氏总结了"饮酒当风""饮酒以冷水洗面"致使风热之气上乘于头面致病。明陈实功的《外科正宗》云："肺风属肺热，粉刺、酒齇鼻、酒刺属脾经。此四名同类，皆由血热郁滞不散。又有好饮者，胃中糟粕之味，熏蒸肺脏而成。"提出若饮食多辛辣厚味及酒辛之品，易生湿热，致病脾肺，乃生痤痱。

3.肝郁化火，痰瘀互结 宋《圣济总录》中载："目眦眦疡疮痤痏，病本于肝。"清《外科大成》云："燥淫所胜，民病疮疡痤痏，病本于肝是也。"提出肝郁化火，痰瘀互结亦可引起痤疮。

近现代以来，中医对本病病因病机基本以传统的肺经风热、血热及脾胃湿热、肝郁为主，在其基础上，有了更进一步的发展。现代医家多认为痤疮的发生与肝、脾、胃、肺等脏腑积热以及冲任失调、血瘀等有密切相关，素体脏腑血热偏盛是发病的内因，饮食不节、外邪侵袭是致病的条件；若湿热兼夹痰瘀，则会使病程缠绵，病情加重。

(二)西医发病机制

痤疮的发病机制复杂，主要与性激素水平、皮脂大量分泌、毛囊皮脂腺导管角化异常、痤疮丙酸杆菌增殖、炎症及免疫反应等因素密切相关。青春期雄激素分泌增多，皮脂腺合成和皮脂排泄增多，毛囊漏斗部角化增殖，导致毛孔堵塞，形成脂栓，即粉刺。毛囊内寄生的痤疮丙酸杆菌、白色葡萄球菌、卵圆形糠秕孢子菌，特别是痤疮丙酸杆菌分解淤滞的皮脂，产生游离脂肪酸，刺激毛囊引起炎症，使毛囊壁损伤破裂，粉刺内容物进入真皮，引起毛囊周围程度不等的炎症反应。除此之外，本病还与遗传、饮食、胃肠功能、环境因素、化妆品、精神因素等有关。

三、辨证论治

（一）辨证论治

唐宋之前对于痤疮多以外治为主，内服方剂较为单一且内容零散，不成体系，明清以后内治法才逐渐丰富，治则以疏风清热为主。如明《寿世保元》的清肺饮、《外科正宗》的枇杷叶丸和黄芩清肺饮，以及《医宗金鉴》所载的枇杷清肺饮，对现代治疗痤疮的影响颇大。赵炳南认为本病在肺胃湿热之上，外感毒邪而发，运用枇杷清肺饮，加苦参、野菊花等药物，在清肺胃蕴热之上佐以解毒。陈彤云教授主张本病与饮食不节有关，并从湿热毒瘀入手论治，以健脾运湿为治法，随症状加减清热利湿药物。朱仁康流派更重视气血瘀滞在痤疮发病中的作用，临证多用活血化瘀、开郁散结药如丹参、赤芍、夏枯草、山慈菇等。王琦教授认为痤疮发病以湿热体质为主，调体为治疗痤疮的重要手段，常用苇茎汤加味以清利湿热。禤国维教授认为素体肾阴不足，肾之阴阳平衡失调，天癸相火过旺，肾阴不足，相火过旺，导致肺胃血热，上熏面部，发为痤疮，常以自创的消痤汤加减治疗。

1.肺经风热型

主证：丘疹色红，或有痒痛，或有脓疱。伴口渴喜饮，大便秘结，小便短赤。舌苔薄黄，脉弦滑。

辨证：肺经风热，壅阻于肌肤，故丘疹色红，或有痒痛；舌红、苔薄黄，脉浮数为肺经风热之象。

治法：疏风清肺。

方药：枇杷清肺饮加减。包括枇杷叶15g、桑白皮10g、黄芩10g、黄连6g、金银花15g、野菊15g、生甘草6g。

方解：本方取枇杷叶苦平，性善降泄，桑白皮甘寒性降，二药俱入肺经，清肃肺热为君药。黄芩、黄连、金银花、野菊清热解毒燥湿为臣药。伴口渴喜饮者，加生石膏、天花粉；大便秘结者，加生大黄；脓疱多者，加紫花地丁、白花蛇舌草。

2.胃肠湿热型

主证：颜面、胸背皮肤油腻，皮疹红肿疼痛，或有脓疱。伴口臭、便秘、溲黄。舌红、苔黄腻，脉滑数。

辨证：饮食不节，过食辛辣肥甘，湿热蕴结，熏蒸肌肤，故痤疮皮损红肿疼痛，或有脓疱。湿热蕴结肠胃，故口臭，便秘。尿黄，舌红、苔黄腻，脉滑数为湿热蕴结之象。

治法：清热除湿解毒。

方药：茵陈蒿汤加减。包括茵陈蒿15g、栀子15g、酒大黄3g、金银花15g、野菊花15g、紫花地丁15g、生甘草6g。

方解：本方重用茵陈蒿为君药，以其苦寒降泄，长于清利脾胃肝胆湿热。栀子泄热降火，清利三焦湿热，和茵陈可使湿热从小便而去，为臣药。大黄泄热，通大便，配伍茵陈则令湿热瘀滞由大便而去，为佐药。此型患者皮疹炎症重，以银花、野菊花、紫花地丁清热解毒，共为臣药。如舌苔厚腻、油脂分泌多者加生山楂、枳实、生侧柏叶，脓疱多者加连翘、白花蛇舌草等。

3.痰湿瘀滞证

主证：皮疹颜色暗红，以结节、脓肿、囊肿、瘢痕为主，或见窦道，经久难愈；伴纳呆腹胀；舌质暗红、苔黄腻，脉弦滑。

辨证：湿浊内停，日久郁积化热，热灼伤机体津液，津炼成痰，湿热痰浊瘀滞肌肤，发为痤疮，皮疹表现为以结节、脓肿、囊肿、瘢痕为主。舌质暗红，苔黄腻，脉弦滑均为痰湿之象。

治法：除湿化痰，活血散结。

方药：二陈汤合桃红四物汤加减。包括半夏12g、陈皮15g、黄芩15g、野菊花15g、连翘15g、紫花地丁15g、当归15g、赤芍10g、川芎8克、丹参15g、生甘草6g。

方解：方中半夏辛温性燥，能燥湿化痰，且又和胃降逆，为君药。陈皮为臣药，既可理气行滞，又能燥湿化痰。佐以黄芩、野菊花、连翘、紫花地丁清热解毒。当归、赤芍、川芎、丹参活血散结，生甘草调和诸药。伴痛经者，加益母草、泽兰；脓肿较明显者，加贝母、穿山甲、白花蛇舌草；结节明显者，加三棱、莪术、皂刺、夏枯草。

此外，还可见一部分女性在月经前或者行经期出现，伴有月经不调等症状，是因肾阴不足所致冲任失调，冲逆上炎，虚火上炎蒸于头面而致，可辨证为冲任不调型，用柴胡疏肝散加减治疗。

（二）外治法

外用药治疗原则为消炎、杀菌、轻度剥脱，促进皮脂排泄通畅，防止继发感染。主要包括抗生素类，如夫西地酸乳膏、克林霉素磷酸酯凝胶、甲硝唑凝胶、阿米卡星洗剂等；维A酸类，如阿达帕林凝胶、维A酸乳膏，过氧苯甲酰凝胶以及壬二酸等。需注意具有剥脱性质的药膏如维A酸、过氧苯甲酰凝胶等容易引发刺激，皮肤敏感的患者慎用。

中药常选用颠倒散以凉开水调至糊状外涂，适用于丘疹、脓疱及较小结节；化毒散膏、黑布药膏混匀外涂；或鱼石脂软膏，适用于较大的结节及囊肿。

（三）非药物治疗

痤疮常用的物理治疗主要有粉刺挤压术、果酸治疗、红蓝光疗法、强脉冲光、点阵激光、光动力疗法等。粉刺挤压术采用特制的粉刺挤压器挤出粉刺，适用于白头粉刺、黑头粉刺，使用时注意预防感染。果酸制剂可使角质层粘连性减弱，使毛囊漏斗部引流通畅，对粉刺为主的痤疮有一定效果。蓝光能激活痤疮丙酸杆菌产生的卟啉，从而生成光毒环境，杀灭痤疮丙酸杆菌，但其穿透能力较浅，主要用于治疗轻中度具有炎性皮损的痤疮患者；红光对卟啉的作用较蓝光弱，不过其抗炎作用较强，具有更强的组织穿透力，对深在性的损害疗效较好。强脉冲光通过光热作用，激活卟啉释放出单态的氧离子，从而杀灭痤疮丙酸杆菌；另外，光热作用促进了炎症的吸收、消退，减轻皮肤炎症，改善微循环，主要用于治疗炎症及暗红痘印、色素沉着。点阵激光在切除局灶病灶组织的同时，还可以刺激胶原重塑和新生胶原形成，对痤疮导致的萎缩性瘢痕效果较好。光动力学通过光毒性反应，诱导细胞凋亡，刺激释放细胞因子来达到治疗目的，对中重度痤疮效果较好。

此外，痤疮可采用针灸疗法、耳穴疗法。体针多取穴大椎、合谷、四白、太阳、下关、颊车，肺经肺热证加曲池、肺俞；肠胃湿热证加大肠俞、足三里、丰隆；月经不调加膈俞、三阴交。耳穴压豆取穴肺、内分泌、交感、面颊、额区，皮脂溢出加脾，便秘加大肠，月经不调加子宫、肝。

四、临证经验

痤疮为临床的常见病，本院对于该病研究甚多，研制的痤疮颗粒、痤疮擦剂、抗痤霜适用于大部分痤疮，疗效甚佳。痤疮多发于青春期，因人体此时生机旺盛，营血偏热，可因风热侵犯肺经，邪热灼伤血络，阻塞毛孔，局部皮肤郁闭蕴塞而发；或因过食辛辣肥甘之品，肺胃积热，循经上熏，血随热行，上壅于胸面；或因情志不畅、作息不调，郁而化火上炎，煎熬肺经营血，发于肌肤。不管哪型痤疮，均有肺热、血热因素贯穿病程始终。热毒炽盛，发于皮肤，出现炎性丘疹、脓疱等皮损，故清热解毒亦为本病重要治则。

在此思路指导下，创制治疗痤疮的基本方：炙枇杷叶、炙桑皮、生地、丹参、鸡血藤、连翘、黄芩、银花、玫瑰花、凌霄花、野菊花、槐花，在此方基础上随证加减。其中，炙枇杷叶、炙桑皮清泻肺热；生地、丹参、鸡血藤清热凉血活血；连翘、黄芩清热解毒，并在凉血五花汤的基础上加以化裁，用银花、玫瑰花、凌霄花、野菊花、槐花，取其花性轻扬，全方共奏清热解毒，凉血活血之功。如女性经前期加重，加当归、益母草；面部油脂分泌旺盛，加生薏仁、生山楂、生地榆；脓疱明显，加马齿苋、败酱草；囊肿、结节明显，加炒栀子、夏枯草、皂刺；

舌苔白腻明显，加厚朴、陈皮、砂仁；伴有齿痕，加茯苓、山药、炒白术；花剥苔、伴有裂纹，加玄参、石斛、麦冬。

除使用中药外，善于中西医结合治疗，常在中药基础上配合丹参酮胶囊、甘草锌颗粒口服，从不同机制起到治疗和预防痤疮的目的。丹参酮胶囊是丹参根的脂溶性提取物，具有多种药理作用，一是对金黄色葡萄球菌、痤疮杆菌、链球菌有较好的抑菌作用；二是抗炎，可抑制白细胞趋化，降低血中前列腺素 F2α 及 PGE 水平；三是有温和类雌激素样活性，可调节体内激素平衡，减少皮脂分泌，并使患者较高的血清睾酮降至正常水平。甘草锌颗粒一是可改善上皮细胞异常角化现象，预防皮脂腺管阻塞；二是提高皮肤内锌含量，减少皮脂分泌；三可增强免疫功能，减少皮肤感染发生率。

在外用药的选择上，习惯使用克林霉素甲硝唑擦剂及自配的抗痤霜。因克林霉素甲硝唑擦剂为复合制剂，其中克林霉素能抑制菌体蛋白质合成，对革兰阳性菌有较高抗菌活性，而甲硝唑有抗厌氧菌作用，二药合用，抗菌谱较广，不易耐药。抗痤霜的主要有效成分为丹参酮，具有活血化瘀、消炎祛痘印的作用。此外，如闭合性粉刺较明显，多选用阿达帕林凝胶、过氧苯甲酰凝胶，可消炎、调节细胞角化异常，溶解黑头粉刺。除此之外，我科常用自制的中药面膜、针灸治疗、微针、果酸、红蓝光、强脉冲光及光动力治疗，视患者情况酌情配合使用。

除上述治疗手段外，应嘱咐患者调理好自身生活方式。①注意患处适度清洁，护肤品以清爽好吸收为宜，可酌情使用含果酸的护肤品，不建议使用彩妆，以免堵塞毛孔；②少吃辛辣、油腻、甜腻的食物，浓茶、咖啡及牛奶均应少饮；③压力大、急躁、焦虑均可能引起疾病加重，故应保持良好情绪；④按时作息，尽量不熬夜，保持生物钟的稳定。如此医患配合，可以更好地发挥药物作用，并减少复发。

参考文献

1.中国痤疮治疗指南专家组.中国痤疮治疗指南（2019修订版）[J].临床皮肤科杂志，2019，48（9）：65-70.

2.赵辨.中国临床皮肤病学 [M].南京：江苏科学技术出版社，2009：1165.

3.田代华.黄帝内经素问 [M].北京：人民卫生出版社，2005：4-5.

4.巢元方.诸病源候论 [M].北京：人民卫生出版社，1955：146，157.

5.吴谦.医宗金鉴外科心法要诀 [M].北京：中国医药科技出版社，2012：160-161.

6.陈实功.外科正宗 [M].北京：人民卫生出版社，1964：255.

7.北京中医医院.赵炳南临床经验集 [M].北京：人民卫生出版社，1975.

8.赵炳南，张志礼.简明中医皮肤病学 [M].北京：中国展望出版社，1983：225-238.

9.杨志波.当代中医皮肤科名老专家丛书：欧阳恒 [M].北京：中国医药科技出版社，

2014，207.

10.李曰庆，何清湖.中医外科学［M］.9版.北京：中国中医药出版社，2012：197.

11.蓝海冰，徐萍萍，徐跃容，等.陈彤云教授治疗痤疮经验总结［J］.中国美容医学，2018，27（2）：136-139.

12.俞若熙，倪诚，王琦.王琦教授从湿热体质论治痤疮的理论探析［J］.中华中医药杂志，2012，27（4）：878-880.

13.贾淑琳.国医大师禤国维教授滋阴清热法治疗痤疮理论探讨［J］.南京中医药大学学报，2016，32（3）：207-209.

14.郝英利，顾炜，徐琳.痤疮中医诊治源流考［J］.中国美容医学，2020，29（11）：178-182.

第四篇

医案拾萃

一、白癜风

病案一

王某，女，河北承德人，11岁，初诊时间：2016年1月7日。

主诉：发现肛周白斑2个月。

现病史：患者2个月前肛周无明显诱因出现硬币大淡白斑，颜色迅速脱失明显，未经治疗。纳可，眠可，二便调。

专科查体：肛周小片白斑，边界清晰，无脱屑，wood灯阳性。

舌苔脉象：舌淡红、苔白微腻，脉细。

中医诊断：白驳风。

西医诊断：白癜风。

辨证：脾肾不足，气血失和。

治疗：

①口服中药：炙黄芪6g、党参6g、茯苓6g、炒白术6g、山药6g、女贞子6g、沙苑子6g、菟丝子6g、覆盆子6g、枸杞子6g、刺蒺藜6g、黑芝麻6g、当归6g、白芍6g、丹参12g、鸡血藤6g，40剂，水煎服，每日1剂，分2次服用。

②口服微量元素及免疫调节剂等：甲钴胺分散片、硒酵母胶囊、甘草锌颗粒、白芍总苷胶囊、复合维生素B、钙尔奇D（儿童）。

③外用药：白天外用吡美莫司软膏1次；晚上照射UVA，照光前外用双效护肤霜（含0.05%8-甲氧补骨脂素），照光后外用吡美莫司乳膏及糠酸莫米松软膏。

复诊：2016年3月4日。肛周白斑基本消退，治疗同前，继续巩固治疗2个月。

三诊：2016年6月7日。肛周白斑消退。

【按语】此患儿白斑处于隐私部位，接受不了阳光照射，可行局部光化学治疗，同时外用吡美莫司乳膏，局部调节免疫。儿童白癜风治疗多从先后天入手，此患者通过辨证，口服中药以健脾益肾、养血活血为法，由于发病部位局限，治疗效果佳。

病案二

王某，女，福建福清人，9岁，初诊时间：2015年5月20日。

主诉：右侧眼睑片状白斑10个月。

现病史：患者10个月前右侧眼睑无明显诱因出现白斑，边界清晰，曾于当地医院治疗，具体用药不详，经治白斑扩大且变明显，为求进一步诊治来诊。纳可，眠可，二便调。

专科查体：右侧眼上睑至右鼻根部大片乳白色斑片，界限清晰。

舌苔脉象：舌淡红、苔薄白，脉细。

中医诊断：白驳风。

西医诊断：白癜风。

辨证：脾肾不足，气血失和。

治疗：

①口服中药：炙黄芪6g、太子参6g、茯苓6g、炒白术6g、山药6g、女贞子6g、沙苑子6g、菟丝子6g、覆盆子6g、刺蒺藜6g、白芷6g、虎杖6g、透骨草6g、谷精草6g、当归6g、白芍6g、丹参12g、鸡血藤6g，40剂，水煎服，每日1剂，分2次服用。

②口服微量元素及免疫调节剂等：甲钴胺分散片、硒酵母胶囊、甘草锌颗粒、白芍总苷胶囊、复合维生素B、钙尔奇D（儿童）、β胡萝卜素胶丸。

③外用药：白天外用白斑霜并晒太阳20~30分钟，晚上照射UVA，照光前外用双效护肤霜（含0.1%8–甲氧补骨脂素），照光后外用1%吡美莫司软膏。

复诊：2015年7月22日。舌尖红、苔薄白，脉细。右眼睑白斑潮红，色素较前增加。中药前方加生地6g、黄芩4g；口服西药同前；外用药停晒太阳及照射UVA 2周，每天2次外用吡美莫司软膏，2周后继续外用白斑霜并晒太阳，晚上照射UVA，照光前外用双效护肤霜混合曲安奈德霜，照光后外用吡美莫司乳膏混合曲安奈德霜。

三诊：2015年12月7日。右眼睑白斑明显消退。治疗中药前方加片姜黄6g；西药与外用药同前。

四诊：2016年8月15日。右眼睑白斑消退。

【按语】此患儿白斑处于眼睛部位，为单侧发病，属节段型。治疗采用中西医结合方案，中药以健脾益肾、养血活血为主，并加光敏性中药，如白芷、虎杖、透骨草等，眼睛部位加谷精草引经。西药仍以补充微量元素及调节免疫为主。同时因患病部位属暴露部位，可白天黑夜同时进行光疗，白天利用太阳照射，夜间利用紫外线治疗仪，可增强疗效。因部位特殊，治疗时应注意眼保护。故治疗过程中出现眼睑潮红后，暂停晒太阳及UVA照射两周，待潮红消退继续治疗。

病案三

刘某，女，山东东营人，10岁，初诊时间：2016年9月20日。

主诉：右侧眼睑片状白斑1年余。

现病史：患者1年前右侧眼睑无明显诱因出现甲盖大白斑，诊治经过不详，白斑面积逐渐扩大至整个眼睑，为求进一步诊治来诊。纳可，眠可，二便调。

专科查体：右侧眼上睑大片白色斑片，颜色略红，界限清晰。

舌苔脉象：舌质红、苔薄白，脉细弦。

中医诊断：白驳风。

西医诊断：白癜风。

辨证：脾肾不足，气血失和，肝火偏旺。

治疗：

①口服中药：炙黄芪6g、党参6g、女贞子6g、沙苑子6g、菟丝子6g、枸杞子6g、覆盆子6g、刺蒺藜6g、黑芝麻6g、白芷6g、虎杖6g、片姜黄6g、当归6g、白芍6g、丹参12g、鸡血藤6g、生地12g、龙胆草6g、谷精草6g，40剂，水煎服，每日1剂，分2次服用。

②口服微量元素及免疫调节剂等：甲钴胺分散片、硒酵母胶囊、甘草锌颗粒、白芍总苷胶囊、复合维生素B、钙尔奇D（儿童）。

③外用药：白天外用白斑霜并晒太阳20~30分钟，晒太阳后外用VITISKIN；晚上外用吡美莫司乳膏+糠酸莫米松软膏。

复诊：2016年11月17日。右眼睑白斑色素明显恢复，治疗同前。

【按语】此患儿亦属于眼睛部位的节段型白癜风。因来时眼部潮红，故未使用局部紫外光疗仪，采用光敏中药结合自然阳光照射的方法，照射后辅助外用抗氧化产品VITISKIN。中药仍以健脾益肾、养血活血为主，并酌加光敏性中药及引经药。舌质红，脉细弦，考虑肝火偏旺，酌加龙胆草以泻肝火兼有引经作用。经治疗效果明显。

病案四

张某，女，山西运城人，4岁，初诊：2015年12月22日。

主诉：右侧眼睑、右侧颈后白斑3月余。

现病史：患者3个月前右侧眼睑及右颈后无明显诱因出现白斑，形状不规则，边界清晰，扩展迅速，为求进一步诊治来诊。纳可，眠可，二便调。

专科查体：右侧眼睑、右颈后白色斑片，形状不规则，界限清晰，部分睫毛及眉毛变白。

舌苔脉象：舌质红略黯、苔微腻，脉细。

中医诊断：白驳风。

西医诊断：白癜风。

辨证：脾肾不足、气血失和，兼有血热。

治疗：

①口服中药：茯苓6g、炒白术6g、山药6g、女贞子6g、沙苑子6g、菟丝子6g、覆盆子6g、枸杞子6g、刺蒺藜6g、白芷6g、虎杖6g、透骨草6g、当归6g、白芍6g、丹参9g、鸡血藤6g、生地9g、丹皮6g、赤芍6g，40剂，水煎服，每日1剂，分2次服用。

②口服微量元素及免疫调节剂等：甲钴胺分散片、硒酵母胶囊、甘草锌颗粒、

白芍总苷胶囊、复合维生素B、钙尔奇D（儿童）。

③外用药：白天外用白斑霜并晒太阳20~30分钟，晚上照射UVA，照光前眼睑外用白斑霜，颈部外用双效护肤霜混合曲安奈德霜，照光后外用0.03%他克莫司软膏加卤米松/三氯生软膏。

复诊：2016年3月8日。眼睑及颈后白斑面积较前缩小明显，右侧睫毛变白明显。中药以前方加炙黄芪6g、太子参6g、片姜黄6g；口服西药同前；晒太阳前及照射UVA前外用药不变，照光后改为外用吡美莫司乳膏混合丁酸氢化可的松乳膏。

三诊：2016年6月7日。白斑较前进一步缩小明显，睫毛变白略有增加。治疗同前。

四诊：2016年9月9日。白斑好转，继续治疗。

【按语】此患儿同前述两位患儿同属节段型白癜风，然病情发展迅速。故中药在健脾益肾、养血活血基础上稍加清热凉血药以控制白斑发展。照光时眼睛部位和颈部所采用光敏剂有差异，眼部皮肤薄嫩采用光敏性较弱的白斑霜，颈部皮肤采用的光敏药物可稍强。

病案五

翟某，男，河南周口人，6个月，初诊时间：2014年7月30日。

主诉：右侧头、面部白斑3个月。

现病史：患儿3个月前右侧头面部无明显诱因出现淡白斑，颜色迅速脱失明显，未经治疗。

专科查体：右侧头部、眼周、口周、鼻旁、耳周散在大小不等、形状不一的乳白色斑片，边界不清，wood灯阳性。

中医诊断：白驳风。

西医诊断：白癜风。

治疗：

①口服中药：（由母亲代服哺乳，母亲舌微红少苔，脉细，辨证属肝肾不足、气阴两虚）炙黄芪9g、党参9g、生地20g、元参9g、麦冬9g、石斛9g、玉竹9g、女贞子9g、旱莲草9g、沙苑子9g、菟丝子9g、覆盆子9g、枸杞子9g、刺蒺藜9g、黑芝麻9g，20剂，水煎服，每日1剂，分2次服用。

②口服微量元素及免疫调节剂等（由母亲代服哺乳）：甲钴胺分散片、硒酵母胶囊、甘草锌颗粒、白芍总苷胶囊、维生素E、泛酸钙片、β-胡萝卜素。

③外用药：马齿苋适量捣碎，取汁外涂，并晒太阳20~30分钟。

复诊：2014年9月2日。头面部白斑较前缩小，边界清晰，可见色素沉着。中药（由母亲代服哺乳）前方加白芷9g、补骨脂9g；口服西药同前；外用药以马齿苋适量捣碎，取汁外涂，并晒太阳20~30分钟，晒太阳后外用吡美莫司乳膏。

三诊：2014年12月16日。右侧头部、眼周、耳周、口周白斑消退，右鼻翼部尚可见少许白斑。治疗同前。

【按语】此患儿患病时尚处于母乳刚加辅食阶段，大部分营养来自母乳，服药困难，治疗难度颇大。儿童白癜风患者多因先天不足、后天失养，此患儿饮食以母乳为主，可通过调节母亲体质，改善母乳质量，从而间接对患儿起治疗作用。中医辨证此患儿母亲属肝肾不足、气阴两虚证，中药处方以补益肝肾、益气养阴为主，同时兼服微量元素及免疫调节剂，通过哺乳治疗患儿。同时给予患儿外用药物，开始使用马齿苋汁外涂加晒太阳，一则取马齿苋微弱的光敏作用，属中药光化学疗法，可促进白斑复色且安全性高；二则取马齿苋的抗氧化功效，抵抗紫外线照射的不良反应，并有控制白斑扩散的作用。二诊时中药加白芷、补骨脂，增强光敏中药的使用，外用药增加吡美莫司乳膏，有局部免疫调节作用。三诊时患者大部分白斑消退，证明此方法有效且安全。

病案六

田某，男，19岁，辽宁盘锦人，初诊时间：2015年07月03日。

主诉：面部、颈后白斑3年。

现病史：患者3年前中考期间出现面颈部色素减退斑，曾于当地医院就诊，诊断"白色糠疹"，未治疗，脱色逐渐明显。近3年辗转多家医院治疗，诊断"白癜风"，行口服、外用及光疗（具体方案不详），未见明显效果，白斑逐渐扩大。大便黏，余无明显不适。

专科查体：右侧面部至右耳旁约5cm×10cm大小瓷白斑，表面微红，边界清晰；口周、双耳后、后头颈部多发大小不一、形状不规则片状瓷白斑。

舌苔脉象：舌质黯，齿痕，苔微腻，脉缓。

中医诊断：白驳风。

西医诊断：白癜风。

辨证：脾肾不足，气血失和。

治疗：

①口服中药：炙黄芪12g、党参12g、茯苓9g、炒白术9g、山药9g、女贞子9g、沙苑子9g、菟丝子9g、枸杞子9g、覆盆子8g、刺蒺藜9g、黑芝麻9g、当归9g、白芍9g、丹参20g、鸡血藤9g、白芷9g、虎杖9g、透骨草9g、炒白扁豆9g、藁本9g，40剂，水煎服，每日1剂，分2次服用。

②口服药微量元素、维生素及免疫调节剂等：甲钴胺、硒酵母、甘草锌、川芎嗪、白芍总苷、复合维生素B、维生素E、β胡萝卜素。

③外用药：曲安奈德霜，外用2周，2周后白天外用茜草增色液晒太阳20~30分钟，晚上局部PUVA，照光前外用双效护肤霜（含0.1%8-甲氧补骨脂素），照光

后外用他卡西醇软膏+艾洛松。

复诊：2015年8月21日。右面部白斑散在出现色素岛，口周白斑减少，双耳后、后头颈部白斑面积明显缩小，部分白斑消退。舌质黯、苔白厚腻，脉缓。中药前方加厚朴6g、陈皮6g、砂仁6g、炒薏米20g、煅牡蛎20g；西药与外用药同前。

三诊：2015年11月05日。右面部、口周白斑明显缩小＞90%，后头颈部白斑消退。舌质暗、苔微腻，脉细。中药前方加川芎6g、红花6g；口服西药同前；照光后外用他卡西醇软膏改为得肤宝。

四诊：2016年1月8日。右面部、口周、双耳后、后头颈部白斑消退，右耳下尚有甲盖大白斑。舌略黯、苔微腻，脉缓。白斑基本消退，继续目前治疗，外用得肤宝改为吡美莫司乳膏。

【按语】患者发病后，于中高考期间，长期思虑伤脾，睡眠不足耗伤肾精，脾肾不足，气血失和，血行不畅，导致肌肤失养，色素丢失，故治疗以健脾益肾、养血活血为主，酌加白芷、虎杖、透骨草等光敏中药，以藁本引经头部。因病位在头面暴露部位，故可接受日光光化学疗法，以自制茜草增色液为光敏剂，由茜草、马齿苋、红花、首乌、白芷、补骨脂等药组成，有凉血活血、清热解毒、增加光敏作用，既可吸收阳光，促进黑色素再生，又能有效预防光毒反应，避免氧化应激反应，减少黑色素损伤。二诊时舌苔厚腻，湿滞明显，加用厚朴、陈皮、砂仁、炒薏米以化湿去滞，煅牡蛎收敛固涩，有巩固作用。三诊时血瘀明显，加川芎、红花以活血化瘀。

二、银屑病

病案一

咨某，女，16岁，初诊时间：2019年8月21日。

主诉：全身反复红斑、鳞屑伴瘙痒5年，加重2周。

现病史：5年前患者不明原因四肢出现红斑、鳞屑伴瘙痒，经多家医院治疗无效，皮疹逐渐泛发全身，无明显季节性。2周前患者全身出现红斑、鳞屑伴剧烈瘙痒，精神可，二便正常。

专科查体：头面、躯干、四肢散在大小不等浸润性红斑、丘疹、鳞屑，呈斑块状，奥氏症（＋），未见脓疱，指趾甲未见异常，全身关节未见异常。

舌苔脉象：舌红少苔，脉弦。

中医诊断：白疕。

西医诊断：银屑病。

辨证：血热证。

治疗：

①口服中药：生地20g、丹皮9g、赤芍9g、丹参20g、土茯苓12g、菝葜12g、北豆根4g、白花蛇舌草9g、生槐花9g、元参9g、麦冬9g、石斛9g、苦参6g、地肤子9g、白鲜皮9g、生甘草6g。

②口服西药：复方氨肽素胶囊、复方甘草酸苷片、白芍总苷胶囊、依巴斯汀片。

③外用药：复方去煤液、抗灭癣霜（自制药）。

二诊：2019年12月9日。全身皮疹颜色明显变暗，未见明显鳞屑，无明显瘙痒症状。脉弦，舌红、苔薄。口服中药去石斛、地肤子，加大青叶9g；口服西药停用依巴斯汀片；外用药停用复方去煤液。

1个月后随诊，皮疹全部消退，遂停药。

病案二

李某，女，17岁，初诊时间：2019年6月24日。

主诉：全身反复红斑、鳞屑伴痒2年。

现病史：2年前患者感冒后臀部出现散在红斑、鳞屑伴瘙痒，未系统治疗，自行使用外用药物治疗后，皮疹仍逐渐加重。精神可，二便正常。

专科查体：躯干、双下肢散在大小不等浸润性红斑、鳞屑，边界清楚，奥氏症（+），未见脓疱，指趾甲未见异常，全身关节未见异常。

舌苔脉象：舌质红、苔薄，边有齿痕，脉弦。

中医诊断：白疕。

西医诊断：银屑病。

辨证：血热证。

治疗：

①口服中药：生地20g、丹皮9g、当归9g、炒栀子9g、土茯苓15g、菝葜15g、北豆根6g、白花蛇舌草9g、半枝莲9g、金银花9g、连翘9g、生甘草6g、茯苓9g、炒白术9g、山药9g、炙黄芪12g、党参9g。

②口服西药：昆明山海棠片、复方氨肽素胶囊、复方甘草酸苷片、白芍总苷胶囊、叶酸片。

③外用药：复方去煤液、抗灭癣霜（自制药）及黑光灯照射。

复诊：2019年8月14日。原皮疹颜色明显变暗，可见少量鳞屑，无明显瘙痒症状。脉弦，舌红、苔薄、边有齿痕。治疗上，口服中药加生槐花9g，口服西药及外用治疗同前。

三诊：2019年10月21日。原皮疹颜色明显变暗，未见鳞屑，无明显瘙痒症状，遂停药。

病案三

樊某，女，30岁，初诊时间：2017年2月28日。

主诉：全身反复红斑、鳞屑伴瘙痒10年，加重1个月。

现病史：10年前患者受凉后躯干部出现红斑、鳞屑伴瘙痒，自行使用药物治疗，皮疹时轻时重，熬夜、感冒后皮疹加重。1个月前患者因"感冒，咽喉肿痛"后皮疹再次复发，自行外用药膏效果不理想，目前精神可，二便正常。

专科查体：躯干、四肢散在大小不等浸润性红斑，部分融合成大片，上可见细小鳞屑，奥氏征（＋），未见脓疱，指趾甲未见异常，全身关节未见异常。

舌苔脉象：舌质黯红、苔薄，脉弦。

中医诊断：白疕。

西医诊断：银屑病。

辨证：血瘀证。

治疗：

①口服中药：生地20g、丹参20g、鸡血藤9g、半枝莲9g、土茯苓12g、菝葜12g、北豆根6g、白花蛇舌草9g、生槐花9g、大青叶9g、秦艽9g、马齿苋20g、地肤子9g、白鲜皮9g、生甘草6g。

②口服西药：昆明山海棠片、复方氨肽素胶囊、复方甘草酸苷片、白芍总苷胶囊、叶酸片。

③外用药：抗灭癣霜配合黑光灯照射。

复诊：2017年6月29日。全身皮疹颜色明显变暗，未见明显鳞屑，仅留有色素沉着，无明显瘙痒症状。脉弦，舌质黯、苔薄。治疗上，口服中药、西药同前，外用药改为抗敏止痒霜。

2个月后随诊，皮疹全部消退，遂停药。

病案四

曾某，男，38岁，初诊时间：2016年8月19日。

主诉：四肢反复红斑、鳞屑伴瘙痒2年，加重1周。

现病史：2年前患者四肢出现小片状红斑、鳞屑伴瘙痒，就诊于多家医院，曾肌内注射激素治疗，皮疹时轻时重，冬重夏轻。1周前患者熬夜后皮疹复发。目前患者精神可，二便正常，睡眠一般。

专科查体：四肢散在大小不等浸润性红斑，融合成片状，上可见白色鳞屑，奥氏征（＋），未见脓疱，指（趾）甲未见异常，全身关节未见异常。

舌苔脉象：舌红、苔黄腻，脉弦。

中医诊断：白疕。

西医诊断：银屑病。

辨证：血热证。

治疗：

①口服中药：生地20g、丹参20g、鸡血藤9g、当归9g、白芍9g、川芎6g、红花6g、厚朴6g、陈皮6g、砂仁6g（后下）、炒薏仁20g、生槐花9g、土茯苓12g、菝葜12g、北豆根6g、白花蛇舌草9g、半枝莲9g、黄芩6g、夜交藤9g、合欢皮9g。

②口服西药：昆明山海棠片、复方氨肽素胶囊、复方甘草酸苷片、白芍总苷胶囊、叶酸片、普鲁卡因片。

③外用药：复方去煤液、抗灭癣霜（自制药）配合黑光灯照射。

复诊：2018年3月28日。患者因感冒皮疹复发。脉弦，舌红苔腻，有齿痕。

治疗：

三诊：2018年6月6日。皮疹消退明显，留有色素沉着斑。脉弦，舌红苔薄，有齿痕。治疗上，口服中药去黄芩、黄柏，口服西药及外用药同前。

3个月后随诊，皮疹全部消退，遂停药。

病案五

樊某，男，43岁，初诊时间：2018年7月11日。

主诉：全身反复红斑、鳞屑伴瘙痒10余年，关节肿痛2年。

现病史：10年前患者不明原因四肢出现红斑、鳞屑伴瘙痒，经多家医院治疗无效，皮疹时轻时重。2年前患者出现手指远端关节肿痛，与皮疹发病规律一致。患者目前精神可，二便正常。

专科查体：头面、躯干、四肢散在大小不等浸润性红斑，上可见厚银白鳞屑，呈点滴状，右手食指远端关节红肿、疼痛，奥氏征（＋），全身未见脓疱，指趾甲未见异常。

舌苔脉象：舌淡红、苔白腻，脉弦。

中医诊断：白疕。

西医诊断：银屑病（关节型）。

辨证：风湿痹阻证。

治疗：

①口服中药：生地20g、丹参20g、鸡血藤9g、黄芪9g、山药9g、厚朴6g、陈皮6g、土茯苓15g、菝葜15g、白花蛇舌草9g、白鲜皮9g、北豆根6g、草河车9g、大青叶9g、虎杖9g、生槐花9g、炒栀子9g、连翘9g、银花9g、黄芩9g、生甘草6g。

②口服西药：昆明山海棠片、复方氨肽素胶囊、复方甘草酸苷片、白芍总苷胶囊、叶酸片、普鲁卡因片。

③外用药：复方去煤液、抗灭癣霜。

复诊：2019年3月24日。全身皮疹颜色明显变暗，未见明显鳞屑，指端关节肿痛稍好转。脉弦，舌红、苔薄。治疗上，口服中药去厚朴、陈皮，西药与外用药同前。

5个月后随诊，皮疹全部消退，关节肿痛基本改善，遂停药。

【按语】银屑病是一种慢性具有复发倾向的红斑鳞屑性皮肤病，中医称为"白疕"。银屑病病在血分，以血热为主要病机，兼见血瘀、血燥，治疗重在调血，应以清热凉血为主要治疗原则，兼以活血散结，养血润燥，故予生地、丹皮、赤芍、丹参、菝葜、土茯苓、槐花、鸡血藤、大青叶、炒栀子、白鲜皮等清热解毒，凉血散血止痒。若临床上见发热、咽痛，皮损色鲜红，舌红或绛苔薄黄，可加银花、连翘、北豆根等；见皮损色暗、肥厚，舌暗紫或有瘀斑，可加虎杖、当归、赤芍、桃仁、红花等。同时在中医辨证论治基础上辅以一些不良反应较小的具有免疫调节作用的西药及中成药，并结合外用治疗，行中西医结合综合治疗，具有起效快、安全、不易复发等优点。

三、湿疹

病案一

胡某，女，51岁，初诊日期：2017年1月17日。

主诉：面部红斑、丘疹伴瘙痒10天。

现病史：10天前患者使用新护肤品后面部出现红斑、丘疹伴瘙痒，自行口服氯雷他定片，未见明显效果。精神一般，二便正常。

专科查体：面部大片状潮红斑，红斑上可见丘疹、脱屑，未见糜烂、渗出。

舌苔脉象：舌质黯红、苔黄腻，脉细弦。

中医诊断：湿疮。

西医诊断：湿疹。

辨证：湿热浸淫。

治疗：

①口服中药：生地20g、丹皮9g、赤芍9g、丹参20g、当归9g、白芍9g、鸡血藤9g、刺蒺藜9g、玫瑰花9g、凌霄花9g、野菊花9g、槐花9g、鸡冠花9g、苦参6g、豨莶草9g、海桐皮9g、马齿苋20g、秦艽9g、龙胆草9g、生甘草6g。

②口服西药：维生素C片、芦丁片、碳酸钙D3片、盐酸多塞平片、依巴斯汀片。

③外用药：龙胆草30g水煎，冷湿敷；外用黄连氧化锌霜。

复诊：2017年1月24日。面部皮疹基本消退，舌脉同前，继续原方案治疗1

周后停药。

1个月后随诊，皮疹未复发。

病案二

何某，女，57岁，初诊日期：2017年2月23日。

主诉：全身散在红斑、丘疹伴瘙痒1年。

现病史：1年前患者饮食不当后躯干部出现红斑、丘疹伴瘙痒，未予重视，后皮疹逐渐泛发至全身，自行外用药膏治疗，皮疹时轻时重，现皮疹泛发全身伴剧烈瘙痒，遂就诊。精神一般，二便正常。

专科查体：全身散在大小不等的片状红斑，红斑上可见红色丘疹、少量脱屑，可见大量抓痕、血痂，未见糜烂、渗出。

舌苔脉象：舌质黯红、舌体胖、苔薄，脉弦。

中医诊断：湿疮。

西医诊断：湿疹。

辨证：血热风燥。

治疗：

①口服中药：生地20g、丹皮9g、赤芍9g、丹参20g、茯苓9g、泽泻9g、车前子9g、苦参9g、炒白扁豆9g、野菊花9g、黄芩9g、金银花9g、刺蒺藜9g、马齿苋20g、豨莶草9g、海桐皮9g、秦艽9g、苍耳子9g、防风9g、生甘草6g。

②口服西药：维生素C片、芦丁片、碳酸钙D3片、盐酸多塞平片、依巴斯汀片。

③外用药：楮桃叶水煎外洗；外用抗灭癣霜。

复诊：2017年3月27日。皮疹大部分消退，背部仅留有色沉斑，舌质黯、苔薄，脉弦。中药加当归9g、白芍9g、鸡血藤9g，口服西药及外用药同前。

1个月后随诊，皮疹全部消退后停药。

2个月后随诊，皮疹未复发。

病案三

胡某，女，9个月，初诊日期：2019年4月21日。

主诉：全身散在红斑伴瘙痒6个月。

现病史：6个月前患者无明显诱因全身出现小片状红斑伴瘙痒，自行外用保湿霜、激素药膏等，效果不理想。之后皮疹反复发作，逐渐扩散至全身。患者目前精神好，二便正常。

专科查体：全身散在大小不等片状红斑，上可见红色丘疹，少量可见渗液及黄色痂皮，可见大量抓痕、血痂，未见明显糜烂。

舌苔脉象：舌质红、苔腻，脉细。

中医诊断：湿疮。

西医诊断：湿疹。

辨证：血热证。

治疗：

①口服中药：清热止痒颗粒。

②口服西药：维生素C片、芦丁片、葡萄糖酸钙口服液、氯苯那敏片、氯雷他定糖浆。

③外用药：湿疹湿敷剂湿敷渗出处；外用抗敏止痒霜。

复诊：2019年5月5日。皮疹大部分消退，舌质红、苔薄，脉细。口服药物同前，外用药加用黄连氧化锌霜。

1个月后随诊，皮疹全部消退后停药。

6个月后随诊，皮疹未复发。

病案四

范某，女，46岁，初诊日期：2019年4月13日。

主诉：双手水疱伴瘙痒10天。

现病史：10天前患者无明显诱因，双手出现水疱、渗出伴瘙痒，之后皮疹逐渐增多、扩散，遂就诊。精神好，大便干、小便正常。

专科查体：双手掌大片状红斑，上可见大量水疱、脓疱、渗出、糜烂。

舌苔脉象：舌质红、苔黄腻，脉弦。

中医诊断：湿疮。

西医诊断：湿疹。

辨证：湿热浸淫。

治疗：

①口服中药：生地20g、丹皮9g、赤芍9g、丹参20g、车前子9g、黄柏6g、黄芩9g、银花9g、苦参6g、马齿苋20g、龙胆草6g、川木通3g、茯苓9g、炒白术9g、山药9g、炒白扁豆9g、冬瓜皮9g、生甘草6g。

②口服西药：维生素C片、芦丁片、碳酸钙D3片、复方甘草酸苷片、盐酸多塞平片。

③外用药：湿疹湿敷剂。

复诊：2019年4月17日。水疱大部分消退，未见明显渗出，瘙痒感明显缓解。舌质红、苔薄腻，脉弦。中药去川木通，加炒薏米20g，口服西药加依巴斯汀片，外用药物同前。

三诊：2019年5月8日。皮疹全部消退，继续用药巩固1月后停药。

3个月后随诊，皮疹未复发。

【按语】湿疹的西医诊断包括急性湿疹、亚急性湿疹及慢性湿疹急性发作三型。根据其临床特点，从整体出发，证属湿热，体内蕴湿为其本，郁久化热为其标。其主要矛盾是蕴湿化热，热重于湿。所以在治疗上则本着"急则治其标，缓则治其本"、"治病必求其本"的原则，以清热凉血药生地、丹皮、赤芍、丹参为主药，同时又以车前子、冬瓜皮、苦参、龙胆草、黄芩、黄柏等清热利湿止痒，以标本兼治，因此取得了较满意的效果。通过临床体会，对于一般急性热性、热重于湿的皮肤疾病采用此法治疗，疗效很好。西药辅以维生素C片、芦丁片、碳酸钙D3片、复方甘草酸苷片以调节免疫，降低血管通透性。在外用药方面，对于皮损渗出糜烂者，多用湿疹湿敷剂或龙胆草等药煎水湿敷，以达收敛消炎的目的；无渗出者使用软膏类药物。

四、皮肤瘙痒症

病案一

许某，女，79岁，初诊时间：2017年2月23日

主诉：全身皮肤瘙痒3年。

现病史：3年前无明显诱因全身出现瘙痒，无明显皮疹，曾多处诊治，外用润肤剂及激素药膏，口服抗组胺药（具体不详），瘙痒时轻时重。目前全身皮肤瘙痒明显，难以入睡，精神不振，饮食可，口干，饮水不多，大便干，小便正常，余无明显不适。

专科查体：全身皮肤干燥，未见明显原发性皮疹。双手臂外侧、背部皮肤略肥厚，表面略有苔藓样化，可见色素沉着。

舌苔脉弦：舌体胖、质黯、苔白腻，脉弦。

中医诊断：痒风。

西医诊断：老年皮肤瘙痒症。

辨证：阴虚阳亢，血瘀湿滞。

治疗：

①口服中药：生地20g、牡丹皮9g、赤芍9g、丹参20g、厚朴6g、陈皮6g、川芎9g、红花6g、茯苓9g、泽泻9g、车前子9g、苦参6g、豨莶草9g、海桐皮9g、刺蒺藜9g、秦艽9g、马齿苋20g、徐长卿6g、野菊花9g、珍珠母20g（先煎）、煅牡蛎20g（先煎）、生甘草6g。

②口服西药：多塞平片，12.5mg/晚，3天后加至25mg/晚。

③外用药：楮桃叶颗粒药浴；外用抗灭癣霜。

复诊：2017年4月11日。瘙痒明显减轻。中药前方+煅龙骨20g、代赭石20g；西药与外用药同前。

【按语】皮肤瘙痒症，中医又称之为痒风。皮肤瘙痒症的病因病机可分为虚实两种情况，实者主要为湿热蕴于肌肤不得疏泄而作痒，以年轻人多见，虚者主要为精血亏虚、阴虚阳亢，以致肌肤失养、生风生燥而作痒，以老年人多见。本案患者为老年女性，皮肤干燥明显，脉体弦，为阴虚阳亢之象，舌体胖、舌质黯、苔白腻，又有血瘀湿滞之象，病情复杂，治疗应综合考虑，宜养阴潜阳，化瘀除湿，祛风止痒。方中重用生地、丹参以滋阴养血，兼有凉血化瘀之效；珍珠母、煅牡蛎、刺蒺藜可潜阳息风止痒；厚朴、陈皮、茯苓、泽泻、车前子、苦参、豨莶草、海桐皮、秦艽、徐长卿有可祛风燥湿止痒；牡丹皮、赤芍、川芎、红花加强活血化瘀作用；马齿苋、野菊花清热凉血，生甘草调和诸药；楮桃叶性味甘凉，具有凉血解毒、润肤止痒的作用，常用来做药浴，治疗银屑病、慢性荨麻疹、湿疹、神经性皮炎、皮肤瘙痒症等疾病，可有效缓解皮肤瘙痒及表皮过度角化鳞屑的情况。

五、特应性皮炎

病案一

马某，女，15岁，初诊时间：2021年6月1日。

主诉：全身散在红斑、丘疹伴瘙痒10余年。

现病史：10年前患者不明原因四肢出现红斑、丘疹伴瘙痒，经多家医院治疗，皮疹时轻时重，偶有渗出。患者目前精神可，二便正常。

专科查体：颈窝、肘窝、腘窝、臀部可见散在红斑、丘疹，上可见抓痕、血痂，未见渗出。全身未见脓疱，指趾甲未见异常，关节未见变形。

舌苔脉象：脉弦、舌红、苔少。

中医诊断：湿疮。

西医诊断：特应性皮炎。

辨证：湿热证。

治疗：

①口服中药：生地20g、丹皮9g、赤芍9g、丹参20g、茯苓9g、泽泻9g、车前子9g、苦参6g、豨莶草9g、海桐皮9g、地肤子9g、白鲜皮9g、秦艽9g、马齿苋20g、徐长卿6g、滑石20g（先煎）、野菊花9g、鸡冠花9g、凌霄花9g、当归9g、白芍9g、生甘草6g。

②口服西药：维生素C片、芦丁片、碳酸钙D3片、依巴斯汀片、左西替利嗪片、复方甘草酸苷片、清热止痒颗粒。

③外用药：黄连氧化锌霜、抗灭癣霜混合外用。

④外治法：黑光灯照射。

复诊：2021年8月5日。全身皮疹基本消退，脉弦，舌红、苔腻。口服中药加厚朴6g、陈皮6g；口服西药同前；外用药物去黄连氧化锌霜。继续巩固治疗。

三诊：2021年10月12日。患者皮疹全部消退，遂停药。

病案二

贾某，男，5岁，初诊时间：2017年6月6日。

主诉：全身散在红斑、丘疹、渗出伴瘙痒4年，加重3个月。

现病史：4年前患者无明显诱因全身出现红斑、丘疹伴痒，之后皮疹逐渐增多，反复发作，曾于当地医院就诊，皮疹时轻时重。3个月前皮疹反复，全身泛发红斑、丘疹伴渗出。目前患者精神一般，睡眠一般，二便正常。

专科查体：头面部、躯干、四肢可见散在分布的片状红斑、丘疹，肘窝、腘窝、腹股沟及外阴可见大量渗出，表面附着黄色痂皮。全身未见脓疱，指趾甲未见异常，关节未见变形。

舌苔脉象：脉弦，舌红、苔腻。

中医诊断：湿疮。

西医诊断：特应性皮炎。

辨证：湿热证。

治疗：

①口服中药：生地15g、丹皮6g、赤芍6g、丹参9g、茯苓6g、泽泻6g、车前子6g、苦参6g、豨莶草6g、地肤子9g、白鲜皮9g、滑石20g（先煎）、厚朴6g、陈皮6g、冬瓜皮6g、鸡血藤9g、生甘草6g。

②口服西药：维生素C片、芦丁片、碳酸钙D3片、西替利嗪片、氯苯那敏片。

③外用药：湿疹湿敷剂湿敷；黄连氧化锌霜、丁酸氢化可的松乳膏混合外用。

复诊：2017年6月27日。全身皮疹明显好转，未见明显渗出，脉弦，舌红、苔黄腻。口服中药加黄芩6g、莲子9g、炒麦芽9g；口服西药去西替利嗪片，外用药物改为黄连氧化锌霜、吡美莫司乳膏。

三诊：2017年8月11日。患者皮疹大部分消退，脉弦，舌红、苔微黄，继续按原方案治疗。

四诊：2017年12月18日。患者皮疹消退，诊遂停药。

【按语】特应性皮炎指有遗传倾向而且对某种特异性蛋白敏感所引起的慢性湿疹样损害，也称为异位性湿疹。本病大部分为婴幼儿时期发病，皮疹反复发作多年，本病多为正气受损，气血失和，脾失健运，湿毒内蕴兼感外邪所致，故应调和气血、清热解毒、燥湿止痒、标本兼治。热象重可加强清热凉血之品，如野菊花、鸡冠花、凌霄花；舌苔腻可加强除湿之品，如厚朴、陈皮。

六、唇炎

病案一

项某，女，29岁，初诊时间：2021年5月18日。

主诉：口唇红肿、脱皮伴瘙痒3个月。

现病史：3个月前患者不明显原因口唇出现红肿、脱皮伴痒，食用辛辣、刺激性食物加重，未系统治疗，自行外用润唇膏。目前患者精神可，二便正常，睡眠差。

专科查体：口唇及口唇周围潮红、干燥、脱皮，未见水疱、渗出。

舌苔脉象：脉弦，舌红、苔黄腻。

中医诊断：唇风。

西医诊断：唇炎。

辨证：血热证。

治疗：

①口服中药：生地20g、丹参20g、鸡血藤9g、茯苓9g、炒白术9g、山药9g、炒白扁豆9g、乌梅6g、菟丝子9g、沙苑子9g、枸杞子9g、当归9g、白芍9g、夜交藤9g、合欢皮9g、凌霄花9g、野菊花9g、金银花9g、马齿苋20g、生甘草6g。

②口服西药：甲钴胺片、硒酵母胶囊、甘草锌颗粒、复合维生素B。

③外用药：糠酸莫米松乳膏。

复诊：2021年6月29日。患者皮疹好转明显，睡眠较前好转，舌红、苔薄黄，脉弦。中药去茯苓、炒白术、山药、炒白扁豆，加服丹皮9g、赤芍9g；西药去甘草锌颗粒；外用药同前。

1个月后随诊，皮疹全部消退，遂停药。

3个月后随访，皮疹未复发。

【按语】本病为发生于口唇的慢性皮炎，见于口唇及周围皮肤干燥脱皮，严重时可出现皲裂。本病属中医"唇风"范畴。脾开窍于口，其华在唇。故脾气健运则口唇红润光泽，脾经湿热内蕴，郁久化火，伤阴化燥，则见唇红肿、干燥、脱屑，故以滋阴凉血、清热利湿为治疗原则。

七、慢性荨麻疹

病案一

蒋某，男，43岁，初诊日期：2015年11月30日。

主诉：全身反复红斑、风团伴痒1年。

现病史：全身反复红斑、风团伴痒1年，皮疹数小时内自行消退，但此起彼伏，时起时消。间断口服依巴斯汀片、左西替利嗪片等药，服药时有效，停药3~4天后即发作，发作时全身可见红斑、风团，痒感明显。

专科查体：未见原发皮损。

舌苔脉象：舌红、苔黄腻，脉弦滑。

中医诊断：风瘾疹。

西医诊断：慢性荨麻疹。

辨证：胃肠湿热型。

治疗：

①口服中药：荆芥6g、防风6g、浮萍6g、蝉衣6g、生地20g、丹皮9g、赤芍9g、丹参20g、豨莶草9g、海桐皮9g、秦艽9g、马齿苋20g、苦参6g、地肤子9g、徐长卿6g、黄芩9g、厚朴6g、陈皮6g、炒薏米20g、生甘草6g，14剂，水煎服。

②口服西药：多塞平片，半片/晚（3天后可加至晚1片）；孟鲁司特钠片，每日1片；曲尼司特胶囊，一次1片，一天3次；维生素C片，一次2片，一天3次；芦丁片一次1片，一天3次；钙尔奇D，每日1片。

随访：2017年4月25日。电话随访，患者服药2周有效，后未复发，未再服药。

【按语】该患者舌红、苔黄腻，脉弦滑，皮损色红，痒感明显，辨证为胃肠湿热型。证属胃肠积热，复感风邪，风湿相搏，治宜祛风止痒、除湿和胃。方以荆芥、防风、浮萍、蝉衣祛风止痒；豨莶草、海桐皮、秦艽、徐长卿祛风除湿；苦参、地肤子、白鲜皮祛湿止痒；生地、丹皮、赤芍、丹参、马齿苋清热凉血解毒；黄芩、厚朴、陈皮、炒薏米清热燥湿和胃；生甘草调和诸药。除中药之外，一般联合应用西药，有助于迅速缓解病情，提高患者依从性。本案例中多塞平同时具有 H_1 受体和 H_2 受体的阻断功能，有实验证明其 H_1 受体拮抗效能强于苯海拉明和赛庚啶数倍，对 H_2 受体的亲和力高于西咪替丁。曲尼司特胶囊是一种与 H_1、H_2 受体阻断剂作用不同的过敏介质阻滞剂，具有抑制肥大细胞和嗜碱细胞释放组胺等化学介质、降低血清中IgE的水平、抑制慢反应物质的释放、免疫调节、抑制抗原抗体反应等作用，可治疗慢性荨麻疹。孟鲁司特钠片具有与传统半胱氨酰白三烯拮抗药无关的继发性抗炎特性，临床可用于治疗慢性荨麻疹。维生素C片、芦丁片、钙尔奇D降低血管通透性，有助于减轻症状。上述几种药物联合应用，从不同通路阻断炎症反应，从而控制荨麻疹，取得了良好效果。

八、痤疮

病案一

张某，男，16岁，初诊日期：2019年7月19日。

主诉：面部、胸背部反复丘疹、脓疱、囊肿5年余。

现病史：面部、胸背部反复丘疹、脓疱、囊肿5年余，时轻时重，未规律治疗。

专科查体：面部、胸背部多发米粒至蚕豆大小炎性丘疹、囊肿，伴散在闭合性粉刺及脓头，面部见明显暗红色萎缩性痘坑。

舌苔脉象：舌红、苔黄，脉滑。

中医诊断：粉刺。

西医诊断：痤疮。

辨证：肺经风热型。

治疗：

①口服中药：炙枇杷叶15g、炙桑皮15g、生地20g、丹参20g、鸡血藤15g、连翘15g、黄芩9g、银花9g、炒栀子9g、夏枯草9g、马齿苋20g，30剂，水煎服。

②口服西药：甘草锌颗粒1袋，2次/日；丹参酮胶囊4粒，3次/日。

③外用药：克林霉素甲硝唑擦剂，2次/日。

二诊：2020年1月17日。诉服原方4个月未变，目前已停药2月余。面部、胸背部炎性丘疹及囊肿均全部消退，遗留淡红色、淡白色萎缩性痘坑，病情已痊愈，嘱必要时可行点阵激光治疗痘坑。

【按语】该患者舌红、苔黄，脉滑，皮疹色红，可见丘疹、脓疱、囊肿，辨证属肺经风热，热毒壅阻于皮肤。治宜清肺泄热、凉血解毒。方以炙枇杷叶、炙桑皮清泄肺热；生地、丹参、鸡血藤清热凉血活血；连翘、银花、马齿苋疏风清热解毒；黄芩、炒栀子清肺泻肝、泻火凉血；夏枯草解毒散结。在中药基础上配合丹参酮胶囊、甘草锌颗粒口服，外用克林霉素甲硝唑搽剂，起到抗雄激素、抑制毛囊过度角化及抗菌作用。诸药从不同途径阻断痤疮发病过程，从而取得了良好疗效。

病案二

杜某，女，27岁，初诊日期：2021年3月19日。

主诉：面颈部反复红丘疹、脓疱2年余。

现病史：面颈部反复红丘疹、脓疱2年余，于月经前加重，未治疗。尿蛋白（+）3个月，未明确诊断，于外院口服中药治疗1周后，皮疹明显加重，为求治疗特来我院。

专科查体：面部、颈项多发米粒大小炎性丘疹、闭合性粉刺，并见暗红、褐色痘印。

舌苔脉象：舌暗红、苔黄腻、边有齿痕，脉弦滑。

中医诊断：粉刺。

西医诊断：痤疮。

辨证：肝郁脾虚型。

治疗：

①口服中药：知母12g、黄柏12g、炒栀子12g、生地12g、柴胡10g、当归15g、丹参15g、白芍12g、炒白术10g、泽泻12g、苍术12g、连翘15g、银花15g、益母草15g、香附6g、生甘草6g，20剂，水煎服。

②外用药：外用夫西地酸乳膏、过氧苯甲酰凝胶。

复诊：半月后复诊，炎性丘疹及闭合性粉刺明显减少，痘印颜色较前变淡，余基本同前。去生地、丹皮，加浙贝15g、夏枯草12g。

三诊：炎性丘疹及闭合性粉刺均已消退，遗留散在痘印，苔变薄。复查尿常规：尿蛋白（－）。去知母、黄柏，继服14剂。

【按语】该患者舌边有齿痕，脉弦滑，皮疹月经前加重，可辨证为肝郁脾虚，舌暗红、苔黄腻，为兼夹湿热之象。治宜疏肝养血，健脾祛湿，方以加味逍遥丸加减，合知母、黄柏清热燥湿，滋阴降火；泽泻、苍术清热燥湿；银花、连翘清热解毒。该患者有蛋白尿病史，服用温补之中药后引起痤疮加重，治疗时应有整体观，不能只着眼于专科治疗。用药时祛邪不忘扶正，在养血柔肝的基础上梳理气机，在健脾补气的基础上清热燥湿。月经前加重的患者，使用益母草、丹参，属于经验用药，可调经养血，常能收到良好效果。

九、黄褐斑

病案一

丁某，女，45岁，初诊2020年7月5日。

主诉：颧部对称褐色斑片2年。

病史：2年前因家庭变故，心情不畅，颧部逐渐出现褐色斑片，伴有情绪抑郁、易烦躁、易怒，胸胁胀痛，口苦，乳房胀痛。

检查：双侧颧部鸡蛋大褐色斑片，对称分布。

舌苔脉象：舌质红、苔薄，脉弦细。

中医诊断：蝴蝶斑。

西医诊断：黄褐斑。

辨证：肝郁气滞。

治则：疏肝理气，活血消瘀。

治疗：

①口服中药：当归15g、茯苓10g、白芍10g、白术10g、柴胡6g、薄荷6g、桃仁10g、红花10g、丹参15g、益母草10g、香附10g，14剂，水煎服。

②外治法：祛斑霜每晚1次；黄光照射20分钟/次，每周3次；自制中药祛斑膏膜敷于患处，硬膜导入，每次30分钟，每周3次；配合针灸针刺三阴交、太冲、行间、足三里、肝俞、血海，面部阿是穴。

复诊：2020年8月15日。服上方后面部褐色斑片颜色较前变浅，乳房胀痛、口苦好转，大便干燥。上方加用牡丹皮15g、炒栀子10g，14剂，水煎服。

三诊：2020年9月2日。面部斑片进一步变淡，继续前方30剂，水煎服。

【按语】本病多因肝肾不足，肝气郁结，气血失和而致。也有脾虚失运，痰湿之气上熏于面部而成者。治疗应从肝脾肾三脏及气血失和进行论治，尤其以疏肝理气、活血化瘀、补益肝肾为主。本例为肝郁气滞所致，方中当归养血和血；白芍酸苦微寒，养血敛阴柔肝缓急；白术、茯苓健脾祛湿；柴胡疏肝解郁、引药入肝；薄荷疏散郁结之气，透达肝经郁热；桃仁、红花、丹参活血；益母草、香附调经，共同达到祛除斑片作用。同时，嘱患者保持心情舒畅，情绪积极乐观，避免忧思恼怒，避免日晒，外出时涂抹防晒霜，多食含维生素C的蔬菜、水果。

十、扁平疣

病案一

赵某，男，28岁，初诊日期：2018年5月14日。

主诉：面部、颈部、上肢多发红色扁平丘疹2周。

现病史：2周前因工作原因熬夜后面部、颈部、上肢出现米粒至黄豆大红色扁平丘疹，轻度瘙痒。

专科查体：面部、颈部、双侧上肢泛发米粒至黄豆大红色扁平丘疹，表面粗糙。

舌苔脉象：舌质红、苔薄白，脉数。

中医诊断：扁瘊。

西医诊断：扁平疣。

辨证：风热蕴结证。

治则：疏风清热，解毒散结。

治疗：

①口服中药：金银花10g、连翘10g、马齿苋30g、大青叶10g、板蓝根10g、生薏仁30g，7剂，水煎服，每日1剂，分2次服用。

②外用药：马齿苋30g、大青叶15g、板蓝根15g、木贼草15g、狗脊15g、生薏仁30g、香附15g、三棱10g，水煎外洗，每次300毫升，温热浸泡患处，可同时用小毛巾反复擦洗15分钟，每日2次。

复诊：2018年5月30日。服上方后面部、颈部、上肢皮损较前变暗，部分皮损消退，留有褐色色素沉着，无明显瘙痒感。舌质较前变淡，脉数。口服中药改为金银花10g、连翘10g、马齿苋30g、大青叶10g、板蓝根10g、生薏仁30g、丹参10g、桃仁10g、炒麦芽15g，7剂，水煎服，每日1剂，分2次服用。

三诊：2018年6月10日。面部、颈部、上肢皮损基本消退，无新发皮损。

病案二

崔某某，女，31岁，初诊日期：2019年1月10日。

主诉：面部多发红色扁平丘疹1个月。

现病史：1个月前因劳累、熬夜后面部泛发绿豆至黄豆大红色扁平丘疹，高于皮肤，表面粗糙。

专科查体：面部泛发绿豆至黄豆大红色扁平丘疹，高于皮肤，表面粗糙。

舌苔脉象：舌红、苔白，脉弦数。

中医诊断：扁瘊。

西医诊断：扁平疣。

辨证：风热蕴结证。

治则：疏风清热，解毒散结。

治疗：

①口服中药：金银花10g、连翘10g、马齿苋30g、大青叶10g、板蓝根10g、生薏仁30g、荆芥10g、蒲公英15g、黄柏6g，10剂，水煎服，每日1剂，分2次服用。

②外治法：马齿苋30g、大青叶15g、板蓝根15g、木贼草15g、狗脊15g、生薏仁30g、香附15g、三棱10g，水煎外洗，每次300毫升，温热浸泡患处，可同时用小毛巾反复擦洗15分钟，每日2次。

复诊：2019年1月28日。服上方后皮疹基本消退，月经量少、大便干。口服中药改为金银花10g、连翘10g、马齿苋30g、大青叶10g、板蓝根10g、生薏仁30g、荆芥10g、蒲公英15g、生地10g、桃仁10g、莪术10g、炙黄芪10g，14剂、水冲服，每日1剂，分2次服用。

三诊：2019年2月15日。皮损基本消退，无新发皮损。

病案三

陈某某，女，50岁，初诊日期：2019年01月11日。

主诉：面部多发褐色扁平丘疹5年。

现病史：5年前无明显诱因面部泛发针尖至黄豆大褐色扁平丘疹，无瘙痒感。

专科查体：面部泛发针尖至黄豆大褐色扁平丘疹，表面粗糙，高于正常皮肤。

舌苔脉象：舌暗红、苔薄白，脉弦滑。

中医诊断：扁瘊。

西医诊断：扁平疣。

辨证：毒瘀互结证。

治则：活血化瘀，清热散结。

治疗：

①口服中药：金银花10g、连翘10g、马齿苋30g、大青叶10g、板蓝根10g、生薏仁30g、白芷10g、莪术10g、夏枯草10g、香附10g、三棱10g，20剂，水煎服，每日1剂，分2次服用。

②口服西药：异维A酸软胶囊，10mg/次，2次/日。

③外用药：外用重组人干扰素α-2b凝胶，2次/日。

复诊：2019年2月19日。皮疹部分消退。

三诊：皮损基本消退，留有褐色色素沉着。

【按语】扁平疣皮损多发于面部，治疗时应加用疏散风邪药物，如荆芥、防风、浮萍等，可有助于引药上行、驱邪外出。发病急骤者，疣体发红、瘙痒，为正邪交争，治疗时机最佳，此时可加用清热解毒药物，如金银花、连翘、蒲公英、马齿苋等，驱邪外出；病史较久者毒瘀互结，应加用活血化瘀、解毒散结药物，如桃仁、红花、三棱、莪术等祛瘀散结；正气不足者可加用黄芪、当归等以补气养血。同时叮嘱患者避免搔抓患处，避免搓洗，以防自身传染播散，注意毛巾等消毒自用，以防交叉感染，避免熬夜，睡眠充足。

十一、斑秃

病案一

赵某，男，35岁，初诊日期：2018年2月4日。

主诉：头皮钱币大圆形脱发2周。

现病史：2周前因情绪低落、失眠头皮出现脱发区，偶有头晕、耳鸣、五心烦热、腰膝酸软、盗汗等症状。

专科查体：枕部可见一处钱币大圆形脱发区，边界清晰。

舌苔脉象：舌质淡红、少苔，脉弦细数。

中医诊断：油风。

西医诊断：斑秃。

辨证：肝肾阴虚，风盛血燥。

治法：滋补肝肾，养血祛风。

治疗：

①口服中药：熟地10g、枸杞子15g、菟丝子15g、桑葚15g、旱莲草10g、首乌藤15g、当归10g、生黄芪30g、白芍15g、天麻6g、羌活6g、川芎6g。14剂水

煎服，每日2次。

②外治法：梅花针敲打患处2~3次/日后，外用人表皮生长因子溶液，涂于患处；氦氖激光照射局部20分钟，2次/周。

复诊：2018年3月20日。服上方后药用枕部圆形脱发区边缘可见毳毛生成，上方加桃仁，服用20剂。

三诊：2018年4月15日。脱发区毛发均已生长。

【按语】斑秃又称圆形脱发，俗称"鬼舐头"，《医宗金鉴》中名为"油风"。本例患者因肝肾阴虚，心肾不交，气血不和引起脱发，故应滋补肝肾、养血祛风，方中熟地、枸杞子、菟丝子、桑葚、旱莲草滋阴益肾；生黄芪、当归、白芍益气养血柔肝；羌活、天麻、川芎祛风活血。心悸失眠者可加酸枣仁、远志、合欢花、合欢皮等。天麻加补益肝肾之药物有促进毛发生长作用。同时嘱患者规律作息，睡眠充足，劳逸结合，避免进食油腻辛辣之物，避免过度焦虑烦躁。

十二、硬皮病

病案一

崔某，女，17岁，初诊日期：2016年2月29日。

主诉：左上肢片状褐色硬斑3个月余。

现病史：患者于2015年12月无明显诱因下左上肢出现钱币大小褐色斑，轻度发硬，未予处理，逐渐加重，面积逐渐增大，呈带状分布，表面轻度发亮，于山东中医药大学附属医院就诊，给予"外用青鹏软膏、积雪苷软膏"治疗，未见好转，遂于2016年3月前来我科就诊，给予完善皮肤组织病理检查提示"硬皮病"。

专科查体：左上臂外侧肱三头肌处起始至肘部可见呈带状分布片状暗褐色斑，捏之皮肤发紧发硬，不能上提，表面轻度发亮、萎缩。

舌苔脉象：舌质淡红、苔薄白、边有齿痕，脉细滑。

中医诊断：皮痹。

西医诊断：硬皮病。

辨证：健脾和胃，活血通络。

治疗：

①口服中药：炙黄芪30g、党参20g、茯苓10g、炒白术10g、山药10g、当归10g、白芍10g、丹参20g、鸡血藤15g、柴胡6g、桂枝6g、羌活6g、郁金10g、焦山楂10g、焦神曲10g、炒麦芽15g、川芎6g、红花6g。

②口服西药：积雪苷片2片，3次/日；曲尼司特胶囊1粒，3次/日；复方甘草酸苷片2片，3次/日。

③外用药：积雪苷霜软膏。

复诊：2016年4月。用药后皮损大部分变软，可捏起。嘱继续服用前方1个月。

三诊：2016年5月。电话随访复查，右上肢褐色斑颜色变淡，局部大部分皮肤变软，嘱其继续服用，以资巩固。

【按语】硬皮病主要表现为早期硬化，后期萎缩，西医属于自身免疫性疾病，中医属于"痹症"，古称"皮痹"，主要内因为脾肾阳虚，卫外不固，外因为风寒湿邪乘虚而入，阻于皮肤肌肉。脾主肌肉，主运化水谷之精微，以营养肌肉、四肢。如脾运失职，引起肌肉失养，卫外不固，腠理不密，则易感受外邪而得病。治疗以健脾助阳、温经通络，佐以软坚为法。

十三、扁平苔藓

病例一

方某，男，39岁，初诊时间：2015年7月10日。

主诉：口周、龟头散在淡褐色、紫红色斑块1年余。

现病史：患者于2014年8月无明显诱因口周散在多角形淡褐色斑、龟头出现紫红色斑，轻度瘙痒，未予特殊处置，此后皮疹反复发作。

专科查体：口周、前额可见多角形淡褐色斑，龟头可见紫红色斑，呈环形损害，略见浸润，局部刺激后可见明显潮红，口周皮损可见轻微萎缩，口唇黏膜可见糜烂、渗出。

舌苔脉象：舌暗红、苔薄黄，脉数。

中医诊断：紫癜风。

西医诊断：扁平苔癣。

辨证：风热血瘀证。

治疗：

口服西药：施普瑞2片，3次/日，复方甘草酸苷片2片，3次/日，甘草锌颗粒1包，2次/日，复合维生素B片2片，3次/日，善存片1片，1次/日。

复诊：2015年8月。口周皮疹较前稍有好转，修改治疗方案。口服西药改为复方甘草酸苷片1片，3次/日，曲尼斯特胶囊1粒，3次/日；消银颗粒1袋，3次/日；维生素B12片2片，3次/日；维生素C片1片，3次/日。

三诊：2016年3月。口周、龟头皮疹较前进一步缩小，舌质暗、苔薄黄，脉数。辨证为湿热血瘀证，修正治疗方案为①口服中药：太子参9g、黄芩6g、黄柏6g、川芎6g、红花9g、炙黄芪12g、茯苓9g、炒白术9g、山药9g、当归9g、白芍9g、丹参20g、鸡血藤9g、土茯苓12g、菝葜12g、槐花9g、白花蛇舌草9g、半枝莲9g、北豆根6g、生甘草6g。②口服西药：复方甘草酸苷片2片，3次/日；曲尼斯特胶囊1粒，3次/日；昆明山海棠片2片，3次/日。③UVA照射。④外用药：

补骨脂注射液，晚照光前外用；卡泊三醇倍他米松乳膏，晚照光后用。

【按语】扁平苔癣中医称为紫癜风，是一种慢性炎症性皮肤黏膜疾病，因皮损色紫而得名。好发于四肢屈侧，常累及口腔黏膜。其发病机制多为风湿热邪侵袭，郁于皮肤黏膜，局部气血瘀滞而发，治以祛风清热、活血化瘀为主。

十四、结节性痒疹

病案一

鲁某，女性，53岁，初诊日期：2016年6月20日。

主诉：四肢结节伴瘙痒3年余。

现病史：患者于2013年夏季蚊虫叮咬后四肢出现暗红斑、丘疹、结节，可见抓痕及血痂，就诊于当地医院皮肤科，诊断"湿疹"，给予口服及外用药物治疗（具体不详），未见好转，为进一步诊治来我科门诊就诊。

专科查体：双下肢伸侧及上肢身侧可见散在绿豆至黄豆大小结节、暗褐色丘疹，可见抓痕及血痂。

舌苔脉象：舌红、苔黄腻，脉沉数。

中医诊断：马疥。

西医诊断：结节性痒疹。

辨证：湿热结毒，凝聚皮里肉外。

治疗：

①口服中药：黄芩6g、黄柏6g、厚朴6g、陈皮6g、砂仁6g、炒薏仁20g、生地20g、牡丹皮9g、赤芍9g、丹参20g、茯苓9g、炒白术9g、山药9g、当归9g、白芍9g、鸡血藤9g、藿香9g、佩兰9g、野菊花9g、苦参9g、豨莶草9g、海桐皮9g、地肤子9g、秦艽9g、马齿苋20g、徐长卿6g、生甘草6g。

②口服西药：多塞平片1片，1次/日；依巴斯汀片1片，1次/日；酮替芬片1片，2次/日。

③外用药：止痒灵擦剂、抗灭癣霜。

复诊：2016年7月20日。电话随访，患者诉皮疹瘙痒明显缓解，大部分结节丘疹变平，可见色素沉着。

病案二

王宜礼，男性，76岁，初诊日期：2015年10月10日。

主诉：躯干、四肢结节伴瘙痒7个月余。

现病史：患者约2015年3月无明显诱因出现双下肢黄豆大小红丘疹，瘙痒剧烈，逐渐进展至上肢伸侧，出现结节、抓痕及血痂，就诊于当地医院，诊断"湿疹"，给予外用药膏（具体不详），治疗后未见好转，为进一步诊治来我科门诊就诊。

专科查体：四肢可见散在黄豆至蚕豆大小暗红丘疹、结节，可见抓痕及血痂。

舌苔脉象：舌红、苔黄腻，脉弦滑。

中医诊断：马疥。

西医诊断：结节性痒疹。

辨证：湿热结毒，凝聚皮里肉外。

治疗：

①口服中药：生地20g、牡丹皮9g、赤芍9g、丹参20g、茯苓9g、炒白术9g、山药9g、炒白扁豆9g、黄芩9g、黄柏9g、厚朴6g、陈皮6g、砂仁6g、炒薏仁20g、苦参6g、白鲜皮9g、刺蒺藜9g、秦艽9g、马齿苋20g、徐长卿6g、豨莶草9g、海桐皮9g。

②口服西药：多塞平片半片，1次/晚，1次/午；非索非那定1片，3次/日；

③外用药物：曲安奈德霜、利多卡因乳膏1：1混合外用，2次/日；秦艽9g、马齿苋20g、徐长卿6g、豨莶草9g，水煎外洗患处，1次/日。

④其他：氯苯那敏注射液10mg，肌内注射，1次/晚。

复诊：2015年11月10日。电话随访，患者皮损消退，嘱其继续口服药物巩固治疗1个月。

病案三

袁某，男性，36岁，初诊日期：2016年02月26日。

主诉：双下肢反复红斑、丘疹伴瘙痒20年余。

现病史：患者自1995年冬季无明显诱因四肢出现红斑、丘疹、结节，在当地各大医院皮肤科就诊，诊断"湿疹、痒疹"，给予口服及外用药物（具体不详）等治疗，皮疹时好时坏，反复发作，为求进一步诊治来我科门诊就诊。

专科查体：双下肢散在浸润性斑块，皮损肥厚，未见明显渗液、结痂。

舌苔脉象：舌红、苔薄白、边有齿痕，脉弦数。

中医诊断：马疥。

西医诊断：结节性痒疹。

辨证：脾虚湿热结毒，凝聚皮里肉外。

治疗：

①口服中药：生地10g、牡丹皮10g、赤芍10g、丹参10g、茯苓10g、炒白术10g、山药10g、炒白扁豆15g、秦艽10g、马齿苋15g、徐长卿10g、豨莶草10g、徐长卿10g、野菊花10g、怀牛膝10g、生甘草3g、川芎6g、红花6g。

②口服西药：普鲁卡因片1片，2次/日；复方甘草酸苷片2片，3次/日；咪唑斯汀缓释片1片，1次/晚；孟鲁司特钠片1片，1次/日；曲尼司特胶囊1粒，

3次/日。

③外用药物：抗灭癣霜、赛庚啶霜。

④其他：PUVA。

复诊：2016年3月26日。电话随访，患者皮疹全部消退，局部可见色素沉着及色素减退斑，嘱其继续用药1个月巩固治疗。

病案四

李某，男，50岁，初诊日期：2017年2月14日。

主诉：全身散在暗褐色结节伴瘙痒3年。

现病史：患者于2014年夏季蚊虫叮咬后双下肢出现红斑、丘疹，自行口服"氯雷他定片"后症状未见缓解，瘙痒剧烈，反复搔抓，皮疹逐渐增多，加重，后发展至四肢。前往当地多家医院皮肤科就诊，给予口服及外用药物治疗（具体不详），效果欠佳，为进一步诊治来我科门诊就诊。

专科查体：四肢可见散在大小不等的褐色结节，结节顶部可见抓痕及血痂。

舌苔脉象：舌暗红、苔白腻，脉数。

中医诊断：马疥。

西医诊断：结节性痒疹。

辩证：脾虚湿热结毒，凝聚皮里肉外。

治疗：

①口服中药：生地20g、牡丹皮9g、赤芍9g、丹参20g、茯苓9g、泽泻9g、车前子12g、苦参9g、豨莶草9g、海桐皮9g、秦艽9g、生甘草6g、炒白术9g、白芷6g、炒白扁豆9g、生槐花9g、山药9g、当归9g、白芍9g、鸡血藤9g、刺蒺藜9g、炒薏米20g。

②口服西药：曲尼司特胶囊1粒，3次/日；多塞平片1片，1次/晚。

③外用药：口服中药熬第3遍水冲楮桃叶颗粒2包，外洗患处；外用抗灭癣霜、赛庚啶软膏。

④PUVA治疗。

复诊：2017年4月11日。躯干、四肢褐色结节基本变平，仍有瘙痒感，舌淡红，苔薄白，边有齿痕。治疗改为①口服中药：前方+马齿苋20g、土茯苓9g、野菊花9g。②口服西药：维生素C片2片，3次/日；芦丁片2片，3次/日；钙尔奇D片1片，1次/日；多塞平片1片，1次/晚。③外用药物：外用同前。

三诊：2017年6月5日。躯干、四肢结节大部分消退，瘙痒明显缓解，中药、西药均继续口服20天后停用，西药改为多塞平片半片，1次/晚；酮替芬片1片，1次/晚。

【按语】结节性痒疹属于湿疹范畴，多因湿热之邪，蕴伏于肌肤之间，日久未经发泄，皮肤瘙痒严重，故注重清热凉血、健脾利湿。

十五、化妆品皮炎

病案一

杨某，女，44岁，初诊日期：2015年6月16日。

主诉：面部反复红斑肿胀20余天。

现病史：患者20余天前更换化妆品后面部出现红斑、肿胀，未予处理，逐渐加重，前往当地医院就诊，诊断为"过敏性皮炎"，给予口服抗过敏药及外用药膏（具体不详）等治疗后，未见好转，逐渐加重，以双上眼睑及鼻部肿胀明显。为进一步诊治来我科就诊。

专科查体：面颊部、双上眼睑及鼻背部可见片状红斑、肿胀，未见丘疹、渗出。

舌苔脉象：舌红、苔白腻，脉细滑。

中医诊断：面游风毒。

西医诊断：化妆品皮炎。

辨证：湿热上壅。

用药：

①口服中药：生地20g、赤芍9g、丹参20g、龙胆草6g、茯苓9g、炒白术9g、山药9g、苦参6g、地肤子9g、白鲜皮9g、秦艽9g、马齿苋20g、玫瑰花9g、凌霄花9g、鸡冠花9g、野菊花9g、槐花9g、白茅根9g、砂仁6g、炒薏仁20g、生甘草6g、牡丹皮9g。

②口服西药：多塞平半片，1次/午、1次/晚；非索非那定片1片，3次/日；维生素C 1片，3次/日；芦丁片1片，2次/日；钙尔奇D片1片，1次/日，复方甘草酸苷片2片，3次/日。

③外用药：生理盐水湿敷，3次/日；黄连氧化锌霜外用。

复诊：2015年7月13日。面部红斑颜色变暗，肿胀消失。舌淡红、苔白腻，血热湿盛。治疗改为：①口服中药：前方+藿香9g、佩兰9g。②口服西药：多塞平片半片，1次/午、1次/晚；非索非那定片1片，3次/日；维生素C 2片，3次/日；芦丁片1片，2次/日；钙尔奇D片1片，1次/日；复方甘草酸苷片2片，3次/日。③外用药：龙胆草30g，水煎1000ml，冷敷，2次/日。

三诊：2015年8月15日。皮损全消而愈。

病案二

李某，女，21岁，初诊日期：2017年4年11日。

主诉：面部潮红、丘疹伴痒反复2年，加重1个月。

现病史：患者2015年春季年外用某"海藻面膜"后面部出现潮红、丘疹，伴痒感明显，就诊于当地医院，曾口服激素（具体不详）后好转，1月后复发。此后面部红斑、丘疹反复发作。1月前无明显诱因下面部再次出现片状红斑、肿胀，为进一步诊治来我科就诊。

专科查体：面颊部可见片状红斑、肿胀，上有散在粟粒至黄豆大小红丘疹。

舌苔脉象：脉细滑数，舌红、苔黄腻。

中医诊断：面游风毒。

西医诊断：化妆品皮炎。

辨证：血热湿盛。

治疗：

①口服中药：生地20g、丹皮9g、赤芍9g、丹参20g、茯苓9g、炒白术9g、山药9g、扁豆9g、黄芩9g、银花9g、厚朴6g、陈皮9g、野菊花9g、马齿苋9g、苦参9g、生甘草6g。

②口服西药：左西替利嗪片1片，1次/日；依巴斯汀片1片，1次/日；酮替芬片1片，2次/日；维生素C片2片，3次/日；芦丁片2片，3次/日；葡萄糖糖酸钙2片，3次/日。

③外用药：龙胆草30g、生甘草20g，水煎1000ml，湿敷，3~4次/日，15~20分钟/次；黄连氧化锌霜，外用，1次/晚；精纯橄榄油，外用，2次/日。

二诊：2015年10月15日。电话随访，患者诉面部皮疹消退。

【按语】化妆品皮炎是面部使用化妆品后引起的过敏性疾病，类似于中医"面游风"，中青年女性多发，病因主要以湿、热为主，脾主湿，脾失健运，饮食失宜，湿从内生。饮茶、酒、鱼腥、海味、五辛发物、生冷水果，皆可生湿。心主火、主血脉，神志不宁，心经有火，血热内生。内在湿热相结，外因化妆品成分诱导导致面部成疮，治宜清热凉血、健脾利湿。

十六、药物疹（多形红斑）

病案一

安某，50岁，男性，初诊日期：2017年2月23日。

主诉：面颈部、手背部红斑、水泡伴瘙痒3天。

现病史：患者口服"感冒药"后于2017年2月20日面部出现红斑，中央可见水泡，呈猫眼状，自行外用药膏后未缓解，逐渐加重，进展至颈部、双手背部，皮疹数量逐渐增多，遂来我科门诊就诊。

查体：面部、颈部、双手背部可见多发钱币大小红斑，中央可见水泡，呈虹彩样。

舌苔脉象：舌红、苔白腻，脉细滑。

中医诊断：猫眼疮。

西医诊断：多形红斑型药疹。

辨证：心经血热，脾经蕴湿。

治则：清热凉血，健脾除湿。

治疗：

①口服中药：炙黄芪12g、党参12g、茯苓9g、炒白术9g、山药9g、炒白扁豆9g、厚朴6g、陈皮6g、砂仁6g、炒薏米20g、黄芩9g、银花9g、马齿苋20g、豨莶草9g、海桐皮9g、秦艽9g、生地20g、赤芍9g、丹皮9g、丹参20g、苦参6g、地肤子9g、车前子9g、生甘草6g。

②口服西药：地塞米松片0.75mg，3次/日（5天后调整为1片，1次/日）；复方甘草酸苷片2片，3次/日；非索非那定片1片，2次/日；酮替芬片1片，2次/日；孟鲁司特钠片1片，1次/晚；维生素C片3片，3次/日；葡萄糖酸钙片2片，3次/日；芦丁片2片，3次/日。

③外用药：糠酸莫米松乳膏，外用，1次/日。

复诊：一周后电话随访，患者皮损完全消退，无瘙痒感。

十七、激素依赖性皮炎

病案一

王某，54岁，女性，初诊日期：2020年12月31日。

主诉：面部反复潮红、丘疹8年余。

现病史：患者于2012年停用某"护肤品"后面部出现红斑、丘疹，伴瘙痒，再次使用后皮疹好转，停用后再次复发、加重，此后至今面部反复出现红斑、丘疹、红血丝，多次前往当地医院皮肤科就诊，均诊断"面部皮炎"，给予口服及外用药物治疗后，缓解不明显，为求进一步诊治来我科门诊就诊。

专科查体：面部可见皮肤较薄，可见明显多发红血丝，散在粟粒大小红丘疹。

舌苔脉象：舌尖红、苔微黄腻、边有齿痕。

中医诊断：面游风毒。

西医诊断：激素依赖性皮炎。

辨证：脾虚湿热。

治疗：

①口服中药：生地20g、牡丹皮9g、赤芍9g、丹参9g、茯苓9g、炒白术9g、山药9g、炒白扁豆9g、龙胆草6g、金银花9g、黄芩9g、炒栀子9g、玫瑰花9g、野菊花9g、槐花9g、鸡冠花9g、凌霄花9g、苦参6g、生甘草6g。

②口服西药：维生素C片2片，3次/日；芦丁片2片，3次/日；钙尔奇D片1片，1次/日；复方甘草酸苷片2片，3次/日；依巴斯汀片1片，1次/日。

③外用药：龙胆草30g、楮桃叶10g，水煎1000ml，冷湿敷，3~4次/日，10~15分钟/次；黄连氧化锌霜，外用，2次/日。

复诊：2021年3月4日。面部红斑较前颜色变暗，丘疹变平，偶有反复，仍有瘙痒感。舌红、苔稍黄腻，脉弦滑。治疗方案改为①口服中药：前方加炒薏仁20g、砂仁6g、厚朴6g、陈皮6g。②口服西药：维生素C片2片，3次/日；芦丁片2片，3次/日；钙尔奇D片1片，1次/日；复方甘草酸苷片2片，3次/日；依巴斯汀片2片，1次/日。③外用药：湿疹湿敷剂，加水500ml，湿敷，2次/日；黄连氧化锌霜，外用，1/早；润肤霜，外用，1次/晚。

复诊：2021年4月4日。电话随访，患者诉面部丘疹消退，红斑颜色明显变暗，瘙痒感消失，嘱其继续服用药物20天，巩固治疗。

【**按语**】面部激素依赖性皮炎好发于青年女性，以血热湿盛为主，在临床中注重以健脾利湿、清热凉血为主要治则，辅以诸花引药上行同时加强清热作用。

第五篇

方药解析

一、经验方

经验方方剂，是根据中医辨证论治、理法方药的原则制订。一个方剂的组成，往往要经过长期医疗实践而形成。

（一）湿疹经验方

①健脾利湿方

处方：茯苓15g、生白术15g、生地20g、牡丹皮9g、赤芍9g、丹参20g、泽泻9g、车前子9g、苦参9g、豨莶草9g、海桐皮9g、地肤子9g、白鲜皮9g、秦艽9g、马齿苋12g、徐长卿9g、滑石9g、生甘草6g。

功用：健脾除湿，清热止痒。

主治：泛发性湿疹、带状疱疹（水疱型）、天疱疮等。

方义：茯苓、生白术健脾利湿；生地、丹皮、赤芍清营凉血；丹参凉血活血；泽泻、车前子利水渗湿；豨莶草、海桐皮、苦参、地肤子、白鲜皮除湿止痒；秦艽、马齿苋、徐长卿、滑石清热止痒；生甘草调和诸药。此方适用于脾运不健湿热内生，大便溏泄，面色萎黄，舌淡、苔白腻或黄腻，脉滑的病症。

②清热利湿汤

处方：薏苡仁30g、白术10g、厚朴10g、车前子15g、六一散30g、桑白皮10g、黄芩10g、蒲公英15g、白花蛇舌草30g、茯苓10g、萆薢10g。

功用：清热利湿，健脾渗湿。

主治：急性湿疹、脂溢性皮炎等。

方义：薏苡仁利水渗湿；茯苓、白术健脾除湿；车前子利水渗湿；六一散清热收湿；萆薢祛风利湿；厚朴辛开气机并导湿滞；黄芩、桑白皮清肺热并通调水道；蒲公英、白花蛇舌草清热解毒。此方适用于脾运失职，湿热内生，湿重于热型，舌质红、苔白腻或黄腻，脉滑数的病症。

③祛风清热汤

处方：荆芥9g、防风9g、白鲜皮9g、黄芩9g、黄柏9g、苦参9g、连翘12g、生石膏30g、升麻3g、蝉衣6g、生甘草6g。

功用：祛风清热，利湿解毒。

主治：慢性湿疹、慢性单纯性苔藓、急性荨麻疹等。

方义：荆芥、防风、蝉衣祛风止痒；黄芩、连翘清上焦热；生石膏清中焦热；黄柏清下焦热；苦参、白鲜皮清肌肤湿热；升麻解毒透疹；甘草调和诸药。此方适应于风热证兼阳明经热证，痒重心烦者，舌尖红、苔黄白，脉濡或浮滑。

④滋阴除湿汤

处方：生地30g、玄参9g、石斛9g、玉竹9g、当归9g、丹参20g、鸡血藤

15g、茯苓9g、泽泻9g、苦参9g、白鲜皮9g、地肤子9g、蛇床子9g。

功用：滋阴养血，除湿止痒。

主治：亚急性湿疹、慢性阴囊湿疹、天疱疮等。

方义：生地、玄参、石斛、玉竹滋阴清热；当归、丹参、鸡血藤养血和营；茯苓、泽泻除湿而不伤阴；苦参、白鲜皮、地肤子除湿止痒。此方适用于湿疹反复不愈，日久伤阴耗血，舌淡苔净或光之证。

⑤芳香化湿汤

处方：藿香9g、佩兰9g、苍术9g、厚朴6g、陈皮9g、砂仁9g、茯苓9g、泽泻9g、车前子9g、苦参9g、白鲜皮9g、地肤子9g、生甘草6g。

功用：化浊和中，除湿止痒。

主治：亚急性湿疹、钱币状湿疹、慢性湿疹等。

方义：藿香、佩兰芳香化浊，理气和中；苍术、厚朴、陈皮、砂仁健脾燥湿行气；茯苓、车前子、泽泻利水渗湿；苦参、白鲜皮、地肤子除湿止痒；甘草调和诸药。此方适用于湿疹、湿滞脾胃诸证者，如胃纳不馨、消化不良，大便溏稀，舌苔白腻，脉弦滑。

（二）白癜风经验方

①经验方一

处方：黄芪12g、党参12g、茯苓9g、白术9g、山药9g、女贞子9g、菟丝子9g、潼蒺藜9g、枸杞子9g、覆盆子9g、当归9g、白芍9g、丹参20g、鸡血藤15g、白芷9g、虎杖9g、透骨草9g、马齿苋20g、生甘草6g。

功用：健脾益肾，养血活血。

主治：白癜风（脾肾不足，气血不和证）。

方义：黄芪、党参、茯苓、白术、山药健脾益气；女贞子、菟丝子、潼蒺藜、枸杞子、覆盆子滋补肝肾；当归、白芍、丹参、鸡血藤养血活血，化瘀通络；白芷、虎杖、透骨草可增加皮肤光敏性；马齿苋清热解毒；生甘草调和诸药。此方具有健脾、补肾、养血、增色的功效。

②经验方二

处方：黄芪15g、白术9g、防风9g、生地9g、当归6g、丹参30g、赤芍9g、制首乌9g、刺蒺藜9g、浮萍6g、苍耳子6g、柴胡9g、郁金9g、黑芝麻9g、锻自然铜9g、生甘草6g。

功用：养血疏风，调气和血。

主治：白癜风（风邪袭腠，气血失和证）。

方义：刺蒺藜、浮萍、苍耳子、防风疏风解表；黄芪、白术益气健脾；生地、当归、丹参、赤芍养血活血；柴胡、郁金疏肝理气；黑芝麻补肝肾，益精血；锻自然铜含铜、铁、钙等多种微量元素。全方养血疏风，调气和血，适用于风邪袭腠、气血失和型白癜风。

③经验方三

处方：乌梅4g、刺蒺藜6g、沙苑子6g、黑芝麻6g、菟丝子6g、枸杞子6g、炙黄芪6g、茯苓9克、炒白术9g、山药6g、砂仁6g、炒薏仁9g、炒麦芽6g、鸡内金6g、丹参9g。

功用：健脾和胃，补益肝肾。

主治：儿童白癜风（脾胃失和，肝肾不足证）。

方义：乌梅生津和胃；刺蒺藜疏风解表；沙苑子、黑芝麻、菟丝子、枸杞子滋补肝肾；炙黄芪、茯苓、炒白术、山药益气健脾；炒麦芽、鸡内金消食和胃；砂仁、炒薏仁温脾化湿开胃；丹参凉血活血。

④经验方四

处方：生地20g、熟地9g、当归9g、茜草9g、片姜黄9g、紫草9g、赤芍9g、丹参20g、黑芝麻15g、炙首乌6g、鸡血藤15g、白芍9g、白鲜皮9g。

功用：养血活血，补肾祛风。

主治：白癜风（血虚肾亏证）。

方义：当归、生地、熟地、赤白芍养血补血；紫草、茜草、片姜黄凉血活血，抗氧化；丹参、鸡血藤养血活血，化瘀通络；炙首乌、黑芝麻补肝肾，益精血；白鲜皮祛风解毒。

⑤经验方五

处方：茯苓9g、炒白术9g、山药9g、炒白扁豆9g、砂仁6g、炒薏仁20g、厚朴6g、陈皮9g、黄芩9g、黄柏9g、藿香9g、佩兰9g、川芎9g、红花6g、珍珠母9g、煅牡蛎9g。

功用：健脾除湿，清热活血。

主治：白癜风（脾虚夹湿证）。

方义：茯苓、炒白术、山药、炒白扁豆健脾渗湿；砂仁、炒薏仁温脾化湿开胃；厚朴、陈皮芳香化湿，理气宽中；藿香、佩兰芳香开胃，醒脾化浊；黄芩、黄柏清热燥湿；川芎、红花行气活血；珍珠母、煅牡蛎重镇安神。

（三）银屑病经验方

①经验方一

处方：土茯苓15g、菝葜15g、连翘15g、白花蛇舌草15g、生地30g、丹参20g、鸡血藤15g、生槐花15g、黄芩10g、金银花15g、野菊花15g、虎杖9g、生甘草9g。

功用：清热、凉血、解毒。

主治：寻常型银屑病（血热型）。

方义：土茯苓、菝葜、白花蛇舌草清热解毒除湿；生地、生槐花、丹参、鸡血藤、虎杖凉血活血；黄芩、金银花、野菊花、连翘清热解毒利咽；生甘草调和诸药。

②经验方二

处方：土茯苓15g、菝葜15g、白花蛇舌草15g、半枝莲15g、生地30g、熟地30g、当归15g、白芍15g、天冬10g、麦冬10g、生槐花15g、丹参20g、鸡血藤15g、生甘草9g。

功用：养血、润燥、解毒。

主治：寻常型银屑病（血燥型）。

方义：土茯苓、菝葜、白花蛇舌草、半枝莲解毒泄热除湿；当归、生地、熟地、白芍养血润燥；天冬、麦冬养阴润肤；生槐花、丹参、鸡血藤养血活血；生甘草调和诸药。

③经验方三

处方：三棱15g、莪术15g、桃仁15g、红花15g、川芎10g、鬼箭羽30g、当归15g、赤芍15g、丹参20g、鸡血藤15g、白花蛇舌草15g、木香10g、陈皮10g。

功用：活血、化瘀、行气。

主治：寻常型银屑病（血瘀型）。

方义：三棱、莪术破血行气；桃仁、红花、鸡血藤活血化瘀通络；川芎活血行气；当归、赤芍、丹参凉血活血；鬼箭羽、白花蛇舌草解毒通络；木香、陈皮健脾行气。

④经验方四

处方：生地20g、牡丹皮9g、赤芍9g、丹参20g、厚朴6g、陈皮9g、黄芩9g、炒薏仁20g、土茯苓15g、菝葜15g、白花蛇舌草15g、半枝莲9g、槐花15g、北豆根6g、豨莶草9g、海桐皮9g、秦艽9g、马齿苋20g、生甘草9g。

功用：解毒泄热，除湿止痒。

主治：寻常型银屑病合并湿疹样变（湿热内蕴，郁于血分）。

方义：生地、丹皮、赤芍、丹参清营凉血；厚朴、陈皮、炒薏仁化湿理气；土茯苓、菝葜、半枝莲、槐花、白花蛇舌草、黄芩、北豆根清热除湿；豨莶草、海桐皮、秦艽、马齿苋除湿止痒；生甘草调和诸药。

⑤经验方五

处方：生槐花30g、紫草15g、土茯苓15g、菝葜15g、连翘9g、白花蛇舌草15g、公英15g、生地30g、丹皮10g、赤芍15g、丹参15g、鸡血藤30g、白茅根30g、龙胆草10g、黄芩10g、水牛角6g、石斛15g、玉竹15g、麦冬10g。

功用：清营解毒，凉血护阴。

主治：红皮病型银屑病（心火炽盛，兼感毒邪）。

方义：生槐花、土茯苓、菝葜、连翘、白花蛇舌草、公英清热解毒；生地、丹皮、赤芍、丹参、紫草、鸡血藤、水牛角凉血活血；黄芩、白茅根、龙胆草清热除湿；石斛、玉竹、麦冬养阴润肤。

⑥经验方六

处方：生地30g、丹皮10g、白茅根30g、水牛角6g、大青叶15g、银花30g、连翘15g、土茯苓15g、菝葜15g、生薏仁15g、滑石15g、苦参10g、白鲜皮30g、生甘草6g。

功用：清热凉血，解毒除湿。

主治：脓疱型银屑病（湿热蕴久，兼感毒邪）。

方义：生地、丹皮、白茅根、水牛角、大青叶清热凉血解毒；银花、连翘、土茯苓、菝葜解毒泄热除湿；生薏仁、滑石利水渗湿；苦参、白鲜皮除湿止痒；生甘草调和诸药。

⑦经验方七

处方：土茯苓15g、秦艽10g、海桐皮15g、防风10g、桑枝30g、独活10g、威灵仙10g、白鲜皮15g、当归10g、生地30g、赤芍10g、丹参15g、鸡血藤15g、牛膝10g。

功用：散风祛湿，解毒通络。

主治：关节型银屑病（风湿毒热，痹阻经络）。

方义：土茯苓、秦艽、海桐皮解毒除湿，通利关节；防风、桑枝、独活、威灵仙、白鲜皮散风、祛湿、利关节；当归、生地、赤芍、丹参、鸡血藤凉血活血；牛膝逐瘀通络，引血下行。

（四）痤疮经验方

处方：枇杷叶12g、桑白皮9g、黄芩12g、栀子10g、野菊花9g、黄连6g、丹皮10g、赤芍10g、白茅根30g、生槐花15g、金银花15g、连翘9g、苦参10g、玫瑰花9g、凌霄花9g、丹参20g、当归9g、益母草9g、生甘草6g。

功用：清肺胃湿热，佐以解毒。

主治：痤疮（肺胃热盛，外感毒邪）。

方义：枇杷叶、桑白皮、黄芩、栀子、野菊花、黄连清肺胃热；丹皮、赤芍、白茅根、生槐花、金银花、连翘凉血解毒；苦参祛湿止痒；玫瑰花、凌霄花、丹参、当归、益母草养血活血化瘀。

（五）荨麻疹经验方

①经验方一

处方：荆芥10g、防风10g、浮萍10g、薄荷6g、生地15g、丹皮10g、黄芩

10g、银花15g、蝉蜕5g、牛蒡子15g、生石膏15g、栀子15g、生甘草10g。

功用：辛凉透表，宣肺清热。

主治：荨麻疹（风热型）。

方义：荆芥、防风、浮萍、薄荷疏风解表；生地、丹皮凉血清热；银花、牛蒡子、甘草清热解毒利咽；黄芩、生石膏、栀子清热泻火；蝉蜕祛风止痒。此方适用于荨麻疹（风热型），主症为风团色红灼热剧痒，伴有发热、恶寒、咽喉肿痛、呕吐、腹痛，遇热皮疹加重，舌苔白或薄黄，脉浮数。

②经验方二

处方：麻黄10g、杏仁6g、干姜皮6g、浮萍6g、白鲜皮15g、丹皮10g、丹参20g、荆芥10克、防风10克、厚朴6g、陈皮10g。

功用：辛温解表，宣肺散寒。

主治：荨麻疹（风寒型）。

方义：麻黄、杏仁、干姜皮辛温宣肺；佐以荆芥、防风、浮萍、白鲜皮疏风解表、扬散寒湿；丹参、丹皮凉血活血止痒；厚朴、陈皮理气开胃，醒脾化湿。此方适用于荨麻疹（风寒型），主症为皮疹色呈粉白，遇风冷加重，口不渴，或有腹泻，舌体胖、苔白，脉浮紧。

③经验方三

处方：防风10g、荆芥10g、茯苓皮15g、地骨皮10克、陈皮10g、桂枝9g、生甘草6、干姜皮6g、大枣9g、芍药10g、生黄芪15g、当归10g。

功用：卫阳失固，营卫失和。

主治：荨麻疹（营卫失和证）。

方义：荆芥、防风疏风解表；茯苓皮、陈皮、地骨皮健脾利湿；桂枝、芍药调和营卫；生姜温胃；大枣补脾；黄芪补气固表；当归养血。此方适用于荨麻疹（营卫失和证），主症为皮疹发无定处，时起时消，舌淡、苔白，脉细弦。

（六）过敏性紫癜经验方

处方：白茅根30g、茜草根9g、紫草根9g、生地30g、丹皮9g、生槐花15g、大青叶12g、天花粉15g、玄参9g、石斛15g、桃仁6g、红花6g、鸡血藤15g、板蓝根15g、黄芩10g、连翘10g、地榆6g。

功用：清热凉血，活血化瘀。

主治：过敏性紫癜（血热壅盛证）。

方义：白茅根、茜草根、紫草根凉血活血，且根药下行，善除下焦血热；生地、丹皮、生槐花、大青叶清热凉血；天花粉、玄参、石斛养阴生津；桃仁、红花、鸡血藤活血化瘀；板蓝根、黄芩、连翘清热解毒；地榆凉血止血。

（七）玫瑰糠疹经验方

处方：白茅根20g、凌霄花15g、鸡冠花15g、大青叶15g、青黛10g、玫瑰花15g、丹皮20g、荆芥15g、防风15g、金银花15g、野菊花15g、紫草10g、防己15g、苦参10g、白鲜皮15g。

功用：凉血解毒，祛风止痒。

主治：玫瑰糠疹（血热内蕴，外感风邪）。

方义：白茅根、丹皮、凌霄花、鸡冠花、大青叶、青黛、紫草清热凉血，解毒退斑；玫瑰花理气化瘀；荆芥、防风祛风止痒；金银花、野菊花清热解毒；防己、苦参、白鲜皮除湿止痒。

二、中成药运用解析

（一）银屑病中成药

①甘草制剂

组成成分：中药甘草根和根茎中的三萜类物质。甘草酸由1分子甘草次酸+2分子葡萄糖醛酸组成，人工合成甘草酸盐，包括甘草酸单胺（复方甘草酸苷）、甘草酸双胺（甘利欣）、异甘草酸镁等。

主要功效：抗炎、抗过敏、免疫调节、保肝。

作用机制：通过抑制磷酸二酯酶A2活性，抑制前列腺素和白三烯的合成；通过抑制NF-κB的磷酸化以及诱生型一氧化氮合成酶（iNOS）的表达，抑制TNF-α、IL-1β、IL-8的产生，抑制补体系统的激活，直接连结HMGB1并抑制其细胞因子活性，从而调节炎性细胞因子的产生；提高肥大细胞的膜稳定性；抑制11-β羟基脱氢酶，从而抑制氢化可的松向可的松的转化，同时可抑制肝脏中5-α还原酶的活性，减缓体内正常氢化可的松的代谢，起到类激素样作用。

适应证：可用于各种炎性皮肤病、肝脏炎症、自身免疫性疾病等，配合其他药物可增强疗效、降低不良反应。

用法用量：以复方甘草酸苷为例，针剂（复方甘草酸苷注射液）成人60~100ml，静脉滴注，1次/日；片剂/胶囊：成人2~3片（粒），饭后口服，3次/日；可依年龄、症状适当增减。

不良反应：低钾血症、水钠潴留、体重增加、血压升高、血糖升高、继发感染、过敏、消化道症状等，少见横纹肌溶解症［乏力、肌力低下、肌肉痛、四肢痉挛、麻痹，CK（CPK）升高，血、尿肌红蛋白升高］。

禁忌证：醛固酮症、肌病、低钾血症、高血压、糖尿病（相对）；对该药成分过敏者（绝对）。

②白芍总苷胶囊

组成成分：中药白花芍药的根中提取的白芍总苷（TGP），主要为一组糖苷类物质，包括芍药苷、羟基芍药苷、芍药花苷、芍药内酯苷、苯甲酰芍药苷等。

主要功效：免疫调节、抗炎镇痛、养阴保肝。

作用机制：高浓度通过抑制B淋巴细胞产生抗体、抑制Th2细胞活性、抑制单核巨噬细胞功能，起到免疫抑制作用。通过下调Bcl-2、上调Bax的表达，同时高浓度可抑制炎症局部PGE2、LTB4的合成，抑制核因子-κB的活化，抑制巨噬细胞产生过量的NO，从而减轻机体的炎症反应；可抑制肿瘤细胞增殖、促进细胞凋亡，起到抗肿瘤作用；抑制血小板聚集，改善微循环；此外，该药还具有保护肝脏、抗病毒、抗细菌、抗痉挛、镇痛、镇静、抗焦虑等作用。

适应证：免疫性炎症性疾病，如银屑病、红斑狼疮、白塞病、干燥综合征、类风湿关节炎、肝炎等。

用法用量：2~3粒，口服，3次/日。

不良反应：胃肠道不适、腹泻、腹痛、恶心、呕吐等消化道症状。罕见出血性皮疹等过敏反应。

禁忌证：脾胃虚易腹泻者（相对），妊娠期（相对），对药物成分过敏者（绝对）。

③雷公藤制剂

组成成分：雷公藤多甙是从中药雷公藤根提取精制而成的一种极性较大的脂溶性混合物，含雷公藤碱、雷公藤次碱、雷公藤碱乙、雷公藤春碱、雷公藤内酯、雷公藤内酯醇（雷公藤甲素）、雷公藤酸、β-谷甾醇及胡萝卜甙等。含雷公藤多甙的药物有雷公藤多甙片、昆明山海棠片、火把花根片。

主要功效：免疫抑制、抗炎、抗肿瘤，血小板聚集，改善微循环、抗病毒、抗细菌等。

作用机制：阻止B淋巴细胞产生抗体，抑制补体的活性和循环免疫复合物的形成，降低T淋巴细胞数量。小剂量促进、大剂量抑制巨噬细胞的吞噬功能；小剂量增强、大剂量抑制NK细胞活性达到免疫抑制作用。抑制炎性因子的核酸表达，如IL-4及IL-2R的转录；抑制TNF-α和IL-6的释放；抑制iNOS的表达，减少NO的产生；抑制COX-2的表达，减少前列腺素的产生；抑制纤维母细胞增生；兴奋HPA轴，促进肾上腺皮质功能，起到抗炎作用。可直接启动细胞凋亡，还可通过抑制RNA和蛋白质的合成，干扰DNA的复制，诱导细胞凋亡，从而实现抗肿瘤作用。

适应证：免疫性炎症性疾病，如皮炎、湿疹、银屑病、麻风、红斑狼疮、白塞病、类风湿关节炎、强直性脊柱炎、血管炎、自身免疫性肝炎、肾炎等。肿瘤，如乳腺癌、子宫肌瘤等。

用法用量：以雷公藤多苷片为例，每日1~1.5mg/kg（一般成人最大剂量为60mg/日），分3次饭后服用。首剂需足量，控制症状后减量。

不良反应：生殖系统包括月经紊乱、闭经，精子活力及数目减少。造血系统包括白细胞和血小板减少。肝肾功能包括转氨酶、尿素氮和肌酐升高。过敏反应包括皮肤黏膜红斑、风团、丘疹、结节。消化道症状包括恶心、呕吐、食欲不振。

禁忌证：有严重心血管病者和老年患者（相对），有生育计划的男性和女性、妊娠期妇女（相对），肝肾功能不全者（相对），对该药物成分过敏者（绝对）。

④氨肽素

组成成分：主要无机成分包括锌、硒、钙、镁、磷、硼、铁、铜、锰和硅；有机成分包括多种甾体类、酚类、多糖类、氨基酸及多肽类物质。

主要功效：促进血细胞的增殖、分化、成熟与释放（白细胞、红细胞、血小板）。激活单核–巨噬细胞和粒细胞的活性，实现免疫调节作用；提高血清溶菌酶活性，并与抗体、补体、干扰素等多种免疫物质产生协同作用。

适应证：原发性血小板减少性紫癜、再生障碍性贫血、白细胞减少症、银屑病。

用法用量：成人1g，口服，每日3次；儿童酌减。

不良反应：罕见过敏反应。

禁忌证：对该药物成分过敏者（绝对）。

⑤复方青黛丸（胶囊）

组成成分：青黛、蒲公英、土茯苓、紫草、白芷、白鲜皮、马齿苋、丹参、绵马贯众、绵萆薢、建神曲、焦山楂、乌梅、南五味子（酒蒸）。

主要功效：清热解毒，化瘀消斑，祛风除湿。

作用机制：降低血清IL–2、IL–8水平；抑制表皮细胞增生，促进分化；改善微循环，活血化瘀，从而调节机体免疫功能。

方药解析：

君药：青黛味咸、性寒，归肝、肺、胃经，清热解毒，凉血定惊，具有抗肿瘤、抑菌作用；蒲公英味苦、性寒，归肝、胃经，清热解毒，利尿散结，具有抑菌、抗感染作用。

臣药：土茯苓味甘、淡、性平，归肝、胃经，除湿解毒，通利关节，具有抗肿瘤、抗炎、抑制细胞免疫，降糖、降脂、抗血栓等作用；紫草味甘、咸、性寒，归心、肝经，凉血活血，解毒透疹，具有抗病原微生物、抗炎、抗肿瘤、抗生育、降糖作用；白芷性味辛、温，归肺、大肠、胃经，祛风燥湿，消肿止痛，具有抗细菌、光敏作用；白鲜皮性味苦、寒，归脾、胃、膀胱经，清热燥湿，祛风解毒，具有抗真菌、抗炎、抗肿瘤、解痉、退热作用；马齿苋性味酸、寒，归大肠、肝经，清热解毒，凉血止血，消肿止痢，具有抗菌、升血钾、松弛肠道平滑肌及骨骼肌作用。

佐药：绵萆薢性味苦、平，归肾、胃经，利湿祛浊，祛风除痹，具有抗菌、抗炎、止痛、利尿等作用；绵马贯众性味甘、淡、平，归肝、胃经，清热解毒，止血、杀虫，具有抗肿瘤、抗炎、抑制细胞免疫、降糖、降脂、抗血栓等作用；丹参性味苦、微寒，归心、肝经，活血祛瘀，通经止痛，清心除烦，凉血消痈，具有抗菌、抗炎、抗肿瘤、免疫抑制、保心、改善微循环、抗凝、降脂、保肝等作用。

使药：乌梅性味酸、涩、平，归肝、脾、肺、大肠经，敛肺止咳，涩肠止泻，安蛔止痛，生津止渴，具有抗菌、抑虫、抗过敏、解除肠道痉挛等作用；五味子性味酸、甘、温，归肺、心、肾经，敛肺滋肾，生津敛汗，涩精止泻，宁心安神，具有抗菌、增强细胞免疫、改善心脑营养代谢、保护肝肾功能、抗氧化、抗溃疡等作用；建神曲性味甘、辛、温，归脾、胃经，消食和胃，健脾化湿，具有抗氧化、促进消化和吸收作用；山楂性味酸、甘、微温，归脾、胃经，消食化积，行气散淤，具有抗氧化、促进消化和吸收作用。

方中青黛、蒲公英、土茯苓、紫草、贯众清热解毒；萆薢、白芷、白鲜皮、马齿苋祛风除湿；丹参化瘀消斑；乌梅、五味子、山楂、建曲益胃止泻。

适应证：进行期银屑病、玫瑰糠疹、药疹等证见血热风盛，挟湿。

用法用量：以复方青黛胶囊为例，成人4粒，口服，3次/日；剂量可依年龄、症状酌减。

不良反应：主要消化系统反应包括胃部不适、腹痛、腹泻、便血、肝功能损伤。

禁忌证：孕妇、脾胃虚寒、胃部不适者（相对）；对该药成分过敏者（绝对）。

⑥丹青胶囊

组成成分：青黛、紫草、牡丹皮、玄参、土茯苓、白鲜皮、苦参、地肤子、威灵仙、乌梢蛇、柏子仁、甘草。

主要功效：清热凉血，养血活血，祛风止痒。

作用机制：抗炎、止痒，抑制表皮及真皮淋巴细胞增生、促进分化。

方药解析：

君药：青黛性味咸、寒，归肝、肺、胃经，清热解毒，凉血定惊，具有抗肿瘤、抑菌作用；紫草性味甘、咸、寒，归心、肝经，凉血活血，解毒透疹，具有抗病原微生物、抗炎、抗肿瘤、抗生育、降糖作用。

臣药：土茯苓性味甘、淡、平，归肝、胃经，除湿解毒，通利关节，具有抗肿瘤、抗炎、抑制细胞免疫、降糖、降脂、抗血栓等作用；丹皮性味苦、辛、微寒，归心、肝、肾经，清热凉血，活血散瘀，具有抗病原微生物、抗炎、抗过敏、强心、利尿、降压、解热、镇痛、解痉作用；玄参性味甘、苦、咸、寒，归肺、胃、肾经，清热凉血，滋阴解毒，具有抗菌、抗炎、镇痛、抗惊厥和降压作用；苦参性味苦、寒，归心、肝、胃、大肠、膀胱经，清热燥湿，具有抗病原微生物、抗炎、抗过敏、抗肿瘤、降心率、抗心律失常、降压、平喘祛痰及升白作用；白鲜皮性味苦、寒，归脾、胃、膀胱经，清热燥湿，祛风解毒，具有抗真菌、抗炎、抗肿瘤、解痉、退热作用；地肤子性味辛、苦、寒，归肾、膀胱经，清热利湿，祛风止痒，具有抗真菌、抗炎等作用。

佐药：威灵仙性味辛、咸、温，归膀胱经，祛风除湿，通络止痛，有小毒，具有抗疟、抗组胺、松弛平滑肌、镇痛等作用；乌梢蛇性味甘、平，归肝经，祛风通络止痉，具有抗炎、解痉镇痛等作用。

使药：柏子仁性味甘、平，归心、肾、大肠经，养心安神，润肠通便，具有宁心安神、润肠通便、止汗等作用；甘草性味甘、平，归心、肺、脾、胃经，益气补中，清热解毒，祛痰止咳，缓急止痛，调和药性，具有抗病原微生物、抗炎、抗过敏、抗肿瘤、保肝、抗溃疡、祛痰止咳、利尿、解毒等作用。

方中青黛、土茯苓、紫草清热凉血；地肤子、苦参、白鲜皮、威灵仙、乌梢蛇祛风止痒；玄参、丹皮养血活血；柏子仁、生甘草调和诸药。

适应证：银屑病、神经性皮炎、痤疮、皮肤瘙痒症、黄褐斑、便秘等证见血热或兼血瘀证。

用法用量：成人4粒，口服，3次/日；剂量可依年龄、症状酌减。

不良反应：胃部不适、腹痛、腹泻、肝功能损伤等。

禁忌证：孕妇、脾胃虚寒者、胃部不适者（相对）；对该药成分过敏者（绝对）。

⑦银屑灵颗粒

组成成分：苦参、白鲜皮、黄柏、防风、蝉蜕、土茯苓、金银花、连翘、生地、赤芍、当归、甘草。

主要功效：祛风燥湿，清热解毒，活血化瘀。

作用机制：抗炎、止痒、免疫抑制；抑制表皮角质形成细胞增生；改善微循环，活血化瘀。

方药解析：

君药：土茯苓性味甘、淡、平，归肝、胃经，除湿解毒，通利关节，具有抗肿瘤、抗炎、抑制细胞免疫、降糖、降脂、抗血栓等作用；苦参性味苦、寒，归心、肝、胃、大肠、膀胱经，清热燥湿，具有抗病原微生物、抗炎、抗过敏、抗肿瘤、降心率、抗心律失常、降压、平喘祛痰及升白作用；白鲜皮性味苦、寒，归脾、胃、膀胱经，清热燥湿，祛风解毒，具有抗真菌、抗炎、抗肿瘤、解痉、退热作用。

臣药：黄柏性味苦、寒，归肾、膀胱、大肠经，清热燥湿，泻火解毒，退热除蒸，具有抗病原微生物、镇咳祛痰、强心降压、保胃等作用；金银花性味甘、寒，归肺、心、胃经，清热解毒，疏散风热，具有抗病原微生物、抗炎解热、抑制细胞免疫、抗肿瘤等作用；连翘性味苦、微寒，归肺、心、小肠经，清热解毒，消痈散结，疏散风热，具有抗病原微生物、抗炎解热、保肝、降压、利尿等作用；生地黄性味甘、苦、寒，归心、肝、肾经，清热凉血，养阴生津，具有抗肿瘤、抗炎、抗过敏、抑制T淋巴细胞、降糖、降压、利尿、止血等作用。

佐药：防风性味辛、甘、温，归膀胱、肝、脾经，发散解表，胜湿止痛，祛风解痉，具有抗病原微生物、解热、抗炎、镇痛、保护胃黏膜作用；蝉衣性味甘、寒，归肺、肝经，疏散风热，透疹止痒，明目退翳，息风止痉，具有抗肿瘤、抗炎、抗过敏、免疫抑制、镇静止痛、抗惊厥作用；当归性味甘、辛、温，归肝、心、脾经，补血活血，调经止痛，润肠通便，具有抗菌、抗炎、抗过敏、抗肿瘤、抗贫血、抗凝、保护心脏、镇静止痛、降脂等作用；赤芍性味苦、微寒，归肝经，清热凉血，散瘀止痛，具有抗病原微生物、抗炎、抗过敏、抗肿瘤、解痉、抗惊厥、抗凝、保护心血管作用。

使药：甘草性味甘、平，归心、肺、脾、胃经，益气补中，清热解毒，祛痰止咳，缓急止痛，调和药性，具有抗病原微生物、抗炎、抗过敏、抗肿瘤、保肝、抗溃疡、止咳祛痰、利尿、解毒等作用。

方中苦参、白鲜皮、黄柏、防风、蝉蜕祛风燥湿；土茯苓、金银花、连翘清热解毒；生地、赤芍、当归活血化瘀；甘草调和诸药。

适应证：银屑病证见血热风盛，挟湿。

用法用量：20g，口服，2次/日。

不良反应：胃部不适。

禁忌证：孕妇（相对）；对该药成分过敏者（绝对）。

⑧克银丸

组成成分：土茯苓、白鲜皮、北豆根、拳参。

主要功效：清热解毒，祛风止痒。

作用机制：抗炎，抑制表皮细胞增生。

方药解析：

君药：土茯苓性味甘、淡、平，归肝、胃经，除湿解毒，通利关节，具有抗肿瘤、抗炎、抑制细胞免疫、降糖、降脂、抗血栓等作用；白鲜皮性味苦、寒，归脾、胃、膀胱经，清热燥湿，祛风解毒，具有抗真菌、抗炎、抗肿瘤、解痉、退热作用。

臣药：拳参性味苦、涩、微寒，归肺、肝、大肠经，清热解毒，镇肝熄风，凉血止痢，具有抗菌、抗肿瘤、止血作用。

佐药：北豆根性味苦、寒，归肺、胃经，清热解毒，祛风止痛、利咽消肿，具有抗细菌、抗过敏、抗炎、抗肿瘤、保心、保肝及抗溃疡作用。

全方简明，清热解毒，祛风止痒。

适应证：银屑病证见血热风燥。

用法用量：10g，口服，2次/日。

不良反应：肝功损伤、剥脱性皮炎等。

禁忌证：孕妇（相对）；肝功能不全（相对）；对该药成分过敏者（绝对）。用药期间勿饮酒、吸烟，禁食刺激性食物。

⑨消银颗粒/片/胶囊

组成成分：金银花、大青叶、牛蒡子、地黄、玄参、丹皮、赤芍、当归、苦参、白鲜皮、防风、蝉衣、红花。

主要功效：清热凉血，养血润燥，祛风止痒。

作用机制：抑制上皮细胞有丝分裂，促进正常分化；抑制T淋巴细胞增殖，抑制TNF-α、IL-18等Th1细胞因子的生成和释放；改善微循环。

方药解析：

君药：金银花性味甘、寒，归肺、心、胃经，清热解毒，疏散风热，具有抗病原微生物、抗炎解热、抑制细胞免疫、抗肿瘤等作用；大青叶性味苦、寒，归心、胃经，清热解毒，凉血消斑，具有抗病原微生物、抗炎、抗肿瘤、保肝、解肠道痉挛等作用；牛蒡子性味辛、苦、寒，归肺、胃经，疏散风热，宣肺透疹，解毒利咽，具有抗真菌、抗肿瘤、保肾、扩血管等作用。

臣药：生地黄性味甘、苦、寒，归心、肝、肾经，清热凉血，养阴生津，具有抗肿瘤、抗炎、抗过敏、抑制T淋巴细胞、降糖、降压、利尿、止血作用；玄参性味甘、苦、咸、寒，归肺、胃、肾经，清热凉血；滋阴解毒，具有抗菌、抗炎、镇痛、抗惊厥和降压作用；丹皮性味苦、辛、微寒，归心、肝、肾经，清热凉血，活血散瘀，具有抗病原微生物、抗炎、抗过敏、强心、利尿、降压、解热、镇痛、解痉作用；赤芍性味苦、微寒，归肝经，清热凉血，散瘀止痛，具有抗病原微生物、抗炎、抗过敏、抗肿瘤、解痉、抗惊厥、抗凝、保护心血管作用；苦参性味苦、寒，归心、肝、胃、大肠、膀胱经，清热燥湿，具有抗病原微生物、抗炎、抗过敏、抗肿瘤、降心率、抗心律失常、降压、平喘祛痰、安定及升白作用；白鲜皮性味苦、寒，归脾、胃、膀胱经，清热燥湿，祛风解毒，具有抗真菌、抗炎、抗肿瘤、解痉、退热作用；当归性味甘、辛、温，归肝、心、脾经，补血活血，调经止痛，润肠通便，具有抗菌、抗炎、抗过敏、抗肿瘤、抗贫血、抗凝、保护心脏、镇静止痛、降脂等作用。

佐药：防风性味辛、甘、温，归膀胱、肝、脾经，发散解表，胜湿止痛，祛风解痉，具有抗病原微生物、解热、抗炎、镇痛、保护胃黏膜作用；蝉衣性味甘、寒，归肺、肝经，疏散风热，透疹止痒，明目退翳，息风止痉，具有抗肿瘤、抗炎、抗过敏、免疫抑制、镇静、止痛、抗惊厥作用；红花性味辛、温，归心、肝经，活血通经，祛瘀止痛，化滞消斑，具有抗炎、兴奋心肌、缩血管、抗凝、促进平滑肌收缩、镇静、止痛、抗惊厥、降脂等作用。

方中金银花、大青叶、牛蒡子、地黄、丹皮、赤芍清热凉血；苦参、白鲜皮、防风、蝉衣祛风止痒；玄参、当归、红花养血润燥。

适应证：银屑病证见血热风燥、血虚风燥。

用法用量：以消银颗粒为例，成人3.5g，口服，3次/日。

不良反应：肝功能损伤。

禁忌证：孕妇（相对）；对该药成分过敏者（绝对）。

⑩苦丹丸

组成成分：丹参、苦参、红花、赤芍、牡丹皮、当归、何首乌、白鲜皮、荆芥、金银花、莪术、三棱、生地、玄参、蝉衣。

主要功效：养血润燥，凉血化瘀，祛风止痒。

方药解析：

君药：苦参性味苦、寒，归心、肝、胃、大肠、膀胱经，清热燥湿，具有抗病原微生物、抗炎、抗过敏、抗肿瘤、降心率、抗心律失常、降压、平喘祛痰、安定及升白作用；丹参性味苦、微寒，归心、肝经，活血祛瘀，通经止痛，清心除烦，凉血消痈，具有抗菌、抗炎、抗肿瘤、免疫抑制、保心、改善微循环、抗凝、降脂、保肝等作用。

臣药：金银花性味甘、寒，归肺、心、胃经，清热解毒，疏散风热，具有抗病原微生物、抗炎、抑制细胞免疫、抗肿瘤作用；丹皮性味苦、辛、微寒，归心、肝、肾经，清热凉血，活血散瘀，具有抗病原微生物、抗炎、抗过敏、强心、利尿、降压、解热、镇痛、解痉作用；赤芍性味苦、微寒，归肝经，清热凉血，散瘀止痛，具有抗病原微生物、抗炎、抗过敏、抗肿瘤、解痉、抗惊厥、抗凝、保护心血管作用；当归性味甘、辛、温，归肝、心、脾经，补血活血，调经止痛，润肠通便，具有抗菌、抗炎、抗过敏、抗肿瘤、抗贫血、抗凝、保心、镇静、止痛、降脂等作用；红花性味辛、温，归心、肝经，活血通经，祛瘀止痛，化滞消斑，具有抗炎、兴奋心肌、缩血管、抗凝、促进平滑肌收缩、镇静、止痛、抗惊厥、降脂等作用；白鲜皮性味苦、寒，归脾、胃、膀胱经，清热燥湿，祛风解毒，具有抗真菌、抗炎、抗肿瘤、解痉、退热作用；荆芥性味辛、微温，归肺、肝经，祛风解表，透疹消疮，具有抗病原微生物、抗炎、抗过敏、解痉、镇痛、抗氧化、促进血液循环、促修复作用；何首乌性味甘、苦、平，归心、肝、大肠经，滋阴养血，润肠通便，祛风解毒，具有抗衰老、促进肾上腺皮质功能和免疫功能、降脂、保肝、促进肠道蠕动作用。

佐药：生地黄性味甘、苦、寒，归心、肝、肾经，清热凉血，养阴生津，具有抗肿瘤、抗炎、抗过敏、抑制T淋巴细胞、降糖、降压、利尿、止血作用；玄参性味甘、苦、咸、寒，归肺、胃、肾经，清热凉血，滋阴解毒，具有抗菌、抗炎、镇痛、抗惊厥和降压作用；蝉衣性味甘、寒，归肺、肝经，疏散风热，透疹止痒，明目退翳，息风止痉，具有抗肿瘤、抗炎、抗过敏、免疫抑制、镇静、止痛、抗惊厥作用；三棱性味苦、辛、平，归肝、脾经，破血行气，消积止痛，具有抗凝、促进平滑肌蠕动作用；莪术性味辛、苦、温，归肝、脾经，破血行气，消积止痛，具有抗肿瘤、抗炎、抗菌、抗溃疡、促进微循环作用。

方中生地、牡丹皮、赤芍、金银花、丹参、莪术、三棱凉血化瘀；苦参、白鲜皮、荆芥、蝉衣祛风止痒；玄参、当归、红花、何首乌养血润燥。

适应证：银屑病证见血虚风燥、血瘀风燥。

用法用量：成人6g，口服，3次/日。

不良反应：肝功能损伤。

禁忌证：孕妇（相对）；对该药成分过敏者（绝对）。

⑪百癣夏塔热片/胶囊

组成成分：地锦草、司卡摩尼亚脂、芦荟、诃子肉、毛诃子肉、西青果。

主要功效：清热解毒、祛风止痒。

作用机制：抑制迟发型超敏反应，降低机体过激的细胞免疫功能，提高机体免疫细胞的抗氧化能力。

方药解析：地锦草性味辛、平，归肝、大肠经，清热解毒，利湿退黄，凉血止血，具有抗病原微生物、止血、中和毒素。芦荟性味苦、寒，归肝、大肠经，泻下清肝杀虫，具有抗菌、抗肿瘤、抗炎、调节免疫、促进肠道蠕动、强心、降压、保护胃黏膜、保肝等作用。司卡摩尼亚脂攻下，燥湿消肿，祛寒止痛，开窍明目，驱虫补胃，为旋花科植物胶旋花的根部乳状渗出物，可生干生热，具有通便、利尿、健胃作用。诃子肉性味苦、酸、涩、平，归肺、大肠经，涩肠止泻，敛肺止咳，利咽开音，具有抗菌、抗肿瘤、抗炎、缓解肠道痉挛、强心等作用。西青果性味苦、涩、微寒，归肺、大肠经，清热生津，利咽解毒，为中药诃子的幼果，具有抗菌、降糖作用。毛诃子肉性味甘、涩、平，清热解毒，收敛养血，调和诸药。

适应证：银屑病、手癣、体癣、脚癣、花斑癣、过敏性皮炎、带状疱疹、痤疮等证见血热风盛，挟湿。

用法用量：2~4片，口服，2~3次/日。

不良反应：腹痛、腹泻。

禁忌证：孕妇、脾胃虚寒者、胃部不适者（相对）；对该药成分过敏者（绝对）。用药期间勿饮酒、吸烟，禁食刺激性食物。

⑫疗癣卡西甫丸

组成成分：欧菝葜根、黄连、芝麻（白）、菝葜。

主要功效：清除碱性异常黏液质，燥湿，止痒。

方药解析：欧菝葜根是百合科植物马兜铃叶菝葜干燥的根，性味热、微辛，可平衡体液，利尿发汗；菝葜是百合科植物菝葜的根状茎，性味微甘、平，清热利湿，壮筋骨；黄连性味苦、寒，归心、脾、胃、胆、大肠经，清热燥湿，泻火解毒；芝麻（白）性味甘、平，归肝、肾、肺、脾经，补血明目，祛风润肠，生津通乳，益肝养发，强身体，抗衰老。

适应证：用于肌肤瘙痒、体癣、银屑病等证见湿热。

用法用量：成人10g，口服，2次/日。

不良反应：偶见过敏反应。

禁忌证：孕妇、脾胃虚寒者（相对）；对该药成分过敏者（绝对）。

（二）白癜风中成药

中医称白癜风为白驳、白驳风、白癜，发病多因六淫外袭或七情内伤，致使气机不调，气血失和，不能荣养肌肤所致。白癜风可因外邪壅盛，肺卫失司，困厄肌肤而成；或因情志内伤，气滞血瘀，脉络瘀滞、肌肤失养而发；或因久病失养、损及肝肾，肝肾亏虚而致。白癜风分为5型，包括气血失和型、气滞血瘀型、脾胃虚弱型、肝气郁结型、肝肾不足型等。治疗上，总以调气和血为法、再依不同证型兼用化瘀通络、调肝理脾、补益肝肾等，临床常用的中成药有白灵片、白癜风胶囊、驱白巴布期片等，应用较为广泛，效果较优。注射用中成药较少，疗效明显但需注意肝、肾等不良反应。部分成药如人参健脾丸、逍遥丸、贞芪扶正颗粒等，亦有辅助治疗的功效。

1.口服中成药

（1）气滞血瘀型或气血失和型白癜风

①白灵片

组成成分：当归、三七、红花、牡丹皮、桃仁、防风、苍术、白芷、马齿苋、赤芍、黄芪。

主要功效：活血化瘀，增加光敏感作用。

作用机制：激活酪氨酸酶活性、增加光敏作用，促进黑素细胞形成；调节免疫功能、改善免疫紊乱；有效清除氧自由基；促进局部毛细血管扩张，促进局部代谢，从而促进黑素新生。

方药解析：

君药：当归、三七养血活血，祛瘀生新。三七味甘、微苦，性温，归于肝、胃经，散瘀止血，消肿止痛，具有止血、抗血栓、促进造血、扩血管、降血压、抗心律失常、抗动脉粥样硬化、抗炎、保肝、抗肿瘤、镇痛、抗菌作用。当归味甘、辛、性温，归肝、心、脾经，补血活血，调经止痛，润肠通便，具有促进机体造血、抑制血小板聚集、抗血栓、降血脂、抗动脉粥样硬化、抗心肌缺血、抗心律失常、改善血流动力学、调节子宫平滑肌、增强免疫，抗辐射、抗损伤，保肝作用。

臣药：红花味辛、性温，归心、肝经，活血通经，散瘀止痛，具有兴奋子宫平滑肌、抗血栓形成、改善微循环、抗脑梗死、降血脂、抗炎、免疫调节、镇痛、镇静，抗肿瘤作用。桃仁味苦、甘、性平，归心、肝、大肠经，活血化瘀，润燥滑肠，具有扩张血管、抗血栓、保肝、抗肝硬化、抗炎、镇痛、润肠通便、镇咳、抗过敏及抗肿瘤作用。赤芍味苦、性微寒，归肝经，清热凉血，散瘀止痛，具有抗炎、抗过敏、解热、镇痛、镇静、改善微循环、保肝、调节免疫、抗胃溃疡、抗抑郁、抗氧化、抗肿瘤等作用。牡丹皮味苦、性辛、微寒，归心、肝、肾经，清热凉血，活血化瘀，具有抗炎、抑制血小板聚集、抗血栓、调节免疫、解热镇痛、抗过敏、保肝护肾、抗动脉粥样硬化、抗心律失常、抗肿瘤等作用。

佐药：黄芪味甘、性微温，归脾、肺经，补气益表，利尿托毒，排脓敛疮生肌，具有增强造血功能、改善物质代谢、增强免疫、强心、保护心肌、抗应激、抗氧化、调节血压、抗肿瘤、保肝、抗溃疡作用。防风味辛、甘、性微温，归膀胱、肝、脾经，祛风解表，胜湿止痛，止痉，具有抗炎、解热、镇静、镇痛、抗惊厥、抗过敏作用。苍术味辛、苦、性温，归脾、胃、肝经，燥湿健脾，祛风湿。具有调节肠道运动功能、抗溃疡、中枢抑制、保肝、降血糖、扩血管作用，和防风合用可燥湿健脾、祛风散寒。

使药：马齿苋味酸、性寒，归肝、大肠经，清热解毒，凉血止血，止痢，具有抗炎、松弛骨骼肌、兴奋子宫平滑肌、利尿、降低胆固醇及增加光敏感作用。白芷味辛、性温，归肺、胃、大肠经，祛风燥湿，解表散寒，活血化瘀，排脓止痛，具有抗菌、抗炎、镇痛、改善心血管功能的作用。此外白芷有增加光敏感作用。

方中当归、三七养血活血，去瘀生新；牡丹皮、赤芍、桃仁和红花活血祛瘀，清热凉血；防风、苍术和白芷祛风除湿；黄芪补气生血；马齿苋清热凉血；白芷和马齿苋增加光敏。以上诸药合用起到养血活血、化瘀祛风作用。

适应证：用于白癜风（经络瘀阻型）或其他伴有血瘀证者。

用法用量：4片，口服，3次/日；同时使用外擦白灵酊涂患处，一日3次。3个月为一个疗程。

不良反应：尚不明确。但有白灵片引起肝损伤的报道。

禁忌证：孕妇；月经期减量或停服；对该药成分过敏者（绝对）。

②驱白巴布期片

组成成分：补骨脂、驱虫斑鸠菊、高良姜、盒果藤、白花丹。

主要功效：通脉理血。

作用机制：补充微量元素，激活人体黑素细胞合成的酪氨酸激酶，促进黑素细胞的合成和再生，增加皮肤的光敏性，改善皮肤微循环，滋养和调节免疫力。

方药解析：

君药：补骨脂味苦、辛、性温，归肾、脾经，温肾助阳，具有改善骨代谢、强心、扩张冠状动脉、抗肿瘤、抗溃疡、致光敏、增加皮肤色素作用。

臣药：驱虫斑鸠菊又名野茴香，味苦、性凉，归胃经，清热消炎，活血化瘀，杀虫祛斑，具有促进色素沉着、祛湿、消肿、散寒止痛、驱虫作用。

佐药：高良姜味辛、性热，归脾、胃经，辛散温通，祛寒除湿，破血行气，通经活络，具有镇痛抗炎、抗血栓、抗菌作用；白花丹味辛、苦、涩、性温，有毒，祛风除湿，行气活血，散瘀解毒，具有抗炎、抗菌、细胞毒及升高血糖作用。

使药：盒果藤，又名松筋藤、软筋藤、伸筋藤，味辛、微苦、性平，入肝经，燥湿消肿，祛寒止痛，祛风养筋，止咳平喘，散寒解郁，软坚散痔，具有补充锌、钠、镁和各种微量元素，激活人体黑素细胞合成的酪氨酸激酶，促进黑素细胞的合成和再生，增加皮肤的光敏性，改善皮肤微循环，滋养和调节免疫力等作用。

该药中驱虫斑鸠菊活血化瘀，清热消斑；白花丹祛风除湿，行气活血散瘀；高良姜辛散温通，破血行气，通经活络；盒果藤舒筋；补骨脂补肾温脾，同时可增加光敏性，以上诸药合用共奏清热解毒、散寒祛湿、通脉理血、舒筋活络、祛风消斑作用。

适应证：用于白癜风。

用法用量：3~5片，口服，3次/日。

不良反应：肝胆系统，如肝生化异常；皮肤及其附件，如皮疹、瘙痒；胃肠系统，如恶心；中枢及外周神经系统，如头晕。

注意事项：用药期间勿饮酒、吸烟，禁食刺激性食物；尚无老年人、儿童的研究资料；本品应在医生指导下使用，服药期间应注意检查肝生化，如发现肝生化异常或出现可能与肝损伤有关的临床表现时，应立即停药并就医；肝生化异常及有肝病史者慎用；肾功能不全者慎用；应避免与其他有肝毒性的药物联合使用；连续服用本品一个月后，建议停药1周再继续服用；请仔细阅读说明书并遵医嘱使用。

禁忌证：对本品过敏者；孕妇与哺乳期妇女。

③复方驱虫斑鸠菊丸

组成成分：驱虫斑鸠菊、阿纳其根、干姜、盒果藤根。

主要功效：祛湿化痰，温通血脉，通经活络，祛风消斑。

作用机制：补充微量元素，直接作用于脏腑及血液，激活酪氨酸酶黑色素细胞的活性，促进黑色素细胞再生，抑制变异基因的DNA复制，可迅速改变皮肤症状；疏通毛孔、改善细胞活力、促进细胞再生；重建被破坏的表皮细胞，使其恢复正常血液循坏、达到病灶部位营养供给正常；增强皮肤抵抗力和免疫力，能迅速派出体内毒素，恢复正常生理功能。

方药解析：

君药：驱虫斑鸠菊又名野茴香，味苦、性凉，归胃经，清热消炎，活血化瘀，杀虫祛斑，具有促进色素沉着、恢复颜色、祛湿、消肿、散寒止痛、驱虫作用。

臣药：阿纳其根味辛辣而麻舌、性热，生干生热，祛寒强筋，开通阻滞，具有热身壮阳、固精、祛风止痛、燥湿化痰、滋补神经作用。

佐药：盒果藤根为盒果藤的干燥根，又名松筋藤、软筋藤、伸筋藤，味辛、微苦、性平，入肝经，燥湿消肿，祛寒止痛，祛风养筋，止咳平喘，散寒解郁，软坚散痔，具有补充锌、钠、镁和各种微量元素，激活人体黑素细胞合成的酪氨酸激酶，促进黑素细胞的合成和再生，增加皮肤的光敏性，改善皮肤微循环，滋养和调节免疫力等作用。

使药：干姜味辛、性热，归脾、胃、肾、心、肺经，温中散寒，健运脾阳，回阳通脉，燥湿消痰，温肺化饮，温肾助阳，具有抗溃疡、止泻、解痉、促消化、镇吐、抗炎、镇痛、强心、扩张血管、抗血栓、抗病原微生物作用。

适应证：白癜风。

用法用量：成人4~6g，口服，3次/日。

不良反应：尚不明确。

注意事项：治疗期间尽量不食辛、发物，如：鱼虾、海鲜、鸡蛋、牛奶、韭菜、香菜等。

禁忌证：尚不明确。

④白癜风胶囊

组成成分：补骨脂、黄芪、白蒺藜、红花、乌梢蛇、当归、川芎、香附、白鲜皮、紫草、丹参、龙胆、干姜、山药、桃仁。

主要功效：益气行滞，活血解毒，利湿消斑，祛风止痒。

作用机制：调节免疫功能、改善微循环，促进黑素细胞形成。

方药解析：

君药：当归味甘、辛、性温，归肝、心、脾经，补血活血，调经止痛，润肠通便，活血祛瘀，养血祛风，具有促进机体造血、抑制血小板聚集、抗血栓、降血脂、抗动脉粥样硬化、抗心肌缺血、抗心律失常、改善血流动力学、调节子宫平滑肌、增强免疫力、抗辐射、抗损伤、保肝作用。

臣药：红花味辛、性温，归心、肝经，活血通经，散瘀止痛，具有兴奋子宫平滑肌、抗血栓形成、改善微循环、降血脂、抗炎、免疫调节、镇痛、镇静、抗肿瘤作用；桃仁味苦、甘、性平，归心、肝、大肠经，活血化瘀，润燥滑肠，具有扩张血管、抗血栓、保肝、抗肝硬化、抗炎、镇痛、润肠通便、镇咳、抗过敏及抗肿瘤作用。

佐药：丹参味苦、性微寒，归心、肝经，活血通经，化瘀止痛，清心除烦，具有改善微循环、抗血栓、扩张冠脉、抗心肌缺血、调血脂、抗动脉硬化、保护神经细胞、抗脑缺血、保肝、促进干细胞再生、促进骨折及创面愈合、调节免疫功能、抗菌、抗炎，镇痛、镇静、保肾作用；川芎味辛、性温，归肝、胆、心包经，活血行气，祛风止痛，具有抑制血小板聚集、抗血栓、扩张血管、抗心肌及脑缺血、镇痛、镇静、保护肾脏、缓解哮喘、抗肿瘤、抗辐射作用；香附味辛、微苦、微甘、性平，归肝、脾、三焦经，行气解郁，调经止痛，具有松弛内脏平滑肌、利胆、镇痛、抑制子宫收缩、解热、抗炎、镇痛、降压作用。补骨脂味苦、辛、性温，归肾、脾经，温肾助阳，具有改善骨代谢、强心、扩张冠状动脉、抗肿瘤、抗溃疡、致光敏作用。山药味甘、性平，归脾、肺、肾经，健脾养胃，补肾涩精，补益肺气，具有调整胃肠运动、降血糖、抗氧化、调节免疫作用。补骨脂和山药合用具有固本培元之功。紫草味甘、咸、性寒，归心、肝经，清热凉血，活血解毒，透疹消斑，具有抗炎、抗过敏、抗肿瘤、止血、保肝、愈合作用；蒺藜味苦、辛、性微温，有小毒，归肝经，轻扬疏散，平肝解郁，活血祛风，明目，止痒，具有抗炎、抗过敏、抗衰老、抗心肌缺血、降压、降脂、降糖及利尿作用；白鲜皮味苦、性寒，归脾、胃、膀胱经，清热燥湿，泻火解毒，祛风止痒，具有抗炎、解热、增强心肌收缩力、抑制子宫平滑肌、抗癌作用；乌梢蛇味甘、性平，归肝经，功善祛风，通络，止痉，具有抗炎、镇痛镇静、抗惊厥作用，血清有对抗五步蛇蛇毒作用。龙胆味苦、性寒，归肝、胆经，可清热燥湿，泻肝胆火，具有抗炎、镇静、促进胃酸分泌、保肝、抑制心脏、减缓心率、降压及抗疟原虫作用。

使药：干姜味辛、性热，归脾、胃、肾、心、肺经，温中散寒，健运脾阳，回阳通脉，燥湿消痰，温肺化饮，温肾助阳，具有抗溃疡、止泻、解痉、促消化、止吐、抗炎、镇痛、强心、扩张血管、增加血流量、抗血栓、抗病原微生物作用。

方中当归活血祛瘀，养血祛风，为君药；桃仁、红花活血行滞，为臣药；丹参、紫草凉血活血；川芎、香附活血理气；补骨脂、干姜、山药、黄芪补肾健脾，益气生血；蒺藜、白鲜皮、乌梢蛇、龙胆祛风除湿活络，为佐药。诸药合用，共奏活血行滞、祛风解毒之效。

适应证：经络阻隔、气血不畅所致的白癜风。

用法用量：成人3~4粒，口服，一日2次。

不良反应：尚不明确。

禁忌证：对方中药物过敏者。

注意事项：孕妇慎用。请仔细阅读说明书并遵医嘱使用。

⑤血府逐瘀丸

组成成分：当归、赤芍、桃仁、红花、川芎、熟地黄、牛膝、枳壳（麸炒）、桔梗、柴胡、甘草。

主要功效：活血化瘀，行气止痛。

作用机制：抑制血小板聚集、改善血液流变学、改善微循环、抗炎、降血脂及巨噬细胞吞噬作用。

方药解析：

君药：当归味甘、辛、性温，归肝、心、脾经，补血活血，调经止痛，润肠通便，具有促进机体造血、抑制血小板聚集、抗血栓、降血脂、抗动脉粥样硬化、抗心肌缺血、抗心律失常、改善血流动力学、调节子宫平滑肌、增强免疫、抗辐射、保肝作用；川芎味辛、性温，归肝、胆、心包经，活血行气，祛风止痛，具有抑制血小板聚集、抗血栓、扩张血管、抗心肌及脑缺血、镇痛、镇静、保肾、缓解哮喘、抗肿瘤、抗辐射作用。

臣药：赤芍味苦、性微寒，归肝经，清热凉血，散瘀止痛，具有抗炎、抗过敏、解热、镇痛、镇静、改善微循环、保肝、调节免疫、抗胃溃疡、抗抑郁、抗氧化、抗肿瘤等作用；桃仁味苦、甘、性平，归心、肝、大肠经，活血化瘀，润燥滑肠，具有扩张血管、抗血栓、保肝、抗肝硬化、抗炎、镇痛、润肠通便、镇咳、抗过敏及抗肿瘤作用。红花味辛、性温，归心、肝经，活血通经，散瘀止痛，具有兴奋子宫平滑肌、抗血栓形成、改善微循环、抗心及脑缺血损伤、降血脂、抗炎、免疫调节、镇痛、镇静、抗肿瘤作用。

佐药：枳壳与枳实相同，但作用缓和，味苦、辛、酸、微寒，归脾、胃经，破气消积，化痰散痞，具有抗溃疡、利胆、调节子宫功能、升血压、强心、抗氧化、抗菌、镇痛、护肝、降糖、降血脂、抗血栓、抗休克、利尿、抗过敏及调节胃肠道平滑肌作用。桔梗味苦、辛，性平，归肺经，宣肺，祛痰，利咽，排脓，具有抗菌、抗炎、免疫增强、抑制胃液分泌、抗溃疡、降血压、降胆固醇、镇静、镇痛、解热、抗过敏、保肝、降血糖、抗氧化、抗癌等作用。柴胡味辛、苦、性微寒，归肝、胆经，和解表里，疏肝解郁，具有解热、抗病原微生物、抗炎、促进免疫功能、保肝利胆、降血脂、镇静、镇痛、镇咳、解痉、抗辐射等作用。甘草味甘、性平，归心、肺、脾、胃经，补脾益气，清热解毒，祛痰止咳，缓急止痛，调和诸药，具有调节机体免疫、抗菌、抗病毒、抗炎、抗变态反应、抗溃病、解痉、保肝、镇咳、祛痰、解毒、抗心律失常、抗肿瘤、抗组织纤维化、降血脂、抗动脉粥样硬化、抑制血小板聚集作用。

使药：熟地黄味甘、性微温，归肝、肾经，滋阴补血，益精填髓，具有增强免疫功能、降血糖、降压、抗炎、镇静、抗肿瘤作用；牛膝味苦，甘、酸，性平，归肝、肾经，逐瘀通络，补肝肾，强筋骨，利尿通淋，引血下行，具有兴奋子宫平滑肌、抗生育、抗早孕、降血压、保肝护肝、强心、增强免疫、抗肿瘤、抗凝、降脂、降糖作用。

本方系由桃红四物汤合四逆散加桔梗、牛膝而成，方中当归、川芎、赤芍、桃仁、红花、生地（桃红四物汤）活血化瘀；生地凉血清热，合当归又能养阴润燥，使祛瘀而不伤阴血；四逆散行气和血而舒肝，有气行则血行之意。柴胡疏肝解郁，升达清阳；桔梗开宣肺气，载药上行，又可合枳壳一升一降，宽胸行气；牛膝活血通经，引血下行；甘草调和诸药。诸药成方，使血行瘀散气畅。

适应证：用于气滞血瘀之头痛或胸痛日久，痛如针刺而有定处，内热烦闷、失眠多梦、心悸怔忡、急躁善怒者。主要用于头痛、眩晕、脑损伤后遗症、冠心病、心绞痛等。

用法用量：1~2丸，空腹用红糖水送服，每日2次。

不良反应：尚不明确。

禁忌证：忌食辛冷食物；孕妇忌服。

（2）补脾调肝益肾类

①白蚀丸

组成成分：补骨脂（盐炙）、制何首乌、灵芝、丹参、红花、海螵蛸、苍术（炮）、蒺藜、龙胆、牡丹皮、降香、紫草、黄药子、甘草。

主要功效：补益肝肾，活血祛瘀，养血驱风。

作用机制：抗炎、调节免疫、改善微循环、增加光敏。

方药解析：

君药：补骨脂味苦、辛、性温，归肾、脾经，温肾助阳，具有改善骨代谢、强心、扩张冠状动脉、抗肿瘤、抗溃疡、致光敏、增加皮肤色素作用。何首乌味苦、甘、涩、性微温，归肝、心、肾经，补肝肾、益精血、乌须发、强筋骨，具有抗脑损伤、增强免疫功能、降血脂、抗动脉粥样硬化、抗氧化、促进造血功能、润肠通便、抗炎、镇痛、抗骨质疏松作用，与海螵蛸、补骨脂合用，治肝肾精血亏虚，滋养肝肾；灵芝味甘、性平，归心、肺、肝、肾经，补益安神，具有镇静、催眠、抗惊厥、增强学习记忆、抗痴呆、抗帕金森、神经元保护、抗衰老、抗应激、促进造血、调节免疫、保肝、抗肝纤维化、平喘、强心，抗心律失常、抗肿瘤、降血糖、抗肌肉组织损伤作用。

臣药：蒺藜味苦、辛、性微温，有小毒，归肝经，本品轻扬疏散，平肝解郁，活血祛风，明目，止痒，具有抗炎、抗过敏、抗衰老、抗心肌缺血、降压、降脂、降糖及利尿作用；紫草味甘、咸、性寒，归心、肝经，清热凉血，活血解毒，透疹消斑，具有抗炎、抗过敏、抗肿瘤、止血、保肝、愈合作用；丹参味苦、性微寒，归心、肝经，活血通经、化瘀止痛、清心除烦，具有改善微循环、抗血栓、扩张冠脉、抗心肌缺血、调血脂、抗动脉硬化、保护神经细胞、抗脑缺血损伤、保肝、促进干细胞再生、促进骨折及创面愈合、镇痛、镇静、调节免疫功能、抗菌、抗炎、保肾、抗溃疡作用；降香味辛、性温，归肝、脾经，化瘀止血，理气止痛，具有抗血栓、抗炎、抗癌、抗氧化、镇痛和松弛血管作用；红花味辛、性温，归心、肝经，活血通经，散瘀止痛，具有兴奋子宫平滑肌、抗血栓形成、改善微循环、抗心、脑缺血损伤、降血脂、抗炎、免疫调节、镇痛、镇静、抗肿瘤作用；牡丹皮味苦、性辛，微寒，归心、肝、肾经，清热凉血，活血化瘀，具有抗炎、抑制血小板聚集、抗血栓、调节免疫、解热、镇痛、抗过敏、保肝护肾、抗动脉粥样硬化、抗心律失常、抗肿瘤等作用；黄药子味苦、性寒，有毒，归肺、肝、心经，化痰散结消瘿，清热凉血解毒，具有抗炎、抗肿瘤、止血、降血糖作用。

佐药：苍术（炒）味辛、苦、性温，归脾、胃、肝经，燥湿健脾，祛风湿，具有调节肠道运动功能、抗溃疡、中枢抑制、保肝、降血糖、扩血管作用；龙胆味苦、性寒，归肝、胆经，可清热燥湿，泻肝胆火，具有抗炎、镇静、促进胃酸分泌、保肝、抑制心脏、减缓心率、降压及抗疟原虫作用；海螵蛸味咸、涩、性温，归脾、肾经，收敛止血，涩精止带，制酸止痛，收湿敛疮，具有中和胃酸、抗溃疡、抗肿瘤、抗放射及接骨作用。

使药：甘草调和诸药。

补骨脂、何首乌、灵芝补肝肾益精血；蒺藜、紫草、丹参、降香、红花、牡丹皮、黄药子活血散瘀以祛风，以除因虚致瘀之变；苍术、龙胆草、海螵蛸燥湿，清热，收敛。全方共奏补益肝肾、活血祛瘀、养血祛风之功。

适应证：肝肾不足、血虚风盛所致的白癜风，症见白斑色乳白、多对称、边界清楚，病程较久，伴有头晕目眩、腰膝酸软。

用法用量：每次2.5g（约20丸），10岁以下小儿服量减半，3次/日。

不良反应：消化系统包括食欲不振、恶心、厌油、肝区疼痛及尿黄、目黄、皮肤黄染等表现，转氨酶升高等肝生化指标异常，有肝衰竭的个案报告；皮肤及其附件包括皮疹；乏力；头晕。

注意事项：服药前应做肝生化指标检查。服药期间应定期监测肝生化指标，一般每月复查一次肝生化指标检查，如发现肝生化指标异常或出现全身乏力、食欲不振、厌油、恶心、尿黄、目黄、皮肤黄染等，可能与肝损伤有关的临床表现时，或肝生化指标异常、肝损伤临床症状加重时，应立即停药并就医。严格控制剂量和疗程，避免超剂量、长期服用。老年人及肝生化指标异常、有肝病史者慎用。尚无系统的儿童用药安全性研究资料，儿童应慎用。已知有本品或组方药物肝损伤家族史的患者慎用。应避免与其他有肝毒性的药物联合使用。服药过程患部宜多日晒。

禁忌证：肝肾功能不全者；孕妇及哺乳期妇女；已知有本品或组方药物肝损伤个人史者。

②人参健脾丸

组成成分：人参、白术（麸炒）、茯苓、山药、陈皮、木香、砂仁、黄芪（炙）、当归、酸枣仁（炒）、远志（制）。

主要功效：健脾益气，和胃止泻。

作用机制：调整胃肠功能，改善贫血，增强免疫功能，平衡人体内环境及补益强壮作用。

方药解析：

君药：人参味甘、微苦、性微温，归脾、肺、心、肾经，大补元气，复脉固脱，补脾益肾，生津养血，安神益智，具有抗休克、增强消化、吸收功能、提高胃蛋白酶活性、保护胃肠细胞、改善脾虚症状、加速糖分解、增强学习记忆力、促进造血功能、抗疲劳、抗衰老、抗心肌及脑缺血、抗心律失常、升高白细胞、强心、调节中枢神经兴奋与抑制平衡、增强免疫功能、抗肿瘤、抗辐射、抗应激、降血脂和抗利尿作用；黄芪味甘、性微温，归脾、肺经，补气益表，利尿托毒，排脓，敛疮生肌，具有增强造血功能、改善物质代谢、增强免疫、强心、保护心肌、抗应激、抗氧化、调节血压、抗肿瘤、保肝、抗溃疡作用；白术味甘、苦、性温，归脾、胃经，健脾益气，燥湿，安胎，具有调整胃肠运动、增强机体免疫功能、保肝、抗应激、抗溃疡、抑制子宫收缩、抗氧化、增强学习记忆、抗肿瘤作用。

臣药：茯苓味甘、淡、性平，归肺、脾、肾经，利水渗湿，健脾宁心，具有利尿、免疫调节、抗肝硬化、抗肿瘤作用；山药味甘、性平，归脾、肺、肾经，健脾养胃，补益肺气，补肾涩精，具有调整胃肠运动、降血糖、抗氧化、调节免疫的作用。

佐药：陈皮味苦、辛、性温，归肺、脾经，理气健脾，燥湿化痰，具有调节胃肠平滑肌运动、抗溃疡、利胆保肝、抑制子宫平滑肌、祛痰、松弛支气管平滑肌（平喘）、调节血压、抗氧化、抗炎作用；木香味辛、苦、性温，归脾、胃、大肠、三焦、胆经，行气，止痛，健脾，具有调节胃肠运动、抗溃疡、松弛支气管平滑肌、促进胆囊收缩、镇痛、降压、抗菌、抑制血小板聚集作用；砂仁味辛、性温，归脾、胃、肾经，化湿开胃，温中止泻，理气安胎，具有增强胃肠功能、促进消化液分泌、助消化、消除肠胀气、抑制血小板聚集作用；当归味甘、辛、性温，归肝、心、脾经，补血活血，调经止痛，润肠通便，具有促进机体造血、抑制血小板聚集、抗血栓、降血脂、抗动脉粥样硬化、抗心肌缺血、抗心律失常、改善血流动力学、调节子宫平滑肌、增强免疫、抗辐射、抗损伤、保肝作用；酸枣仁味甘、酸、性平，归心、肝、胆经，养血安神，具有镇静催眠、增强学习记忆、抗抑郁、镇痛、抗惊厥、神经元保护、抗心律失常、抗心肌缺血、降血压、降血脂、抗动脉粥样硬化、增强免疫、抗氧化、抗肿瘤、降温作用。

使药：远志味苦、辛、性温，归心、肾、肺经，安神，祛痰，具有镇静、催眠、抗焦虑、抗惊厥，增强学习记忆、抗痴呆，抗抑郁、抗心肌缺血、降压、镇咳祛痰、抑制胃肠运动、兴奋子宫、抗菌作用。

适应证：用于脾胃虚弱所致饮食不化、脘闷嘈杂、恶心呕吐、腹痛便溏、不思饮食、体弱倦怠、失眠、舌淡、苔白，脉细弱者。脾胃虚弱的白癜风患者亦可使用。

用法用量：每次12g，口服，2次/日。

不良反应：尚无不良反应的报道。

禁忌证：对本品过敏者。

注意事项：忌不易消化食物；感冒发热患者不宜服用；有高血压、心脏病、肝病、糖尿病、肾病等慢性病者，应在医师指导下服用；儿童、孕妇、哺乳期妇女，应在医师指导下服用；服药4周症状无缓解，应去医院就诊；对本品过敏者禁用，过敏体质者慎用；本品性状发生改变时禁止使用；儿童必须在成人监护下使用；请将本品放在儿童不能接触的地方；如正在使用其他药品，使用本品前请咨询医师或药师；服用前应除去蜡皮、塑料球壳，本品可嚼服，也可分份吞服。

③逍遥丸

组成成分：柴胡、当归、白芍、白术（炒）、茯苓、甘草（灸）、薄荷、生姜。

主要功效：疏肝解郁，健脾，养血调经。

作用机制：调节内分泌、调节中枢神经系统，保肝、增强免疫。

方药解析：

君药：柴胡味辛、苦、性微寒，归肝、胆经，和解表里，疏肝解郁，具有解热、抗病原微生物、抗炎、促进免疫功能、保肝利胆、降血脂、镇静、镇痛、镇咳、解痉、抗辐射等作用。

臣药：当归味甘、辛性温，归肝、心、脾经，补血活血，调经止痛，润肠通便，活血祛瘀，养血祛风，具有促进机体造血、抑制血小板聚集、抗血栓、降血脂、抗动脉粥样硬化、抗心肌缺血、抗心律失常、改善血流动力学、调节子宫平滑肌功能、增强免疫、抗辐射、抗损伤、保肝作用；白芍味苦、酸、性微寒，归肝、脾经，平肝止痛，养血调经，敛阴止汗，具有保肝、镇痛、镇静、抗惊厥、解痉、抗溃疡、抗血栓、抗心肌及脑缺血、调节免疫功能、抗炎、抗应激、保护肾功能等作用。

佐药：白术味甘、苦、性温，归脾、胃经，健脾益气，安胎，具有调整胃肠运动、增强机体免疫功能、保肝、抗应激、抗溃疡、抑制子宫收缩、抗氧化、增强学习记忆、抗肿瘤作用；茯苓味甘、淡、性平，归肺、脾、肾经，利水渗湿，健脾宁心，具有利尿、免疫调节、抗肝硬化、抗肿瘤作用；薄荷味辛、性凉，归肺、肝经，疏散风热，清利头目，利咽，透疹，疏肝行气，具有发汗、解热、解痉、利胆、消炎、止痛、止痒、局部麻醉、抗刺激、祛痰、止咳、抗早孕、抗病原微生物等作用；生姜味辛、性微温，归肺、脾、胃经，解表散寒，温中止呕，具有化痰止咳、解鱼蟹毒、抗炎、抗菌、促进消化液分泌、保护胃黏膜、抗溃疡、保肝利胆、抗炎、解热、镇痛镇吐、兴奋血管运动及呼吸中枢的作用。

使药：灸甘草味甘、性平，归心、肺、脾、胃经，补脾益气，清热解毒，祛痰止咳，缓急止痛，调和诸药，具有抗心律失常、抗幽门螺杆菌、解痉、镇咳祛痰、平喘、抗利尿、降血脂、保肝及类似肾上腺皮质激素样作用。

方中以柴胡疏肝解郁；白芍酸苦微寒，养血敛阴，柔肝缓急；当归味甘辛温，养血和血，且气香行气，为血中之气药；归、芍与柴胡相合，养血柔肝调气。木郁则土衰，肝病易传脾，故以白术、茯苓、灸甘草健脾益气，非单实土以抑木，且使营血生化有源；薄荷疏散郁遏之气，透达肝经郁热；生姜温胃降逆和中；柴胡为肝经引经药，又兼使药用；灸甘草益气补中，调和诸药，为使药。诸药相合，可使肝郁得疏，血虚得养，脾弱得复，共奏疏肝健脾、养血调经之功。

适应证：用于肝郁脾虚所致的郁闷不舒、胸胁胀痛、头晕目眩、食欲减退、月经不调；更年期综合征，神经官能症。从西医角度，可用于治疗痛经、月经不调、乳头溢液、反流性胃炎、黄褐斑、高脂血症、消化系统疾病等。

用法用量：6~9g，口服，每日1~2次。

禁忌证：肝肾阴虚、气滞不通所致的胁肋疼痛、胸腹胀满、咽喉干燥、舌干无津、舌红无苔、脉象沉细者慎用；孕妇忌服。

注意事项：忌生冷、油腻、难消化的食物。服药期间要保持情绪乐观，切忌生气、恼怒。有高血压、心脏病、肝病、糖尿病、肾病等慢性病者，应在医师指导下服用。平素月经正常，突然出现经量过多、经期延长，或月经过少、经期延后，或阴道不规则出血者，应去医院就诊。儿童、年老体弱、孕妇、哺乳期妇女及月经量多者应在医师指导下服用。服药3天症状无缓解，应去医院就诊。对本品过敏者禁用，过敏体质者慎用。本品性状发生改变时禁止使用。儿童必须在成人监护下使用。请将本品放在儿童不能接触的地方。如正在使用其他药品，使用本品前请咨询医师或药师。

④贞芪扶正颗粒

组成成分：女贞子、黄芪。

主要功效：滋补肝肾，补气养阴。

作用机制：提高人体免疫功能、保护骨髓和肾上腺皮质功能。

方药解析：黄芪味甘、性微温，归脾、肺经，补气益表，利尿托毒，排脓，敛疮生肌，具有增强造血功能、改善物质代谢、增强免疫、强心、保护心肌、抗应激、抗氧化、调节血压、抗肿瘤、保肝、抗溃疡作用；女贞子味甘、苦、凉，归肝、肾经，滋补肝肾，益阴养血，明目乌发，具有降血脂、抗动脉硬化、降血糖、抗肝损伤、升高外周白细胞、增强网状内皮系统的吞噬功能、增强免疫功能、抗炎、抗癌、抗突变、双向调节性激素、促进红系增殖、减轻皮肤光敏反应、保护染色体、强心、扩张冠状及外周血管、利尿、止咳、缓泻、抗菌等作用。两者合用取长补短，温而不燥，滋而不腻，具有滋补肝肾、益气健脾之功效。

适应证：用于各种疾病引起的虚损；手术、放射线、化学治疗后，促进正常功能的恢复。肝肾不足的白癜风患者亦可使用。

用法用量：5g（1袋），口服，每日2次。

不良反应：脾胃虚寒及肾阳不足者禁服。脾胃虚寒泄泻及阳虚者忌服。

禁忌证：忌辛辣、生冷、油腻食物。感冒发热病人不宜服用。本品宜饭前服用。高血压、心脏病、肝病、肾病等慢性病患者应在医师指导下服用。儿童、孕妇应在医师指导下服用。服药2周症状无缓解者，应去医院就诊。

2.肌内注射中成药

①补骨脂注射液

组成成分：补骨脂。

主要功效：温肾扶正。

作用机制：温肾助阳，具有改善骨代谢、强心、扩张冠状动脉作用，雌激素样作用、抗肿瘤、抗溃疡、致光敏、增加皮肤色素作用。

适应证：主治各种类型白癜风，尤以稳定期为主；银屑病。

用法用量：2ml，肌内注射每日1~2次，10日为一个疗程，或遵医嘱使用。

不良反应：局部注射部位硬结、头晕等。肝脏以及肾脏损伤。过敏反应。光毒性接触性皮炎。

注意事项：在治疗白癜风时，注射后1小时左右，患部配合照射人工紫外线1~10分钟或日晒5~20分钟；局部如出现红肿、水疱，应暂停用药；用药后偶见头晕、血压升高；高血压者慎用。

禁忌证：孕妇忌用；阴虚火旺、大便秘结者忌用。

②驱虫斑鸠菊注射液

组成成分：驱虫斑鸠菊。

主要功效：燥湿祛风，舒经通络，活血化瘀。

作用机制：驱虫斑鸠菊对白癜风的治疗作用，可能是通过抑制机体体液免疫和细胞免疫，降低机体对自身组织（如黑素细胞）的免疫反应，减少自身组织的损伤。

适应证：用于白热斯（白癜风）。

用法用量：2~4ml，肌内注射，每日1次。病人宜每晨8~9时肌内注射，面积小可在病灶四周局部皮下注射，1小时后配合适当日光浴或光疗。光疗应在专业医师的指导下进行，选用长波UVA或NB–UVB等治疗；无条件光疗者可行日光浴，日照时间夏天在5~10分钟。

不良反应：肝肾功能损伤。

注意事项：治疗期间尽量不食辛、发物，如鱼虾、海鲜、鸡蛋、牛奶、韭菜、香菜等。

禁忌证：尚不明确。

（三）痤疮及黄褐斑中成药

①大败毒胶囊

组成成分：大黄、蒲公英、陈皮、木鳖子、白芷、天花粉、金银花、黄柏、乳香、当归、赤芍、甘草、蛇蜕（酒炙）、干蟾（制）、蜈蚣、全蝎、芒硝。

主要功效：清血败毒，消肿止痛。

作用机制：抗菌、抗病毒、抗炎，改善白细胞游走、吞噬功能，调节机体代谢、抗雄激素，促进组织修复。

方药解析：

君药：金银花性味甘、寒，归肺、心、胃经，清热解毒，疏散风热，具有广谱抗菌、抗病原微生物、抗炎、间接抑制睾酮分泌、解热、促进白细胞吞噬等作用；蒲公英性味苦、甘、寒，归肝、胃经，清热解毒，消肿散结，利湿通淋，具有广谱抗菌、增加血中雌二醇和黄体酮含量、抗内毒素、抗癌、抗氧化、有效清除自由基、抑制酪氨酸酶活性、抗血栓、免疫调节等作用；干蟾性味辛、凉，归肝、脾、肺经，解毒消肿，止痛利尿，具有扩张血管、促进白细胞趋化、增强网状内皮系统吞噬功能的作用；木鳖子性味苦、微甘、凉，归肝、脾、胃经，攻毒疗疮，消肿散结，具有抗炎作用。

臣药：天花粉性味甘、微苦、微寒，归肺、胃经，清热泻火，生津止渴，消肿排脓，具有抗病毒、抑菌、消炎作用；白芷性味辛、温，归肺、胃、大肠经，解表散寒，祛风止痛，通鼻窍，燥湿止带，消肿排脓，具有抑菌、解热、抗炎、镇痛等作用；全蝎性味辛，平，归肝经，息风镇痉，攻毒散结，通络止痛，具有抗凝、抑制血栓形成、镇痛等作用；蜈蚣性味辛、温，归肝经，息风镇痉，攻毒散结，通络止痛，具有改善微循环、抗凝、抑菌、抗炎、镇痛等作用；黄柏性味苦、寒，归肾、膀胱、大肠经，清热燥湿，泻火解毒，除骨蒸，具有抗病原微生物、抑菌、抗炎、抗溃疡等作用；大黄性味苦、寒，归脾、胃、大肠、肝、心包经，泻下攻积，清热泻火，凉血解毒，逐瘀通经，具有抗感染、抑菌、抗炎等作用。

佐药：当归性味甘、辛、温，归肝、心、脾经，补血调经，活血止痛，润肠通便，具有抗菌、抗炎、抗过敏、抑制络氨酸酶活性，清除氧自由基等作用；赤芍性味苦、微寒，归肝经，清热凉血，散瘀止痛，具有抗炎、抗氧化、镇静、抑制病原微生物、抑制血小板聚集、抑制凝血系统等作用；芒硝性味咸、苦、寒，归胃、大肠经，泻下攻积，润燥软坚，清热消肿，具有抗炎、退热、泻下等作用；乳香性味辛、苦、温，归心、肝、脾经，活血行气止痛，消肿生肌，具有镇痛、抗炎、加速炎症渗出排泄、促进伤口愈合等作用；蛇蜕性味甘、平，定惊止痛，祛风止痒，明目退翳，具有抗炎、降低血管通透性等作用。

使药：陈皮性味辛、苦、温，归脾、肺经，理气健脾，燥湿化痰，具有抗血管脆性、抗病毒、抗休克等作用；甘草性味甘、平，归心、肺、脾、胃经，补脾益气，祛痰止咳，缓急止痛，清热解毒，调和诸药，可抑制酪氨酸酶、DHICA氧化酶及多巴色素互变酶的活性，从而减少黑色素生成，并具有抗菌、抗病毒、抗炎、抗过敏、抗利尿、类激素样作用、保肝等作用。

方中金银花、蒲公英、黄柏、大黄清热解毒；干蟾、木鳖子、天花粉、白芷、芒硝、乳香、蛇蜕消肿散结止痛；当归、赤芍、全蝎、蜈蚣活血通络止痛；陈皮理气化痰；甘草调和诸药。

适应证：用于痈疽疮疡、疖肿、痤疮证见热毒炽盛、痰瘀互结。

用法用量：成人一次5粒，口服，4次/日。剂量可依年龄、症状酌减。

不良反应：腹痛、腹泻。

禁忌证：孕妇、脾胃虚寒者、严重腹泻者（相对）；对该药成分过敏者（绝对）。

②润伊容胶囊

组成成分：白芷、大血藤、千里光、侧柏叶、蒲公英、柴胡、皂角刺、川木通。

主要功效：疏风、清热、解毒。

作用机制：抗菌、抗炎、抗氧化、免疫调节等。

方药解析：

君药：大血藤性味苦、平，归大肠、肝经，清热解毒，活血祛风，止痛，具有抗菌、抗炎、抗病毒、影响巨噬细胞活性及细胞因子分泌、扩张冠状动脉等作用；千里光性味苦、寒，归肺、肝、大肠经，清热解毒，清肝明目，具有广谱抗菌活性、抗病毒、抗肿瘤、保肝等药理活性；蒲公英性味苦、甘、寒，归肝、胃经，清热解毒，消肿散结，利湿通淋，具有广谱抗菌、抗内毒素、抗癌、抗氧化、有效清除自由基、抑制酪氨酸酶的活性、减少黑色素生成、抗血栓、免疫调节等作用。

臣药：白芷性味辛、温，归肺、胃、大肠经，解表散寒，祛风止痛，通鼻窍，燥湿止带，消肿排脓，具有抑菌、解热、抗炎、镇痛等作用；柴胡性味苦、辛、微寒，归肝、胆经，解表退热，疏肝解郁，升举阳气，具有抗炎、抗病毒、镇静、解热、保肝、增强免疫功能、清除自由基等作用；侧柏叶性味苦、涩、寒，归肺、肝、脾经，凉血止血，化痰止咳，具有止血、抑菌、降血脂、抗氧化、防脱发、促进毛发生长、抗炎等作用。

佐药：皂角刺性味辛、温，归肝、胃经，消肿排脓，祛风杀虫，具有抑菌、抗病毒、提高免疫力、抗氧化、抗凝血等作用；川木通性味淡、苦、寒，归心、肺、小肠、膀胱经，利尿通淋，清心火，通经下乳，具有抗菌、利尿等作用。

方中大血藤、白芷、皂角刺祛风、活血、消肿排脓；大血藤、蒲公英、千里光清热解毒；柴胡解表疏肝理气；侧柏叶凉血；川木通清心火。

适应证：用于痤疮、黄褐斑辨证属风热证。

用法用量：成人一次2粒，口服，3次/日。

不良反应：胃肠道不适、稀便。

禁忌证：孕妇、肝肾功能异常者（相对）；对该药成分过敏者（绝对）。

③消痤丸

组成成分：生石膏、金银花、龙胆草、大青叶、黄芩、野菊花、玄参、蒲公英、柴胡、紫草、麦冬、升麻、石斛、竹茹、淡竹叶、夏枯草。

主要功效：清热利湿，解毒散结。

作用机制：抗菌、抗炎、抗氧化、升高白细胞、免疫调节、抗雄激素等。

方药解析：

君药：龙胆草性味苦、寒，归肝、胆经，清热燥湿，泻肝胆火，具有抗菌、抗病毒、抗炎、免疫抑制、镇痛、保肝等作用；大青叶性味苦、寒，归心、胃经，清热解毒，凉血消斑，具有抗病原微生物、抗炎解热、抗肿瘤、保肝、解肠道痉挛作用；玄参性味甘、苦、咸、寒，归肺、胃、肾经，清热凉血，滋阴解毒，具有抗菌、抗炎、镇痛、抗惊厥、降压等作用。

臣药：野菊花性味苦、辛、微寒，归肝、心经，清热解毒，具有抗病原微生物、抗炎、降血压等作用；黄芩性味苦、寒，归肺、胆、脾、胃、大肠、小肠经，清热燥湿，泻火解毒，止血，安胎，具有抗菌、解热、抗氧化、镇静、保肝、调节cAMP（环磷酸腺苷）水平、平喘等作用；金银花性味甘、寒，归肺、心、胃经，清热解毒，疏散风热，具有广谱抗菌、抗病原微生物、抗炎、解热、促进白细胞吞噬、间接抑制睾酮分泌的作用；蒲公英性味苦、甘、寒，归肝、胃经，清热解毒，消肿散结，利湿通淋，具有广谱抗菌、抗内毒素、增加血中雌二醇和黄体酮含量、抗癌、抗氧化、有效清除自由基、抑制酪氨酸酶活性、减少黑色素生成、抗血栓、免疫调节等作用；淡竹叶甘、淡、寒，归心、胃、小肠经，清热泻火，除烦，利尿，具有抑菌、抗病毒、保肝、抗氧化、收缩血管、降血脂等作用；

夏枯草性味辛、苦、寒，归肝、胆经，清热泻火，明目，散结消肿，具有抗菌消炎、免疫调节、清除自由基及抗氧化、抗病毒、降压、降血脂等作用。紫草性味甘、咸、寒，归心、肝经，凉血活血，解毒透疹，具有抗病原微生物、抗炎、抗肿瘤、抗生育、降糖作用；竹茹性味甘、微寒，归肺、胃经，清热化痰，除烦止呕，具有抗菌、镇咳、祛痰等作用。

佐药：生石膏性味甘、辛、大寒，归肺、胃经，清热泻火，除烦止渴，具有解热、调整T淋巴细胞功能、促进吞噬细胞的成熟、提高细胞免疫功能、抗病毒等作用；石斛性味甘、微寒，归胃、肾经，益胃生津，滋阴清热，具有抗氧化、抗疲劳、免疫调节、降血糖、镇痛、解热等作用；麦冬性味甘、微苦、微寒，归胃、肺、心经，养阴润肺，益胃生津、清心除烦，具有增强网状内皮系统吞噬能力、升高外周白细胞、提高免疫功能、抗休克、抗菌、镇静等作用。

使药：升麻性味辛、微甘、微寒，归肺、脾、胃、大肠经，解表透疹，清热解毒，升举阳气，具有抗菌、解热、抗炎、镇痛、升高白细胞、抑制血小板聚集、释放等作用；柴胡性味苦、辛、微寒，归肝、胆经，解表退热，疏肝解郁，升举阳气，具有抗炎、抗病毒、镇静、解热、保肝、增强免疫功能、清除自由基等作用。

方中龙胆草、黄芩清热燥湿；野菊花、金银花、升麻、紫草、大青叶、玄参清热解毒凉血；生石膏、竹茹、淡竹叶清热泻火；蒲公英、夏枯草清热散结；石斛、麦冬清热养阴；柴胡解表。

适应证：痤疮证见湿热毒邪蕴结。

用法用量：成人一次30丸，口服，3次/日。

不良反应：胃部不适、腹痛、腹泻。

禁忌证：孕妇、脾胃虚寒者、胃部不适者（相对）；对该药成分过敏者（绝对）。

④复方珍珠暗疮胶囊

组成成分：珍珠层粉、羚羊角粉、水牛角浓缩粉、北沙参、赤芍、黄芩、山银花、蒲公英、川木通、当归尾、生地黄、玄参、黄柏、大黄（酒炒）、猪胆汁。

主要功效：清热解毒，凉血消斑。

作用机制：抑菌、抗炎、抗氧化、镇静、免疫调节、增强网状内皮细胞吞噬功能等。

方药解析：

君药：珍珠层粉性味甘、寒，归心、肝经，解毒生肌，安神定惊，明目消翳，润肤养颜，具有促进创面愈合、止血、抗感染、提高巨噬细胞吞噬功能、提高免疫球蛋白IgG水平、抗衰老、清除氧自由基、抗辐射等作用；水牛角浓缩粉性味苦、寒，归心、肝经，清热凉血，解毒定惊，具有降低毛细血管通透性、抗炎、镇惊、解热、强心、降压等作用；大黄性味苦、寒，归脾、胃、大肠、肝、心包经，泻下攻积，清热泻火，凉血解毒，逐瘀通经，具有抗感染、抑菌、抗炎等作用；蒲公英性味苦、甘、寒，归肝、胃经，清热解毒，消肿散结，利湿通淋，具有广谱抗菌、增加血中雌二醇和黄体酮含量、有效清除自由基、抑制酪氨酸酶活性、减少黑色素生成、抗内毒素、抗癌、抗氧化、抗血栓、免疫调节等作用。

臣药：羚羊角粉性味咸、寒，归肝、心经，平肝息风，清肝明目，清热解毒，具有抗炎、抑菌、抗病毒、解热、镇痛、抗惊厥、降压等作用；赤芍性味苦、微寒，归肝经，清热凉血，散瘀止痛，具有抗炎、抗氧化、镇静、抑制病原微生物、抑制血小板聚集、抑制凝血系统等作用；生地黄性味甘、苦、寒，归心、肝、肾经，清热凉血，养阴生津，具有抗炎、抗过敏、增加T淋巴细胞数量、增强网状内皮细胞的吞噬功能、镇静、降压等作用；玄参性味甘、苦、咸、寒，归肺、胃、肾经，清热凉血，滋阴解毒，具有抗菌、抗炎、镇痛、抗惊厥、降压等作用；黄芩性味苦、寒，归肺、胆、脾、胃、大肠、小肠经，清热燥湿，泻火解毒，止血，安胎，具有抗菌、抗炎、解热、抗氧化、调节cAMP（环磷酸腺苷）水平、镇静、保肝等作用；黄柏性苦、寒，归肾、膀胱、大肠经，清热燥湿，泻火解毒，除骨蒸，具有抗病原微生物、抑菌、抗真菌、免疫调节、抗氧化、抗炎、镇静等作用；山银花性味甘、微苦、寒，归肺、心、胃经，清热解毒，疏散风热，具有抗菌、抗病毒、抗炎、抗氧化、抗肿瘤、免疫调节等作用。

佐药：北沙参性味甘、微苦、微寒，归肺、胃经，养阴清肺，益胃生津，具有增强网状内皮系统吞噬能力、提高外周血白细胞、血小板、T细胞数量、解热镇痛、抗氧化、抗菌等作用；川木通性味淡、苦、寒，归心、肺、小肠、膀胱经，利尿通淋，清心火，通经下乳，具有抗菌、利尿等作用；当归尾性味甘、辛、温，归肝、心、脾经，补血调经，活血止痛，润肠通便，具有抗菌、抗炎、抗过敏、抑制络氨酸酶活性、清除氧自由基等作用；猪胆汁苦、咸、寒，归肝、胆、心、肺经，止咳平喘，清热解毒，促进消化，具有抑菌、抗炎、抗休克、刺激胆汁分泌、增加肠蠕动等作用。

方中珍珠层粉、大黄、水牛角粉、蒲公英、羚羊角粉、玄参、黄芩、黄柏、山银花、猪胆汁清热解毒；大黄、水牛角粉、赤芍、生地黄、玄参清热凉血；北沙参养阴生津；川木通清心火、利尿通淋；当归补血活血。

适应证：痤疮、湿疹、皮炎等辨证属血热证。

用法用量：成人一次4粒，口服，3次/日。

不良反应：腹痛、腹泻、偶见过敏反应。

禁忌证：孕妇、年老体弱者、脾胃虚寒者（相对），对该药成分过敏者（绝对）。用药期间忌烟酒，忌辛辣、油腻及海鲜之品，忌以手挤压患处。

⑤景天祛斑胶囊

组成成分：红景天、枸杞子、黄芪、当归、制何首乌、红花、珍珠、杜鹃花。

主要功效：活血行气，祛斑消痤。

作用机制：抗炎、抗衰老、清除氧自由基、提高血中超氧化物歧化酶（SOD）抗氧化活性、抑制络氨酸酶活性、免疫调节等。

方药解析：

君药：红景天甘、寒，归脾、肺经，健脾益气，清肺止咳，活血化瘀，具有抗缺氧、抗微波辐射、提高脑力活动、清除氧自由基、提高血中SOD抗氧化活性、抗疲劳、减少TNF-α及IL-1β的mRNA表达、抑制UVA、UVB辐射造成的细胞凋亡、保护成纤维细胞、延缓皮肤老化等作用。

臣药：枸杞子甘、平，归肝、肾经，滋补肝肾，益精明目，具有免疫调节、抗衰老、抗突变、保肝、提高血睾酮水平、升高白细胞水平等作用。

佐药：制何首乌苦、甘、涩、微温，归肝、肾经，补益精血，具有抗衰老、抗氧化、免疫调节、抗菌、抗炎、降血脂、降糖、保护神经等作用；当归性味甘、辛、温，归肝、心、脾经，补血调经，活血止痛，润肠通便，具有抗菌、抗炎、抗过敏、抑制络氨酸酶活性、清除氧自由基等作用；红花辛、温，归心、肝经，活血通经，祛瘀止痛，具有抑制酪氨酸酶活性、耐缺氧能力、抗炎、免疫抑制等作用；黄芪甘、微温，归脾、肺经，补气健脾，升阳举陷，益卫固表，利尿消肿，托毒生肌，具有促进机体代谢、抗疲劳、抗缺氧、抑制酪氨酸酶活性、抗辐射、增强和调节机体免疫功能、提高机体抗病力、抗菌、抗病毒等作用；珍珠性味甘、寒，归心、肝经，解毒生肌，安神定惊，明目消翳，润肤养颜，具有促进创面愈合、抗衰老、清除氧自由基、增强人体免疫力、抗炎、抗辐射等作用；杜鹃花酸、甘、温，归肝、脾、肾经，活血、调经、祛风湿，具有抗炎、镇痛、杀虫、降压等作用。

方中红景天、当归、红花、杜鹃花活血化瘀；枸杞子、制何首乌补益精血；黄芪补气健脾；珍珠养颜生肌。

适应证：黄褐斑、痤疮证见气滞血瘀。

用法用量：成人一次3~4粒，口服，2次/日。

不良反应：少见过敏反应。

禁忌证：孕妇及对该药成分过敏者（绝对）。用药期间忌忧思、恼怒，并注意避免日光暴晒，保证充足睡眠。

⑥化瘀祛斑胶囊

组成成分：柴胡、薄荷、黄芩、当归、红花、赤芍。

主要功效：疏风清热，活血化瘀。

作用机制：抑制络氨酸酶活性减少黑色素生成，清除氧自由基，抗炎、抗菌、抗过敏等作用。

方药解析：

君药：当归性味甘、辛、温，归肝、心、脾经，补血调经，活血止痛，润肠通便，具有抗菌、抗炎、抗过敏、抑制络氨酸酶活性、清除氧自由基等作用；柴胡性味苦、辛、微寒，归肝、胆经，解表退热，疏肝解郁，升举阳气，具有抗炎、抗病毒、镇静、解热、保肝、增强免疫功能、清除自由基等作用、抑制相关酶促反应和减少黑素生成。

臣药：红花辛、温，归心、肝经，活血通经，祛瘀止痛，具有抑制酪氨酸酶活性、耐缺氧能力、抗炎、免疫抑制等作用；赤芍性味苦、微寒，归肝经，清热凉血，散瘀止痛，具有抗炎、抗氧化、抑制酪氨酸酶活性、镇静、抑制病原微生物、抑制血小板聚集、抑制凝血系统等作用。

佐药：黄芩性味苦、寒，归肺、胆、脾、胃、大肠、小肠经，清热燥湿，泻火解毒，止血，安胎，具有抗菌、解热、抗氧化、镇静、保肝、调节cAMP（环磷酸腺苷）水平、平喘等作用。

使药：薄荷性味辛、凉，归肺、肝经，疏散风热，清利头目，利咽透疹，疏肝行气，具有抗菌、抗病毒、解痉、发汗、解热、镇静、镇痛、透皮促渗、局部麻醉、抗辐射等作用。

方中当归、红花、赤芍活血化瘀；柴胡、黄芩、薄荷疏散风热、解表清里。

适应证：黄褐斑、酒渣鼻、粉刺辨证属风热证、血瘀证。

用法用量：成人一次5粒，口服，2次/日。

不良反应：胃部不适。

禁忌证：孕妇及对该药成分过敏者（绝对）。用药期间忌忧思恼怒，避免日光暴晒。

⑦大黄䗪虫胶囊

组成成分：熟大黄、䗪虫、水蛭（制）、虻虫（去翅足，炒）、蛴螬（炒）、干漆（煅）、桃仁、苦杏仁（炒）、黄芩、地黄、白芍、甘草。

主要功效：活血化瘀，通经消癥。

作用机制：清除氧自由基、免疫调节、抗炎、抗过敏、抑制血小板聚集、抑制络氨酸酶活性等。

方药解析：

君药：大黄性味苦、寒，归脾、胃、大肠、肝、心包经，泻下攻积，清热泻火，凉血解毒，逐瘀通经，具有抗感染、抑菌、抗炎、清除氧自由基、免疫调节等作用；䗪虫（土鳖虫）性味咸、寒，归肝经，破血逐瘀，续筋接骨，具有抗血栓、溶解血栓、抑制血小板的聚集和黏附、降低心脑组织耗氧量、延缓动脉粥样硬化形成等作用。

臣药：水蛭性味咸、苦、平，归肝经，破血通经，逐瘀消癥，具有抗凝血作用、溶栓、抗炎、降血脂、消退动脉粥样硬化斑块、抗细胞凋亡、抗菌等作用；虻虫性味苦、微寒，归肝经，破血逐瘀，散积消癥，具有抗凝血酶、活化纤溶系统、抑制血小板聚集、抗炎、镇痛等作用；蛴螬性味咸、微温，归肝经，破瘀散结，止痛解毒，具有抗菌、收缩血管、利尿等作用；干漆性味辛、温，归肝、脾经，破瘀血，消积杀虫，具有解痉、抗凝血等作用；桃仁性味苦、甘、平，归心、肝、大肠经，活血祛瘀，润肠通便，止咳平喘，具有降低血管阻力、延长出血、延长凝血时间、抑制血栓形成、抗炎、抗菌、抗过敏等作用。

佐药：黄芩性味苦、寒，归肺、胆、脾、胃、大肠、小肠经，清热燥湿，泻火解毒、止血，安胎，具有抗菌、解热、抗氧化、镇静、保肝、调节cAMP（环磷酸腺苷）水平、平喘等作用；生地性味甘、苦、寒，归心、肝、肾经，清热凉血，养阴生津，具有抗炎、抗过敏、增加T淋巴细胞数量、增强网状内皮细胞的吞噬功能、镇静、降压等作用；杏仁性味苦、微温，归肺、大肠经，止咳平喘，润肠通便，具有抑菌、抗炎、抗氧化、免疫调节、通便、降血脂等作用；白芍性味苦、酸、微寒，归肝、脾经，养血敛阴，柔肝止痛，平抑肝阳，具有促进巨噬细胞吞噬功能、免疫调节、抗炎、解痉、保肝、降低角质层中炎症介质IL-6的含量、增加角质层中神经酰胺的含量、修复皮肤屏障、抑制T淋巴细胞增殖等作用。

使药：甘草性味甘、平，归心、肺、脾、胃经，补脾益气，祛痰止咳，缓急止痛，清热解毒，调和诸药，具有抑制酪氨酸酶、DHICA氧化酶及多巴色素互变酶的活性，从而减少黑色素生成，抗菌、抗病毒、抗炎、抗过敏、类激素样作用及抗氧化、抗衰老、保肝等作用。

方中蟅虫、水蛭、虻虫、蛴螬、干漆破瘀通经；大黄、桃仁活血祛瘀；黄芩泻火解毒清瘀热；生地、白芍养血滋阴；杏仁润肠通便，引瘀血下行；甘草调和药性，以防大量破血药过于峻猛伤正之弊。

适应证：肌肤甲错、目眶黯黑、带状疱疹后遗神经痛、扁平苔藓、黄褐斑、炎症后色素沉着、银屑病、瘢痕疙瘩、结节性痒疹等证见瘀血内停，痤疮证见痰瘀互结。

用法用量：成人一次4粒，口服，2次/日。

不良反应：腹痛、腹胀、腹泻、月经增多，偶见过敏反应。

禁忌证：孕妇及对该药成分过敏者（绝对）。

⑧舒肝颗粒剂

组成成分：当归、白芍、柴胡、香附、白术、茯苓、栀子、牡丹皮、薄荷、甘草；辅料为蔗糖。

主要功效：疏肝理气，散郁调经。

作用机制：抗菌、抗炎、清除自由基、抑制络氨酸酶活性、雌激素样作用、类激素样作用、免疫调节等。

方药解析：

君药：柴胡性味苦、辛、微寒，归肝、胆经，解表退热，疏肝解郁，升举阳气，具有抗炎、抗病毒、镇静、解热、保肝、增强免疫功能、清除自由基等作用。

臣药：当归性味甘、辛、温，归肝、心、脾经，补血调经，活血止痛，润肠通便，具有抗菌、抗炎、抗过敏、抑制络氨酸酶活性、清除氧自由基等作用；白芍性味苦、酸、微寒，归肝、脾经，养血敛阴，柔肝止痛，平抑肝阳，具有促进巨噬细胞吞噬功能、免疫调节、抗炎、解痉、保肝、降低角质层中IL-6的含量、增加角质层中神经酰胺的含量、修复皮肤屏障、抑制T淋巴细胞增殖等作用。香附性味辛、微苦、微甘、平，归肝、脾、三焦经，疏肝解郁，调经止痛，理气调中，具有雌激素样作用、保肝、抗菌、抗炎、抗抑郁、降低血液中的血浆纤维蛋白原、降低血液黏度等作用。

佐药：白术甘、苦、温，归脾、胃经，益气健脾，燥湿利水，止汗，安胎，具有促进细胞免疫功能、升高白细胞、保肝、抗菌、镇静、抗凝血等作用；茯苓甘、淡、平，归心、脾、肾经，利水渗湿，健脾宁心，具有增强特异性细胞免疫功能、抗氧化、清除自由基、改善学习记忆能力、抗炎、抗病毒、保肝、降低胃酸分泌等作用；栀子性味苦、寒，归心、肺、三焦经，泻火除烦，清热利湿，凉血解毒，具有抑制APKs/ERK、GPCRs、NF-κB等信号转导通路的过度激活、抗炎、免疫调节、抗血管新生、抗氧化、抑菌、镇静等作用；牡丹皮性味苦、辛、微寒，归心、肝、肾经，清热凉血，活血祛瘀，具有抗炎、解热、镇痛、镇静、抑菌、抗血小板聚集、抑制络氨酸酶活性等作用；甘草性味甘、平，归心、肺、脾、胃经，补脾益气，祛痰止咳，缓急止痛，清热解毒，调和诸药，具有抑制酪氨酸酶、DHICA氧化酶及多巴色素互变酶的活性，从而减少黑色素生成，并具有抗菌、抗病毒、抗炎、抗过敏、抗利尿、保肝等作用；薄荷性味辛、凉，归肺、肝经，疏散风热，清利头目，利咽透疹，疏肝行气，具有抗菌、抗病毒、解痉、发汗、解热、镇静、镇痛、透皮促渗、局部麻醉、抗辐射等作用。

使药：甘草性味甘、平，归心、肺、脾、胃经，补脾益气，祛痰止咳，缓急止痛，清热解毒，调和诸药，具有抑制酪氨酸酶、DHICA氧化酶及多巴色素互变酶的活性，从而减少黑色素生成，并具有抗菌、抗病毒、抗炎、抗过敏、抗利尿、类激素样、保肝等作用。

方中柴胡、薄荷、香附疏肝解郁；当归、白芍养血柔肝调经；白术、茯苓、甘草益气健脾，使脾土健旺，以防肝乘；栀子、牡丹皮清肝热；甘草调和诸药。

适应证：黄褐斑辨证属肝郁气滞证，痤疮炎症后色素沉着、银屑病证见肝郁血热。

用法用量：成人 一次1袋，2次/日，口服。

不良反应：少见过敏反应。

禁忌证：孕妇及糖尿病者（相对）；对该药成分过敏者（绝对）。用药期间忌生冷、油腻、难消化食物，忌生气、恼怒。

⑨五花茶颗粒

组成成分：金银花、鸡蛋花、木棉花、槐花、葛花、甘草，辅料为蔗糖。

主要功效：清热、凉血、解毒。

作用机制：抗菌、抗炎、抗氧化、提高免疫系统活性等。

方药解析：

君药：金银花性味甘、寒，归肺、心、胃经，清热解毒，疏散风热，具有广谱抗菌、抗病原微生物、抗炎、间接抑制睾酮分泌、解热、促进白细胞吞噬等作用；木棉花性味甘、淡、凉，归脾、肝、大肠经，清热利湿，解毒凉血，具有抗炎、抗菌、抗氧化、显著清除DPPH自由基、降血糖、保肝等作用。

臣药：鸡蛋花性味甘、微苦、凉，归肺、大肠经，清热解毒，利湿解暑，具有抗菌、抗炎、镇痛、通便、局部麻醉、解痉等作用；槐花性味苦、微寒，归肝、大肠经，凉血止血，清肝泻火，具有促凝血、抗氧化、保护肠胃、提高免疫系统活性、抗病毒、降血压及抗肿瘤等作用。

佐药：葛花性味甘、平，解酒毒，醒脾和胃，具有解酒保肝、降低SOD（超氧化物歧化酶）、GSH–Px（谷胱甘肽过氧化物酶）、CAT（过氧化氢酶）活性、抗氧化、增强免疫力、抗菌、抗病毒、保护肠胃、降血压、抗肿瘤、促进血管生成等作用。甘草性味甘、平，归心、肺、脾、胃经，补脾益气，祛痰止咳，缓急止痛，清热解毒，调和诸药，具有抑制酪氨酸酶、DHICA氧化酶及多巴色素互变酶的活性，从而减少黑色素生成，并具有抗菌、抗病毒、抗炎、抗过敏、抗利尿、类激素样作用、保肝等作用。

使药：甘草。

方中金银花、木棉花、甘草、葛花、鸡蛋花清热解毒；木棉花、鸡蛋花、槐花清热凉血利湿；甘草调和诸药。

适应证：湿疹、皮炎证见湿热蕴积、血热。

用法用量：成人一次10g，2次/日，口服。

不良反应：少见过敏反应。

禁忌证：孕妇，脾胃虚寒、阴虚体质、糖尿病者（相对）；对该药成分过敏者（绝对）。用药期间忌烟酒、辛辣、油腻及腥发食物。

⑩丹参酮胶囊

组成成分：丹参加工品（丹参酮）。

主要功效：抗菌、消炎。

作用机制：杀灭痤疮丙酸杆菌、抗炎、抗雄激素、抑制皮脂腺脂质分泌、改善毛囊皮脂腺导管角化。

方药解析：丹参性味苦、微寒，归心、心包、肝经，活血调经，祛瘀止痛，凉血消痈，除烦安神。丹参酮可通过降低中性粒细胞的活性和TNF-α、IL-1b、IL-6和IL-10等炎症因子水平，发挥抗炎作用，并有广谱抗菌、对抗雄激素作用及温和的雌激素样活性，同时可抑制皮脂腺细胞的增殖与脂质合成、降低皮脂溢出率、抗氧化、抗凝血、抗血栓等。

适应证：用于痤疮辨证属冲任不调证。

用法用量：成人 一次4粒，3~4次/日，口服。

不良反应：轻度口干、胃部不适、腹泻、食欲不振、过敏反应、嗜睡、经期延长、月经量多。

禁忌证：孕妇（相对）；对该药成分过敏者（绝对）。用药期间忌烟酒、辛辣、油腻及腥发食物。

（四）湿疹、荨麻疹中成药

1.清热利湿类

① 四妙丸

组成成分：黄柏、苍术、牛膝、薏苡仁。

主要功效：清热燥湿。

方药解析：

君药：黄柏味苦、性寒，归肾、膀胱、大肠经，能清热燥湿，泻火解毒，退热除蒸，具有抗病原微生物、镇咳、祛痰、强心、降压、保胃等药理作用。

臣药：苍术味辛、苦、性温，归脾、胃、肝经，能燥湿健脾，祛风散寒，明目，具有调整胃肠运动、抗溃疡、抗病原微生物、抗炎、利尿等药理作用。

佐药：牛膝味苦、甘、酸、性平，归肝、肾经，能逐瘀通经，补肝肾，强筋骨，利尿通淋，引血下行，具有降血压、保肝、强心、降血糖、抗凝、提高记忆力和耐力、抗早孕抗着床等作用；薏苡仁味甘、淡、性凉，归脾、胃、肺经，利水消肿，健脾渗湿，除痹，清热排脓，具有增加肠道益菌、解热、镇痛、抗炎、增强免疫功能等作用。

四妙丸以黄柏清热燥湿为君，苍术健脾燥湿为臣，佐以牛膝逐瘀通经、苡仁利水渗湿，共奏清热燥湿之功。

适应证：湿热下注之湿疹、丹毒，症见皮肤红斑糜烂伴瘙痒，皮肤红肿疼痛，小便短赤，舌苔黄腻等。

用法用量：一次6g（1袋），温水送服，一日2次。

不良反应：尚不明确。

禁忌证：孕妇慎用。

②金蝉止痒胶囊

组成成分：金银花、栀子、黄芩、苦参、黄柏、龙胆、白芷、白鲜皮、蛇床子、蝉蜕、连翘、地肤子、地黄、青蒿、广藿香、甘草。

主要功效：清热解毒，燥湿止痒。

方药解析：

君药：金银花味甘、性寒，归肺、心、胃经，能清热解毒，疏散风热，具有抗病原微生物、抗内毒素、抗炎、解热、抑制细胞免疫、抗肿瘤等作用；栀子味苦、性寒，归心、肺、三焦经，能泻火除烦，清热利湿，凉血解毒，具有解热、抗炎、镇痛、镇静、抗病原微生物、保肝利胆等作用；蝉蜕味甘、性寒，归肺、肝经，能疏散风热，透疹止痒，明目退翳，息风止痉，具有抗肿瘤、抗炎、抗过敏、免疫抑制、镇静止痛、抗惊厥的作用。

臣药：黄芩味苦、性寒，归肺、胃、胆、大肠、小肠经，能清热燥湿，泻火解毒，止血，安胎，具有解热、抗炎、抗病原微生物、抗毒素、抗肿瘤、抗变态反应、降血压、降血脂、免疫调节等作用；苦参性味苦、寒，归心、肝、胃、大肠、膀胱经，能清热燥湿，杀虫，利尿，具有抗病原微生物、抗炎、抗过敏、抗肿瘤、降心率、抗心律失常、降压、平喘、祛痰、升白作用；黄柏味苦、性寒，归肾、膀胱、大肠经，能清热燥湿，泻火解毒，退热除蒸，具有抗病原微生物、镇咳、祛痰、强心、降压、保胃等作用；龙胆草味苦涩、性寒，归肝、胆、大肠经，能清热燥湿，收涩止痢，止带，明目，具有抗细菌、抗真菌、抗炎、镇静、促胃液分泌、保肝、降血压等作用；藿香味辛、性微温，归脾、胃、肺经，能芳香化浊，和中止呕，发表解暑，具有调整胃肠运动、促进胃液分泌、抗病原微生物等作用；白芷味辛、性温，归肺、大肠、胃经，能祛风燥湿，消肿止痛，具有抗细菌、光敏作用；白鲜皮味苦、性寒，归脾、胃、膀胱经，能清热燥湿，祛风解毒，具有抗真菌、抗炎、抗肿瘤、解痉、退热等作用；蛇床子性温，味辛、苦，有小毒，归肾经，能祛风燥湿，杀虫止痒，温肾壮阳，具有抗病原微生物、抗炎、抗变态反应、性激素样作用、抗肿瘤等作用。

佐药：连翘味苦、性微寒，归肺、心、小肠经，能清热解毒，消痈散结，疏散风热，具有抗病原微生物、抗炎解热、镇吐、保肝、降压、利尿等药理作用；地肤子味辛、苦、性寒，归肾、膀胱经，能清热利湿，祛风止痒，具有抗真菌、抗炎等作用；生地味甘、苦、性寒，归心、肝、肾经，能清热凉血，养阴生津，具有抗肿瘤、抗炎、抗过敏、抑制T淋巴细胞、降糖、降压、利尿、保肾、止血等作用；青蒿味苦、辛，性寒，归肝、胆经，能清虚热，除骨蒸，解暑热，截疟，退黄，具有抗疟原虫、解热、抗炎、镇痛、调节免疫、抗肿瘤、抗心律失常等作用。

使药：甘草味甘、性平，归心、肺、脾、胃经，能益气补中，清热解毒，祛痰止咳，缓急止痛，调和药性，具有抗病原微生物、抗炎、抗过敏、抗肿瘤、保肝、抗溃疡、祛痰、止咳、利尿、解毒等作用。

金蝉止痒胶囊以金银花、栀子、蝉蜕疏散风热、清热解毒为君。黄芩、苦参、黄柏、龙胆草、广藿香燥湿泄火、除湿止痒；白芷、白鲜皮、蛇床子祛风止痒，共为臣药。佐以连翘、地肤子、生地黄、青蒿凉血除烦；甘草解毒，调和诸药为使。共奏疏风止痒、清热解毒、除湿泻火、凉血去疹之功。

适应证：用于湿热内蕴所引起的湿疹、丘疹性荨麻疹，夏季皮炎等皮肤瘙痒症状。

用法用量：一次6粒，饭后口服，一日3次。

不良反应：尚不明确。

禁忌证：孕妇禁用。婴幼儿、脾胃虚寒者慎用。

③防风通圣丸

组成成分：防风、荆芥穗、薄荷、麻黄、大黄、芒硝、栀子、滑石、桔梗、石膏、川芎、当归、白芍、黄芩、连翘、甘草、白术（炒）。

主要功效：解表通里，清热解毒。

方药解析：

君药：麻黄味辛、微苦、性温，归肺、膀胱经，能发汗解表，宣肺平喘，利水消肿，具有发汗、解热、抗病原微生物、抗炎、镇痛、镇咳、平喘、祛痰、利尿等作用；大黄性寒、味苦，归脾、胃、大肠、肝、心包经，能泻下攻积，清热泻火，凉血解毒，逐瘀通经，利湿退黄，具有泻下、利胆、保肝、抗胃和十二指肠溃疡、止血、抗病原微生物、抗炎、解热、利尿、抗肿瘤、降血脂等作用；石膏味甘辛、性大寒，归肺、胃经，能清热泻火，除烦止渴，具有解热、抗炎、调节免疫、抗凝、利尿等作用。

臣药：防风味辛、甘、性温，归膀胱、肝、脾经，能发散解表，胜湿止痛，祛风解痉，具有抗病原微生物、解热、抗炎、镇痛、保护胃黏膜等作用；荆芥味辛、性微温，归肺、肝经，能祛风解表，透疹消疮，具有抗病原微生物、抗炎、抗过敏、解痉、镇痛、抗氧化、增强血循环、促修复等药理作用；薄荷味辛、性凉，归肺、肝经，能疏散风热，清利头目，利咽，透疹，疏肝行气，具有解热、抗菌、抗病毒、镇痛、抗炎、抗过敏、调节中枢、祛痰等作用；连翘味苦、性微寒，归肺、心、小肠经，能清热解毒，消痈散结，疏散风热，具有抗病原微生物、抗炎解热、镇吐、保肝、降压、利尿等作用；芒硝味咸、苦、性寒，归胃、大肠经，能泻下通便，润燥软坚，清热消肿，具有泻下、抗肿瘤、抗炎等作用；黄芩味苦、性寒，归肺、胃、胆、大肠、小肠经，能清热燥湿，泻火解毒，止血，安胎，具有解热、抗炎、抗病原微生物、抗毒素、抗肿瘤、抗变态反应、降血压、降血脂、免疫调节等药理作用；栀子味苦、性寒，归心、肺、三焦经，能泻火除烦，清热利湿，凉血解毒，具有解热、抗炎、镇痛、镇静、抗病原微生物、保肝、利胆等药理作用；滑石味甘、淡、性寒，归膀胱、肺、胃经，能利尿通淋，清热解暑，祛湿敛疮，具有抗病原体、保护皮肤黏膜等作用。

佐药：当归味甘辛、性温，归肝、心、脾经，能补血活血，调经止痛，润肠通便，具有抗菌、抗炎、抗过敏、抗肿瘤、抗贫血、抗凝、保护心脏、镇静、止痛、降脂等药理作用；川芎味辛、性温，归肝、胆、心包经，能活血行气，祛风止痛，具有扩张血管、改善微循环、抗心肌缺血、抗脑缺血、抗血栓形成、镇静、镇痛等作用；白芍味苦、酸、性微寒，归肝、脾经，能养血调经，敛阴止汗，柔肝止痛，平抑肝阳，具有调节机体免疫、改善学习记忆、扩张冠状动脉、镇静、镇痛、保肝等作用；白术味甘、苦，性温，归脾、胃经，能健脾益气，燥湿利水，止汗，安胎，具有调节机体免疫、改善物质代谢、增强造血功能、改善消化道功能、利尿、抗应激、延缓衰老等作用；桔梗味苦、辛、性平，归肺经，能宣肺、利咽、祛痰、排脓，具有祛痰、镇咳、松弛平滑肌、抗炎等药理作用。

使药：甘草味甘、性平，归心、肺、脾、胃经，能益气补中，清热解毒，祛痰止咳，缓急止痛，调和药性，具有抗病原微生物、抗炎、抗过敏、抗肿瘤、保肝、抗溃疡、祛痰、止咳、利尿、解毒等作用。

麻黄宣肺解表，大黄泻热通便，石膏清泻火热，解表清里攻下并重，共为君药。防风、荆芥、薄荷、连翘助麻黄疏风解表，使风邪汗出而解，并可防寒化热；芒硝助大黄清热通便；黄芩清泄肺胃之热，栀子、滑石清热利尿，使里热从二便而下，共为臣药。更以当归、川芎、白芍养血和血，白术健脾燥湿，桔梗宣肺化痰与苦寒泄降之药升降并用，共为佐药。甘草和中缓急为使药。诸药合用，共奏解表通里、清热解毒之功。

适应证：用于外寒内热，表里俱实，恶寒壮热，头痛咽干，小便短赤，大便秘结，风疹湿疮。

用法用量：一次6g，口服，一日2次。

不良反应：尚不明确。

禁忌证：忌烟、酒，忌辛辣、油腻、鱼虾海鲜类食物。在服药期间，不宜同时服用滋补性中药。

2.疏风固表类

① 防参止痒颗粒

组成成分：荆芥、防风、苦参、苍术、蝉蜕、牛蒡子、木通、当归、知母、生地黄、石膏、亚麻子、甘草。

主要功效：祛风清热，燥湿止痒。

方药解析：

君药：荆芥味辛、性微温，归肺、肝经，能祛风解表，透疹消疮，具有抗病原微生物、抗炎、抗过敏、解痉、镇痛、抗氧化、增强血循环、促修复等作用；防风味辛甘、性温，归膀胱、肝、脾经，能发散解表，胜湿止痛，祛风解痉，具有抗病原微生物、解热、抗炎、镇痛、保护胃黏膜等作用；苦参味苦、性寒，归心、肝、胃、大肠、膀胱经，能清热燥湿，杀虫，利尿，具有抗病原微生物、抗炎、抗过敏、抗肿瘤、降心率、抗心律失常、降压、平喘、祛痰、升白作用。

臣药：苍术味辛、苦，性温，归脾、胃、肝经，能燥湿健脾，祛风散寒，明目，具有调整胃肠运动、抗溃疡、抗病原微生物、抗炎、利尿等作用；蝉蜕味甘、性寒，归肺、肝经，能疏散风热，透疹止痒，明目退翳，息风止痉，具有抗肿瘤、抗炎、抗过敏、免疫抑制、镇静、止痛、抗惊厥的作用；牛蒡子味辛苦、性寒，归肺、胃经，能疏散风热，宣肺透疹，解毒利咽，具有抗病毒、抗真菌、抗肿瘤、保肾、扩血管等作用；木通味苦、性寒，归心、小肠、膀胱经，能利尿通淋，清心除烦，通经下乳，具有利尿、保肝利胆、抗病原体、抗肿瘤、强心等作用；石膏味甘辛、性大寒，归肺、胃经，能清热泻火，除烦止渴，具有解热、抗炎、调节免疫、抗凝、利尿等作用。

佐药：当归味甘辛、性温，归肝、心、脾经，能补血活血，调经止痛，润肠通便，具有抗菌、抗炎、抗过敏、抗肿瘤、抗贫血、抗凝、保护心脏、镇静、止痛、降脂等作用；知母味苦、甘、性寒，归肺、胃、肾经，能清热泻火、滋阴润燥，具有解热、抗病原微生物、抑制交感神经 β 受体功能、降血糖等作用；生地味甘、苦、性寒，归心、肝、肾经，能清热凉血，养阴生津，具有抗肿瘤、抗炎、抗过敏、抑制 T 淋巴细胞、降糖、降压、利尿保肾、止血等作用；亚麻子味甘、性平，归脾、胃、大肠经，能润肠祛风，具有轻微致泻、防癌、润滑、调血脂等作用。

使药：甘草味甘、性平，归心、肺、脾、胃经，能益气补中，清热解毒，祛痰止咳，缓急止痛，调和药性，具有抗病原微生物、抗炎、抗过敏、抗肿瘤、保肝、抗溃疡、祛痰、止咳、利尿、解毒等作用。

方中荆芥、防风疏表祛风，苦参清热燥湿共为君药。苍术燥湿祛风，蝉蜕、牛蒡子疏散风热；木通、石膏清热除烦共为臣药。佐以知母、生地清热养阴；当归、亚麻子养血润燥。甘草调和诸药为使。共奏祛风清热、燥湿止痒之功。

适应证：用于急性荨麻疹属风热证，症见风团色红、灼热、瘙痒、遇热加重，或皮肤划痕阳性、舌红、苔薄白或白腻、黄腻等。

用法用量：一次 10g（袋），饭后开水冲服，一日 3 次。疗程一周。

不良反应：尚不明确。

禁忌证：年老体虚者慎用；药品性状发生改变时禁用。

②消风止痒颗粒

组成成分：防风、蝉蜕、地骨皮、苍术（炒）、亚麻子、当归、地黄、木通、荆芥、石膏、甘草。

主要功效：消风清热，除湿止痒。

方药解析：

君药：荆芥味辛、性微温，归肺、肝经，能祛风解表，透疹消疮，具有抗病原微生物、抗炎、抗过敏、解痉、镇痛、抗氧化、增强血循环、促修复等作用；防风味辛甘、性温，归膀胱、肝、脾经，能发散解表，胜湿止痛，祛风解痉，具有抗病原微生物、解热、抗炎、镇痛、保护胃黏膜等作用。

臣药：苍术味辛、苦、性温，归脾、胃、肝经，能燥湿健脾，祛风散寒，明目，具有调整胃肠运动、抗溃疡、抗病原微生物、抗炎、利尿等作用；蝉蜕味甘、性寒，归肺、肝经，能疏散风热，透疹止痒，明目退翳，息风止痉，具有抗肿瘤、抗炎、抗过敏、免疫抑制、镇静、止痛、抗惊厥作用。

佐药：石膏味甘辛、性大寒，归肺、胃经，能清热泻火，除烦止渴，具有解热、抗炎、调节免疫、抗凝、利尿等作用；木通味苦、性寒，归心、小肠、膀胱经，能利尿通淋，清心除烦，通经下乳，具有利尿、保肝、利胆、抗病原体、抗肿瘤、强心等作用；亚麻子味甘、性平，归脾、胃、大肠经，能润肠祛风，具有轻微致泻、防癌、润滑、缓和刺激、调血脂等作用；地黄味甘、苦、性寒，归心、肝、肾经，能清热凉血，养阴生津，具有抗肿瘤、抗炎、抗过敏、抑制T淋巴细胞、降糖、降压、利尿、保肾、止血等作用；当归味甘辛、性温，归肝、心、脾经，能补血活血，调经止痛，润肠通便，具有抗菌、抗炎、抗过敏、抗肿瘤、抗贫血、抗凝、保护心脏、镇静、止痛、降脂等药理作用；地骨皮味甘、性寒，归肺、肝、肾经，能凉血除蒸，清肺降火，具有解热、抗细菌、抗病毒、调节免疫、降血糖、调血脂等作用。

使药：甘草味甘、性平，归心、肺、脾、胃经，能益气补中，清热解毒，祛痰止咳，缓急止痛，调和药性，具有抗病原微生物、抗炎、抗过敏、抗肿瘤、保肝、抗溃疡、祛痰止咳、利尿、解毒等作用。

荆芥、防风祛风止痒为君。苍术燥湿健脾，蝉蜕解表散热、透疹除痒为臣。石膏、木通、亚麻子清热利湿，地黄、当归、地骨皮凉血活血养血为佐；甘草清热解毒、调和诸药为使。诸药配伍，有消风清热、除湿止痒之功效。

适应证：主治丘疹样荨麻疹，也用于湿疹、皮肤瘙痒症。

用法用量：口服，1岁以内，1袋/日；1~4岁，2袋/日；5~9岁，3袋/日；10~14岁，4袋/日；15岁以上，6袋/日。分2~3次服用或遵医嘱。

不良反应：尚不明确。

禁忌证：服药期间忌食鲜鱼海腥、葱蒜辛辣等物。若有胃痛或腹泻，可暂停服药。

③肤痒颗粒

组成成分：苍耳子（炒、去刺）、地肤子、川芎、红花、白英。

主要功效：祛风活血，除湿止痒。

方药解析：

君药：苍耳子味辛苦、性温，归肺经，能散风寒，通鼻窍，祛风湿，止痛，具有抗菌、镇痛、抗炎、降血糖、抗突变、光敏等作用；地肤子味辛苦、性寒，归肾、膀胱经，能清热利湿，祛风止痒，具有抗真菌、抑制迟发型超敏反应等作用。

臣药：川芎味辛、性温，归肝、胆、心包经，能活血行气，祛风止痛，具有扩张血管、改善微循环、抗心肌缺血、抗脑缺血、抗血栓形成、镇静、镇痛等作用；红花味辛、性温，归心、肝经，能活血通经，祛瘀止痛，化滞消斑，具有抗炎、兴奋心肌、收缩血管、抗凝、促进平滑肌收缩、镇静、止痛、抗惊厥、降脂等作用。

佐药：白英味苦、性微寒，有小毒，归肝、胃经，能清热解毒，利湿消肿，具有抗细菌、抗真菌、抗肿瘤等作用。

方中苍耳子、地肤子祛风止痒为君药；红花、川芎活血行瘀、祛风燥湿为臣药；佐以白英清热解毒，利湿消肿。共奏祛风活血，除湿止痒之功。

适应证：用于皮肤瘙痒症，荨麻疹。

用法用量：1~2袋，开水冲服，一日3次。

不良反应：尚不明确。

禁忌证：孕妇禁用；消化道溃疡者慎用。

④玉屏风颗粒

组成成分：黄芪、白术（炒）、防风。

主要功效：益气，固表，止汗。

方药解析：

君药：黄芪味甘、性微温，归脾、肺经，能补气健脾，升阳举陷，益卫固表，利尿消肿，托毒生肌，具有调节机体免疫功能、促进造血、改善物质代谢、抗应激、抗氧化等作用。

臣药：白术味甘、苦、性温，归脾、胃经，能健脾益气，燥湿利水，止汗，安胎，具有调节机体免疫、改善代谢、增强造血功能、改善消化道功能、利尿、抗应激、延缓衰老等作用。

佐药：防风味辛甘、性温，归膀胱、肝、脾经，能发散解表，胜湿止痛，祛风解痉，具有抗病原微生物、解热、抗炎、镇痛、保护胃黏膜等作用。

黄芪益气固表，使腠理固密，而邪不复侵为君；白术补中健脾，使正气自复，而内有所据为臣；佐以防风疏风散邪，则外无所扰而诸恙易愈。诸药配伍，共奏益气固表止汗之良功。

适应证：用于表虚不固所引起的荨麻疹，可伴自汗恶风，面色㿠白；或体虚易感风邪者。

用法用量：一次5g，开水冲服，一日3次。

不良反应：尚不明确。

禁忌证：对本品过敏者禁用，过敏体质者慎用。

3.养血润燥类

①润燥止痒胶囊

组成成分：何首乌、制何首乌、生地黄、桑叶、苦参、红活麻。

主要功效：养血滋阴，祛风止痒，润肠通便。

方药解析：

君药：生地味甘、苦、性寒，归心、肝、肾经，能清热凉血，养阴生津，具有抗肿瘤、抗炎、抗过敏、抑制T淋巴细胞、降糖、降压、利尿、保肾、止血等作用。

臣药：何首乌（制何首乌）味甘、苦，性平，归心、肝、大肠经，能养血滋阴，润肠通便，祛风解毒，具有抗衰老、促进肾上腺皮质功能和免疫功能、降脂、保肝、促进肠道蠕动作用。

佐药：苦参味苦、性寒，归心、肝、胃、大肠、膀胱经，能清热燥湿，杀虫、利尿，具有抗病原微生物、抗炎、抗过敏、抗肿瘤、降心率、抗心律失常、降压、平喘、祛痰、升白作用；桑叶味甘、苦，性寒，归肺、肝经，能疏散风热，清肺润燥，清肝明目，具有抗病原微生物、抗炎、抗氧化、抗应激、降血脂等作用；红活麻味辛、性寒，有小毒，归肺、肾经，能祛风除湿，利湿消肿，具有抗炎、镇痛、体外免疫抑制等作用。

生地黄凉血养血、清热止痒为君；何首乌与制何首乌联用养精血、益肝肾为臣；佐以苦参清热燥湿，桑叶祛风散热，红活麻祛风除湿止痒。诸药合用，以奏清热燥湿、养血润肤、祛风止痒之功。

适应证：用于血虚风燥所致的皮肤瘙痒、痤疮、便秘。

用法用量：一次4粒，口服，一日3次，2周为一个疗程。

不良反应：尚不明确。

禁忌证：肝功能失代偿者禁用。孕妇慎用，儿童、年老体弱者及患有其他疾病者应在医师指导下服用。

②湿毒清胶囊

组成成分：地黄、当归、丹参、蝉蜕、苦参、白鲜皮、甘草、黄芩、土茯苓。

主要功效：养血润燥，祛风止痒。

方药解析：

君药：地黄味甘、苦、性寒，归心、肝、肾经，能清热凉血，养阴生津，具有抗肿瘤、抗炎、抗过敏、抑制T淋巴细胞、降糖、降压、利尿保肾、止血等作用；当归味甘辛、性温，归肝、心、脾经，能补血活血，调经止痛，润肠通便，具有抗菌、抗炎、抗过敏、抗肿瘤、抗贫血、抗凝、保护心脏、镇静、止痛、降脂等作用；丹参味苦、性微寒，归心、肝经，能活血祛瘀，通经止痛，清心除烦，凉血消痈，具有抗菌、抗炎、抗肿瘤、免疫抑制、保护心血管、改善微循环、抗凝、降脂、保肝等作用。

臣药：苦参性味苦、寒，归心、肝、胃、大肠、膀胱经，能清热燥湿，杀虫、利尿，具有抗病原微生物、抗炎、抗过敏、抗肿瘤、降心率、抗心律失常、降压、平喘、祛痰作用；土茯苓味甘、淡，性平，归肝、胃经，能除湿解毒，通利关节，具有抗肿瘤、抗炎、抑制细胞免疫、降糖、降脂、抗血栓等作用。

佐药：蝉蜕味甘、性寒，归肺、肝经，能疏散风热，透疹止痒，明目退翳，息风止痉，具有抗肿瘤、抗炎、抗过敏、免疫抑制、镇静、止痛、抗惊厥的作用。白鲜皮味苦、性寒，归脾、胃、膀胱经，能清热燥湿，祛风解毒，具有抗真菌、抗炎、抗肿瘤、解痉、退热等作用；黄芩味苦、性寒，归肺、胃、胆、大肠、小肠经，能清热燥湿，泻火解毒，止血、安胎，具有解热、抗炎、抗病原微生物、抗毒素、抗肿瘤、抗变态反应、降血压、降血脂、免疫调节等作用。

使药：甘草味甘、性平，归心、肺、脾、胃经，能益气补中，清热解毒，祛痰止咳，缓急止痛，调和药性，具有抗病原微生物、抗炎、抗过敏、抗肿瘤、保肝、抗溃疡、祛痰、止咳、利尿、解毒等作用。

地黄、当归、丹参可以滋阴养血为君；苦参、土茯苓燥湿解毒止痒为臣；蝉蜕祛风止痒，白鲜皮、黄芩清热燥湿为佐；甘草调和诸药为使。诸药配伍，既可除湿止痒、疏风清热，又可活血消疹、凉血润燥。

适应证：用于血虚风燥所致的风瘙痒，症见皮肤干燥、脱屑、瘙痒，伴有抓痕、血痂、色素沉着。

用法用量：一次3~4粒，口服，一日3次。

不良反应：尚不明确。

禁忌证：对本品及所含成分过敏者禁用，孕妇禁用，已知有本品或组方药物肝损伤个人史的患者禁用。

三、自制中西成药解析

1.口服中成药

①清热止痒颗粒

组成成分：人工牛黄、琥珀、甘草浸膏粉。

主要功效：清热解毒凉血，明目安神，用于伴有心神不宁、失眠多梦的脂溢性皮炎等。

方药解析：

牛黄：为牛科动物牛的干燥胆结石，生于牛的胆囊或胆管。人工牛黄是我国传统名贵动物药材牛黄的代用品，具有清热解毒、化痰定惊之功效，用于痰热谵狂，神昏不语，小儿急热惊风，咽喉肿痛，口舌生疮，痈肿疔疮。

琥珀：琥珀为古代松科植物的树脂埋藏地下，经久凝结而成的碳氢化合物。其无臭、味淡，性极脆，不溶于酸，微溶于乙醚、氯仿及温热酒精中。天然的植物树脂是琥珀的主要成分，是一种透明浅黄色物质，始载于名医别录。琥珀入血分，心主血，肝藏血，入心肝二经。《本草纲目》记载：琥珀气味甘平、无毒，能安五脏，定魂魄，消瘀血，通五淋，壮心明目，止痛安神，破血生机，可治疗心神不宁、失眠多梦、惊风癫痫、月经停闭、小便涩痛、瘀血等病，用琥珀冲茶，有镇静的功效。琥珀中含有多种化学成分，主要成分为树脂和挥发油（主要是芳香族化合物，如萜烯、倍半萜、双萜等）。

甘草：又称国老、灵通、甜草根等，是多年生草本植物，属豆科蝶形花亚科。甘草是我国最常用的十大宗药材之一，始载于《神农本草经》，据文献报道，全球范围内甘草属的多年生草本植物共29种，而我国范围内该属植物共有18种，其中主要的化学成分为甘草酸、甘草次酸、甘草素等，所具有的功效各有不同，具有补脾益气、清热解毒、祛痰止咳、缓急止痛、调和诸药的功效。其提取物主要成分包括槲皮素、光甘草定、异甘草素、刺芒柄花素、甘草酸和甘草次酸，具有抗肿瘤、抗病毒、抗炎、抗免疫、抗溃疡及保肝作用。

适应证：用于脂溢性皮炎等。

用法用量：5g，口服，每日3次。

不良反应：偶见腹泻。

禁忌证：对本品过敏者禁用。

②痤疮颗粒

组成成分：枇杷叶、桑白皮、生地、丹皮、赤芍、丹参、黄芩、大青叶、生甘草。

主要功效：清泄肺热，凉血活血，消斑。

方药解析：中医学认为痤疮属肺风粉刺的范畴，多因肺经血热所致，血热内犯，风邪外扰，熏蒸头面，发于肌表。痤疮的中医证型主要以肺经风热证患者居多，枇杷清肺饮作为治疗肺经风热证痤疮的经典方剂，原记载用于治疗肺胃蕴热型肺风粉刺（痤疮），出自《医宗金鉴·外科心法要诀》："此证由肺经血热而成。每发于面鼻，起碎疙瘩，形如黍屑，色赤肿痛，破出白粉汁，日久皆成白屑，形如黍米白屑。宜内服枇杷清肺饮，外敷颠倒散，缓缓自收功也。"蔡老在此基础上加减以更加适应临床。

枇杷叶：为蔷薇科植物枇杷的干燥叶。味苦、微辛、性微寒，归肺、胃经，清肺止咳，降逆止呕，用于治疗肺热咳嗽、气逆喘气、胃热呕逆、烦热口渴。目前已经从枇杷叶中分离到挥发油、三萜类、倍半萜类、多酚、黄酮类等成分，其药理作用主要集中于在三萜酸的抗炎止咳、降血糖、抗病毒、抗氧化、抗肿瘤等方面。

生地：《神农本草经》曰："地黄，治折跌绝筋、伤中，逐血痹，填骨髓，长肌肉。作汤除寒热积聚，除痹，生者尤良。"地黄具有填精益髓补血、除痹治伤之功效。《名医别录》记载生地黄可主治"妇人崩中血不止，及产后血上薄心闷绝，伤身、胎动、下血、胎不落，堕坠，踠折，瘀血，留血，衄鼻，吐血，皆捣饮之"。《本草纲目》引用甄权语，谓其"捣贴心腹，能消瘀血"。地黄有熟地黄、干地黄、生地黄之分。熟地黄是由新鲜的生地黄九蒸九晒而呈光黑如漆，味甘如饴，微温而大补；干地黄则有生地黄阴干、风干、晒干、蒸干、火焙干之别；生地黄在古代为鲜品，今天为方便运输生地黄亦为干品。《神农本草经》所言"除痹，生者尤良"，相较于以鲜品使用的生地黄，干品生地黄的化瘀除痹之功效会有所降低，但其补虚作用有所增加，所以生地黄具有补虚化瘀的功效，可运用于虚中夹瘀之证。曹颖甫在《金匮发微》中，对于中风历节病下防己地黄汤的解析中提到："惟伤寒之蓄血为血实，故用抵当汤、桃核承气汤以下之，中风则本由血虚，虚者不可重虚，故可用防己地黄汤，重用地黄汁，以清瘀血。"

丹皮：毛茛科植物牡丹的干燥根皮，性苦、辛、微寒，归心、肝、肾经，具有凉血清热、活血化瘀的功能。现代研究证明，牡丹皮含丹皮酚等化学成分，具有保肝护肾、抗炎、镇静、降温、解热、镇痛、解痉等多种药理作用。

赤芍：为毛茛科植物芍药或川赤芍的干燥根，性苦、微寒，归肝经，有清热凉血、散瘀止痛等功效。赤芍的主要化学成分是芍药甙、没食子酸和挥发油等。古人认为赤芍散邪行血，白芍敛营益阴。

丹参：为唇形科植物丹参的干燥根和根茎，味苦、微寒，归心、肝经，具有祛瘀止痛、活血调经、凉血消痈、清心除烦等功效，最早记载于《神农本草经》。丹参中主要含脂溶性和水溶性两大类成分，其中脂溶性成分多为丹参酮类化合物，包括丹参酮ⅡA、丹参酮ⅡB、隐丹参酮、羟基丹参酮、丹参羟基酯、二氢丹参酮Ⅰ、二氢异丹参酮Ⅰ以及异丹参酮Ⅰ、异丹参酮Ⅱ、异隐丹参酮等，具有改善血液循环、抑制血小板聚集、改善冠状动脉供血等药理作用；其水溶性成分主要为多聚酚酸类化合物，包括丹酚酸（A、B、C、D、E、F、G）、迷迭香酸、丹参素、紫草酸、咖啡酸、原儿茶醛等，是丹参活血祛瘀的主要活性成分，并具有抗缺血、改善微循环、抗氧化等作用。此外，丹参中还含有黄芩苷、异欧前胡内酯、氨基酸、无机元素等其他成分。

黄芩：为唇形科植物黄芩的干燥根，味苦、性寒，归肺、胆、脾、大肠、小肠经，具有清热燥湿、泻火解毒、止血、安胎的功效。现代医药中，黄芩常被用于治疗炎症、心血管疾病、呼吸系统和胃肠道感染。黄芩的主要成分为多酚类物质和萜类两大类，具体包括黄酮类化合物、苯乙醇苷类、环烯醚萜苷类、二萜、三萜类、生物碱、植物甾醇及多糖等，其中含量最高的是黄酮类化合物。黄芩素、黄芩苷、汉黄芩素、汉黄芩苷、千层纸素、千层纸素苷是黄芩的主要活性成分。

大青叶：原名大青，又名菘蓝叶，为十字花科植物菘蓝的干燥叶，蓼科植物蓼蓝、爵床科植物马蓝、豆科植物木蓝的叶，亦作为大青叶使用。其性寒、味苦，入肝、心、胃经，具有清热解毒、凉血止血的功效，用于治疗温病热盛烦渴、流感、急性传染性肝炎、菌痢、急性胃肠炎、急性肺炎、丹毒、吐血、衄血、黄疸、痢疾、喉痹、口疮、痈疽肿毒等症。《本草纲目》记载：大青叶"主热毒痢，黄疸，喉痹，丹毒。""蓝叶汁，解斑蝥、芫菁、樗鸡、朱砂、砒石毒。"《本草正》亦载其"治瘟疫热毒发狂，风热斑疹，痈疡肿痛，除烦渴，止鼻衄、吐血，杀疳蚀、金疮箭毒。凡以热 兼毒者，皆宜蓝叶捣汁用之。"现代药理研究证实，大青叶煎剂对金黄色葡萄球菌、甲型链球菌、脑膜炎双球菌、肺炎链球菌、卡他球菌、伤寒杆菌、大肠杆菌、流感杆菌、白喉杆菌及痢疾杆菌有一定抑制作用；对乙型脑炎病毒、腮腺炎病毒、流感病毒等也有抑制作用。此外，大青叶还有杀灭钩端螺旋体及抗大肠杆菌内毒素作用。临床上大青叶用于治疗热入营血、心胃毒盛、气血两燔、温毒发斑等症，但脾胃虚寒者忌服。

甘草：为豆科多年生草本植物甘草、胀果甘草或先果甘草的根和根茎，味甘，生用偏寒、炙用偏温，归脾、胃、心、肺经，具有补益心脾、缓解止痛、泻火解毒、润肺止咳、调和药性的功效，是一种补益中草药。因其能调和百药、解百毒，故有"国老"之称，说明其地位十分重要，历来中医就有"十方九草"之说。我国是世界上认识和研究甘草最早的国家，甘草初载于《神农本草经》，被称为美草、密甘，并将其列为上品，认为其主五脏六腑寒热邪气，坚筋骨，长肌肉，倍力，金疮肿，解毒。现代药理研究表明，甘草含有甘草总黄酮、甘草酸、甘草次酸、三萜类、甘草苷等成分，具有抗氧化、抗炎、调节免疫功能、抗溃疡、解毒抗癌、抗肝纤维化等多方面作用，其中三萜皂苷类化合物是甘草的特异性标志成分，在甘草中的含量较高。

适应证：用于痤疮、脂溢性皮炎。

用法用量：12~24g，口服，每日2次。

不良反应：暂未见明显不良反应。

禁忌证：对本品过敏者禁用。

2.外用中成药

①湿疹湿敷散

组成成分：苦参、地榆、黄柏、马齿苋。

主要功效：清热解毒，清热燥湿，祛风止痒。

方药解析：

苦参：又名野槐、山槐、地参、水槐、苦骨，为豆科植物，生于山地、平原、沙质地或红壤地等处。其干燥根作为传统中药苦参入药，始载于汉《神农本草经》，味苦、性寒，入肝、肾、大肠、小肠、膀胱经。《本草纲目》记载："苦参、黄柏之苦寒，皆能补肾，盖取其苦燥湿，寒除热也。热生风，湿生虫，故又能治风杀虫。惟肾水弱而相火胜者用之相宜，若火衰精冷，真元不足，及年高之人不可用也。"《神农本草经》记载："主心腹结气，症瘕积聚，黄疸，溺有余沥，逐水，除痈肿，补中，明目止泪。"《滇南本草》记载："凉血，解热毒，疥癫，脓窠疮毒最良。疗皮肤瘙痒，血风癣疮，顽皮白屑，肠风下血，便血。消风，消肿毒，消痰毒。"用于热痢、便血、黄疸、尿闭、赤白带下、阴肿、阴痒、湿疹、湿疮、皮肤瘙痒、疥癣、麻风、滴虫性阴道炎等症。具有清热、燥湿、杀虫的功效。现已从苦参中分离获得了生物碱类化合物41种、黄酮类化合物108种、三萜及三萜皂苷类化合物8种、木质素类化合物4种、苯甲酸衍生物10种、苯丙素类化合物4种、香豆素类化合物2种。对苦参的现代药理研究表明，苦参具有抗炎、抗病毒、抗病原微生物、抗心律失常及解热等多种药理作用。

地榆：是蔷薇科植物的干燥根，味苦、酸涩、性微寒，归肝、胃、大肠经，有凉血止血、解毒敛疮的功效，常用于便血、痔血、水火烫伤等症。始载于《神农本草经》"主妇人乳痓痛，七伤，带下病，止痛，除恶肉，止汗，疗金疮"。《本草纲目》谓其能："除下焦热，治大小便血证。"《本草汇言》载："地榆，苦寒，凉血止血之药也。达下焦，止肠风下血、痔痢之红，消热肿，治诸瘘恶疮、乳痈之疾……故他书有吐衄溺血，月经妄行，或中酒热及小儿疳热积痢，兼可收治。"《药性解》则云："地榆，性微寒而且味道有些苦涩，属于无毒药物，入大肠、肝二经。主下部积热之血痢，止下焦不禁之月经。又主金疮，除恶肉。"中医多利用其解毒敛疮，止血凉血的功效，治疗血热出血症。研究发现，地榆中主要包括鞣质、皂苷和黄酮类物质，尤以鞣质含有量丰富；地榆可用于防治蚜虫、红蜘蛛、小麦秆锈病。现代医学研究发现，地榆能够抑制组胺的释放和TNF-α的产生，并抑制肥大细胞脱颗粒，具有良好抗过敏作用。

黄柏：原名"檗木"，始载于《神农本草经》："檗木味苦寒，主五脏肠胃中结热，黄疸，肠痔；止泄痢，女子漏下赤白，阴伤蚀疮，一名檀桓，生山谷。"黄柏味苦、性寒，归肾、膀胱经，能清热燥湿，泻火解毒，消肿祛腐。临床上用于治疗湿热泻痢、黄疸、带下、热淋、痔漏、盗汗、遗精、骨蒸劳热、风疹瘙痒及疮疡后、伤口感染属阳证者。其有效成分主要包括小檗碱、药根碱、木兰花碱、黄柏碱、掌叶防己碱等生物碱，及黄柏酮、黄柏内酯、7-脱氢豆甾醇、β-谷甾醇等。用于湿热泻痢、黄疸、带下、热淋、脚气、骨蒸劳热、疮疡肿毒等症。现代药理学关于黄柏药理作用的研究，可归纳为以下几个方面：抗细菌、真菌、病毒及其他病原微生物的作用；在皮肤科，有抗过敏、抗氧化、抗菌、抑制免疫反应、减轻炎症损伤的作用；对心血管系统，有抗心律失常、降血压等作用；对消化系统，有抗消化道溃疡、收缩或舒张肠管、促进胰腺分泌等作用；还有中枢神经系统抑制作用，并有抑制细胞免疫反应、降血糖等作用。在皮肤科可用于湿疹、接触性皮炎和部分药疹的治疗。

马齿苋：别名长命草、长寿菜、五行草、酸味草、地马菜，为马齿苋科植物马齿苋的干燥地上部分。味酸、性寒，归肝、大肠经，具有清热解毒、凉血止血、止痢之功效，用于热毒血痢、痈肿疔疮、湿疹、丹毒、蛇虫咬伤、便血、痔血和崩漏下血。马齿苋含有多种化学成分，主要有生物碱类、萜类、香豆素类、黄酮类、有机酸类等成分，此外，还含有挥发油和多糖等化学成分。马齿苋提取物可显著上调湿疹动物皮肤屏障系统中 caspase-14 和 filaggrin 基因的表达，保持角质层含水量，参与皮肤水合作用，维护皮肤屏障，从而缓解湿疹局部的症状，并可下调湿疹大鼠皮肤黏膜细胞异常过量表达的 TNF-α、IL-22、IL-4 的分泌，上调 IFN-γ 的分泌，从而调整 TH1/TH2 的平衡状态，因此马齿苋可对抗湿疹类皮肤病的炎症反应。此外，还具有减轻瘀血，降低毛细血管通透性，抑制炎性肿胀，以减轻湿疹患者局部瘙痒、渗出、水肿症状，达到对急性湿疹患者局部止痒、消肿的作用。

适应证：用于急性、亚急性湿疹。

用法用量：每袋 10g 加 500ml 水充分溶解后，放凉，用纱布浸湿药液后湿敷患处，每日 2 次，每次 20 分钟。

不良反应：暂未见明显不良反应。

禁忌证：对本品过敏者禁用。

②皮炎湿敷散

组成成分：龙胆草、甘草。

主要功效：清热解毒，清热燥湿，凉血止血，杀虫止痒。

方药解析：

龙胆草：又名龙胆，性寒、味苦，其主要功效为泻肝胆实火，清下焦湿热。据《神农本草经》记载，龙胆"主骨间寒热，惊痫邪气，续绝伤，定五脏，杀蛊毒"。《名医别录》进一步明确其"除胃中伏热，时气温热，热泄下痢，去肠中小蛊，益肝胆气，止惊惕"，主要用于多种热病和惊惕，而"益肝胆气"尚待明确。《药鉴》总结其用有四："除下部风湿，一也。除下焦湿热，二也。除脐以下至足肿痛，三也。除寒湿脚气，四也。"作用部位侧重下焦。明《景岳全书》对龙胆的功用概述最全，其"大能泻火，但引以佐使，则诸火皆治。故能退骨蒸疳热，除心火惊痫狂躁、胃火烦热、黄疸、咽喉肿痛、肝肾膀胱伏火、小水淋闭、血热泻痢、下焦湿热痈肿、疮毒疼痛、妇人血热崩淋、小儿热疳客忤，去目黄睛赤肿痛，杀蛊毒、肠胃诸虫及风热盗汗"。凡火热为患，无论心火、胃火、肝肾膀胱伏火、下焦湿热、血热和风热诸疾，皆其所宜。综合诸家本草，龙胆草功用主要有八：包括清热泻火（胃中伏热、胃火、肝肾膀胱伏火、心火、时气、温热、壮热、骨热、时疾、热黄、口疮、益肝胆气、退肝经之邪热、咽喉痛、血热、风热），清热燥湿（骨间寒热、热泄、下痢、下焦湿热、淋闭、泻痢），清热解毒（痈肿、足肿痛、消疮痈、疮毒），清肝明目（明目、赤目肿痛、睛胀、翳障），消疳（疳气、惊疳、疳热、热疳），镇静安神（惊痫、定五脏、止惊惕、热病狂语、止烦），凉血止血（酒毒便血、肠风下血、崩漏、吐血、衄血、二便下血），杀虫（杀蛊毒、肠中小蛊、杀蛔虫、肠胃诸虫、杀疳虫）。

甘草：为豆科多年生草本植物，味甘、生用偏寒、炙用偏温，归脾、胃、心、肺经，具有补益心脾、缓解止痛、泻火解毒、润肺止咳、调和药性的功效。甘草是一种补益中草药；又因其能调和百药、解百毒，故有"国老"之称，历来中医就有"十方九草"之说。余见"痤疮颗粒"。

适应证：用于皮炎。

用法用量：每袋10g加500ml水充分溶解后，放凉，用纱布浸湿药液后湿敷患处，每日2次，每次20分钟。

不良反应：暂未见明显不良反应。

禁忌证：对本品过敏者禁用。

3.外用西药

① 抗敏止痒霜

组成成分：曲安奈德、度米芬、克霉唑、苯佐卡因。

主要功效：具有抗炎、抗过敏、抗真菌作用。

成分解析：

曲安奈德：属于中长效的糖皮质激素，具有较强而持久的抗炎和抗过敏作用；对各种原因引起的炎症反应均有抑制作用，包括感染性（细菌、病毒等）、物理性（烧伤、烫伤等）、化学性（酸、碱等）、免疫性（各型变态反应）及无菌性（缺血性组织损伤）炎症等。曲安奈德对炎症的各个时期均有抑制作用，在急性炎症初期能增加血管紧张性、减轻充血、降低毛细血管通透性，减轻渗出和水肿；同时抑制白细胞浸润及吞噬反应，减伤各种炎症因子的释放，从而改善红、肿、热、痛等症状；在炎症后期及慢性炎症中，可通过抑制毛细血管和成纤维细胞的增生，防治粘连及瘢痕形成，减轻后遗症。

度米芬：化学名称为十二烷基二甲基二苯氧乙基溴化铵，属季铵盐类阳离子表面活性剂，是一种低效消毒剂，但其有良好的表面活性，故对微生物的杀灭作用比苯扎溴铵稍强，对革兰阳性菌的杀灭作用比对革兰阴性菌强。其杀菌机制为：度米芬可吸附到菌体表面，改变细胞渗透性，溶解损伤细胞使菌体破裂，使胞内容物外流；依靠其表面活性作用在菌体表面聚集，阻碍细菌代谢，并使胞膜结构紊乱；度米芬可渗透到菌体内使蛋白质发生变性和沉淀；还可直接破坏细菌酶系统，特别是对脱氢酶类、氧化酶类的活性产生影响。

克霉唑：属咪唑类广谱抗真菌药物，其作用机制为抑制真菌细胞膜的合成，影响代谢过程。

苯佐卡因：是1903年发现的一种酯类表面麻醉剂，其作用主要是通过阻断感觉神经末梢，以解除或缓解局部疼痛及不适。其水中溶解极微，吸收少，全身毒性小，可在皮肤黏膜表面使用，具有较好的通透性，起效迅速，临床上多用于缓解溃疡、咽喉炎等引起的皮肤及黏膜的疼痛。

适应证：用于治疗各种由皮肤癣菌、酵母菌或霉菌等所致的炎症性皮肤真菌病，如手癣、足癣、体癣、股癣等；或伴有真菌感染或有真菌感染倾向的皮炎、湿疹；甲沟炎等。

用法用量：外用，涂于患处，每日2次。

不良反应：偶见局部刺激。

禁忌证：对本品过敏者禁用。

②抗灭癣霜

组成成分：为复方制剂，曲安奈德、度米芬、克霉唑、苯佐卡因。

主要功效：抗真菌。

成分解析：同抗敏止痒霜。

适应证：用于治疗各种由皮肤癣菌、酵母菌或霉菌等所致的炎症性皮肤真菌病，如手癣、足癣、体癣、股癣等；或伴有真菌感染或有真菌感染倾向的皮炎、湿疹；甲沟炎等。

用法用量：外用，涂于患处，每日2次。

不良反应：偶见有过敏反应，如局部出现皮肤烧灼感、瘙痒、针刺感等。

禁忌证：对本品过敏者禁用。

③曲安奈德霜

组成成分：曲安奈德。

主要功效：抗炎、抗过敏等作用。

作用机制：曲安奈德是中长效的糖皮质激素，具有较强而持久的抗炎和抗过敏作用；对各种原因引起的炎症反应均有抑制作用，余见"抗敏止氧霜"。

适应证：用于治疗皮炎、湿疹、银屑病等。

用法用量：外用，涂于患处，每日2次。

不良反应：偶见局部轻微刺激。

禁忌证：对本品过敏者禁用。

④白斑霜

组成成分：补骨脂、杭白芷。

主要功效：光敏药物，可促进皮肤黑色素生成。

方药解析：补骨脂、白芷两味药在《本草纲目》中，前者可"活血脉，乌髭须，益颜色"，后者可"长肌肤，润泽颜色，疗风邪"，两药合用，共奏调和气血、祛风通络之功，促进白斑皮肤逐渐恢复常色。

补骨脂：是豆科补骨脂属植物补骨脂的干燥成熟果实，具有温肾助阳、纳气平喘、温脾止泻等作用，外用可消风祛斑。主要用于治疗肾阳不足所致阳痿遗精、遗尿尿频、腰膝冷痛、肾虚作喘、五更泄泻等，外用也可治疗白癜风、斑秃等。现代药学已从中分离出香豆素类、黄酮类、单萜酚类三大类化合物近百种，研究表明，其具有良好的抗肿瘤、抗氧化、抗菌、抗炎、抗抑郁、调节雌激素水平、促进骨生长、肝保护及神经保护等作用。西医学认为，补骨脂素和异补骨脂素为补骨脂的主要活性成分，两者均具有较好的光敏作用，有利于白癜风的治疗。其中补骨脂素有增强酪氨酸酶活性的作用，酪氨酸酶活性增强，则促进黑素细胞的增殖；在另一方面，异补骨脂素还具有扩张血管、促进白癜风患者皮损区域血液循环的作用，通过促进血运以提高对皮损区的黑素细胞、神经的营养支持，起到促进黑素细胞增殖的作用；其较好的光敏作用一定程度上可作为光疗的增敏剂，能通过激活酪氨酸酶活性促进皮肤黑素合成、改善局部微循环，以提高光疗的疗效，且其作用效果强度与剂量相关。

白芷：为伞形科当归属植物白芷的干燥根，最为著名的是杭白芷、川白芷、禹白芷、祁白芷，性味辛、苦、温，归肝、肾、膀胱经，有解表散寒、祛风止痛、宣通鼻窍、燥湿止带、消肿排脓功效，同时有消瘀、止血、通便等作用，常用于风寒感冒、阳明经头痛、眉棱骨痛、牙痛、风湿痹痛、鼻渊、鼻塞流涕、带下及疮疡肿痛等病证，《本草纲目》云："治鼻渊，鼻衄，齿痛，眉棱骨痛……"白芷的主要有效成分为香豆素类和挥发油，其呋喃香豆素中的线型呋喃香豆素具有光敏作用。实验研究证明，白芷中欧前胡素、异欧前胡素、别欧前胡素、珊瑚菜内酯、氧化前胡内酯、异氧化前胡内酯、花椒毒酚等7种呋喃香豆素具有光敏活性，其中以欧前胡素的光敏活性较强，异欧前胡素、花椒毒酚、珊瑚菜素次之，而别欧前胡素、氧化前胡内酯、异氧化前胡内酯最弱。

适应证：用于治疗白癜风。

用法用量：外用，涂于患处，每日2次。

不良反应：外用后光疗，可出现局部微红、灼热、微痒为正常反应，如有明显不适，请在专科医师指导下使用。

禁忌证：对本品过敏者禁用。

⑤ 黄连氧化锌霜

组成成分：黄连提取液、氧化锌细粉。

主要功效：抗菌、消炎、收敛。

成分解析：

黄连：为毛茛科植物黄连、三角叶黄连或云连的干燥根茎，分别习称"味连""雅连""云连"，具有清热燥湿、泻火解毒的功效，始载于《神农本草经》。《名医别录》谓"黄连生巫阳及蜀郡、太山"，至明李时珍《本草纲目》中载"今虽吴、蜀皆有，惟以雅州、眉州者良"，又云"根根连珠而色黄，故名"，其炮制品有黄连片、酒黄连、姜黄连、萸黄连等。黄连药材中含有生物碱、木脂素、香豆素、黄酮、萜类、甾体、有机酸、挥发油、多糖等多种化学成分。性味苦、寒，入心、肝、胃、大肠经等，有清热泻火、燥湿解毒的功效，其治疗病症主要有"心烦""痞""腹痛""呕"和"下利"等五方面。现代药学研究表明，其有降血糖、抗菌、抗炎、抗肿瘤、调血脂、抗心律失常、抗腹泻、解热、镇静催眠、抗溃疡、抗脑缺血、抗血小板聚集等功效，并具有广谱抗菌活性，对金黄色葡萄球菌、白喉杆菌、肺炎双球菌等革兰阳性菌和大肠杆菌、霍乱弧菌、伤寒杆菌、结核杆菌、肺炎克雷伯菌、淋球菌等革兰阴性菌，以及红色毛癣菌、白色念珠菌等真菌敏感。黄连中的小檗碱能够有效抑制急慢性炎症反应；黄连可破坏细菌细胞膜及细胞壁的完整性，通过结合菌体基因组DNA而影响蛋白质的合成。同时，黄连可用于湿热内蒸、痞满胀闷、心火烦躁、胃热呕吐、湿热泻痢、疮疡肿痛等病症。黄连在体内外均能增强白细胞的吞噬功能，小檗碱可明显降低炎症组织中中性粒细胞中磷脂酶A2（PLA2）的活性以及前列腺素E2（PGE2）的含量，减少炎性介质的生成；并可通过抑制中枢发热介质的生成或释放，达到解热作用。

氧化锌：具有收敛、抗菌、消炎止痒、吸收干燥的作用，能与油脂中的游离脂肪酸结合生成油酸锌及脂酸锌，对皮肤起保护作用；对皮肤具有保护隔离作用，对紫外线具有很好的紫外吸收能力，同时作为一种最早用于抗菌的金属氧化物，氧化锌具有良好的安全性和稳定性。锌离子（Zn^{2+}）溶出杀菌机制为氧化锌通过破坏细菌细胞膜，导致细胞内容物的溶出，阻碍细菌新陈代谢酶的合成，破坏遗传因子，从而使细菌丧失其生物学活性等而完成杀菌过程；还可以干扰肽聚糖的合成，阻碍细胞壁的形成，抑制细胞的繁殖与生长；Zn^{2+}可穿透细胞壁，取代细胞膜表面阳离子的位置，与蛋白质或其他阴离子基团结合，破坏膜的代谢和结构。

适应证：用于皮肤湿疹、化脓性感染等。

用法用量：外用，涂于患处，每日2次。

不良反应：暂未见明显不良反应。

禁忌证：对本品过敏者禁用。

⑥祛斑霜

组成成分：三七、红花、辛夷。

主要功效：活血化瘀。

方药解析：

三七：又名田七、滇三七、参三七、血参、田三七，为五加科人参属植物，有止血、散瘀、消肿、止痛、补虚等功效，含有皂苷类（人参皂苷、三七皂苷和七叶胆皂苷等）、多糖类（鼠李糖、木糖、葡萄糖、低聚糖和多糖等）、氨基酸核蛋白质（主要为三七素）、黄酮类（主要为槲皮素、槲皮素苷、黄酮苷槲皮素－3－O－槐糖苷等）、有机酸类、甾醇类（胡萝卜苷、β－谷甾醇、人参炔醇等脂溶性物质）、挥发油（倍半萜类、脂肪酸、苯取代物、萘取代物、烷烃、环烷烃、烯烃、酮等）等多种成分，其中三七素又名田七氨酸，是三七的主要止血活性成分。现代药理研究发现，三七在免疫系统、心血管系统、神经系统、抗肿瘤、抗衰老等方面同样具有药理活性；通过提高血清超氧化物歧化酶、过氧化氢酶及还原型谷胱甘肽的活性水平，达到清除自由基的作用。三七皂苷在一定浓度，可增加羟脯氨酸含量及总胶原分泌量，下调光老化皮肤组织中IL－1α和IL－6的含量，降低基质金属蛋白酶1（MMP－1）的表达水平，对UV照射后的成纤维细胞有保护作用，并可发挥抗皮肤光老化的作用；抑制紫外线照射后产生的活性氧簇自由基，提高机体抗氧化酶的活性，从而起到抗氧化、抗衰老的作用；同时还可以修复UV照射后光老化皮肤的皮肤屏障。

红花：为菊科植物红花的干燥花，始载于《开宝本草》，味辛、性温，归心、肝经，是传统的活血化瘀、祛瘀止痛之良药，用于治疗痛经闭经、血脉闭塞、跌打损伤、冠心病、高血压和心绞痛等。现代药理研究表明，红花主要有抗凝血、抗血栓形成、抗氧化、兴奋心脏、增加冠状动脉血流量和降低冠状动脉阻力、增加心肌营养、扩张血管、改善微循环、调节免疫、抗肿瘤、镇痛、抗炎、抗抑郁、保肝、抗糖尿病等作用。现代研究发现，红花中已分离出包括醌式查耳酮苷类、黄酮类、倍半萜、生物碱类及有机酸等百余种化合物。红花的美白作用机制：①红花黄色素能降低酪氨酸酶的活性，从而抑制黑色素细胞合成黑色素，而达到美白的作用；②红花花瓣的水提物呈现较高的抗氧化活性，其主要成分中羟基红花黄色素是抗氧化的主要活性成分，可清除超氧化物、羟基自由基、抑制脂质过氧化以及单态氧；③红花有明显血管扩张作用，可改善微循环。

辛夷：来源于木兰科木兰属玉兰亚属植物望春玉兰、武当玉兰以及玉兰的干燥花蕾，为祛风类中药，始载于《神农本草经》："味辛温，主五脏身体寒热，风头脑痛，面䵟。久服下气，轻身，明目，增年耐老。"《中华本草》记载其性辛、温，归肺、胃经，散风寒，通鼻窍，主治鼻渊、风寒感冒之头痛、鼻塞、流涕。现代药理学研究发现，其主要成分有挥发油类成分（烯醇类、酯类）、木脂素类成分（双环氧木脂素类）、水溶性成分（肉桂酸衍生物及其糖苷类、酚酸类、生物碱），且可通过抑制肥大细胞脱颗粒，从而达到抗过敏作用。在治疗皮肤瘙痒、鼻炎、哮喘等过敏性疾病中有着独特的疗效。

适应证：用作晚霜，治疗黄褐斑等病。

用法用量：外用，涂于患处，每晚1次。

不良反应：未见明显不良反应。

禁忌证：对本品过敏者禁用。

⑦防晒霜

组成成分：二氧化钛、维生素E。

主要功效：防光敏药。

成分解析：

二氧化钛：作为化妆品的物理防晒添加剂，具有反射性遮光的作用，并具有化学性质稳定、无刺激性、无致敏性、全面防护紫外线等优点。二氧化钛强抗紫外线能力是由于其具有高折光性和高光活性，其抗紫外线能力及其机理与其粒径有关，当粒径较大时，对紫外线的阻隔是以反射、散射为主，且对中波区和长波区紫外线均有效，其防晒机理是物理防晒，故防晒能力较弱。随着粒径的减小，光线能透过二氧化钛的粒子面，对长波区紫外线的反射、散射性不明显，而对中波区紫外线的吸收性明显增强，其防晒机理是吸收紫外线（主要吸收中波紫外线）。由此可见，二氧化钛对不同波长紫外线的防晒机理不一样，对长波区紫外线的阻隔以散射为主，对中波区紫外线的阻隔以吸收为主，能够有效降低紫外线对皮肤的损伤。

维生素E：为氧自由基清除剂，具有抗氧化作用，可降低皮肤中不饱和脂肪酸的氧化。其还具有还原性和亲脂性，当自由基进入脂相，发生链式反应时，维生素E起到捕捉自由基的作用，并可高效对抗自由基脂质的过氧化作用，且能够维持酶的活性，增加线粒体和生物膜的结构和功能，使细胞膜不受氧化破坏，减少和阻止不饱和脂肪酸的氧化，防止过氧化物形成，对维持组织的正常新陈代谢具有一定作用；同时是一种脂溶剂，反复使用可促进皮肤吸收，滋润皮肤，增强皮肤的光泽和弹性，改善局部血液循环和营养状况。大剂量维生素E可促进局部毛细血管增生，改善微循环，并可明显增强皮肤毛细血管的抵抗力，降低其脆性和通透性，因此可以起到保护皮肤黏膜，促进皮损恢复的作用。

适应证：用于治疗日光性皮炎及黄褐斑。

用法用量：外用，涂于患处或需要防晒的曝光部位，按需使用。

不良反应：未见明显不良反应。

禁忌证：对本品过敏者禁用。

⑧润肤霜

组成成分：人参皂苷。

主要功效：益气活血，促进皮肤代谢。

成分解析：

人参皂苷：是人参、三七、西洋参、红参、高丽参、绞股蓝等五加科草本药中提取的固醇类化合物，不仅存在于根中，还存在于叶、茎叶、地上茎、花、花蕾、果实、种子之中，具有广泛的药理活性。《神农本草经》将人参列为上品，有"百草药王"之美誉，具有补五脏、大补元气、补脾益肺、生津、安精神、定魂魄、止惊悸、除邪气、明目开心益智之功效，可强身健体、益寿延年。古代人参多用于久病初愈大补元气和滋补养生之用。现代医学研究表明，人参皂苷对神经系统、内分泌系统、心血管系统、免疫系统、信号传导、抗衰老、运动疲劳恢复、抗肿瘤增效等都有影响。现已从人参植物中至少分离出40多种人参皂苷单体。按人参皂苷在薄层色谱中Rf值的大小，由小到大命名为R0，Ra1，Ra2，Rb1，Rb2，Rb3，Rc，Rd，Re，R，f，Rg1，Rg2，Rh1等。按皂苷元的不同，人参皂苷可分为达玛烷型和齐墩果型皂苷（R0，Rh3）两种。其中根据糖基在苷元上连接位置的不同，达玛烷型皂苷又分为原人参二醇型和原人参三醇型皂苷，其代表分别为Rb1和Rg1。二醇型和三醇型皂苷占人参皂苷的大多数，被认为是人参的最主要活性成分。现代研究表明，人参皂苷的主要药理作用为：a.抗光老化。通过抑制自由基的产生、直接对抗自由基对组织及细胞的损伤作用、直接清除自由基、增强机体本身抗氧化系统的功能、增加真皮成纤维细胞内Ⅰ型胶原的产生并减少MMP-1的分泌、抗UVB照射后皮肤细胞的氧化损伤、增强UVB辐射下的角质细胞清除ROS和降低MMP-2水平的抗氧化能力等多个环节，阻断自由基的损伤，起到光保护作用，从而达到缓解光老化、减缓进程的作用。b.抗衰老。人参皂苷Rb1、Rg1均能显著提高超氧化物歧化酶（SOD）和过氧化氢酶（CAT）活性，减少过氧化脂质（LPO）及其代谢产物MDA含量；增强了机体防御氧自由基损伤的能力，具有抗衰老的作用；还可刺激皮肤成纤维细胞增生，促进胶原蛋白合成，使皮肤趋于年轻化，从而延缓皮肤衰老过程。c.双向调节细胞免疫。减缓自身免疫的发生及发展，从而减轻炎症反应。d.抗肿瘤。拮抗由活性氧簇引起的细胞DNA损伤，预防紫外线诱导的皮肤肿瘤的形成。此外，大量的研究表明，人参皂苷对神经系统、心血管系统、免疫系统都有影响，可以抑制细胞凋亡、扩张血管、抗衰老、抗氧化、运动疲劳恢复、抗炎镇痛，可广泛用于相关疾病的治疗。

适应证：用于治疗面部红斑、丘疹、干燥、脱屑等皮肤炎症。

用法用量：外用，涂于患处，每日2次或按需使用。

不良反应：未见明显不良反应。

禁忌证：对本品过敏者禁用。

⑨优瑞霜

组成成分：尿素。

主要功效：增加角质层的水合作用。

成分解析：

尿素：又称碳酸氨，是一种无毒、无刺激性、无致敏性、不酸败的物质，具有抗菌、止痒、抗癌、剥脱、蛋白质溶解和变性作用，通过增加皮肤角质层的水合作用，防止皲裂；通过加强皮肤渗透压的作用以达到皮肤保湿的作用；同时尿素具有一定的穿透作用，从而使皮肤的角质层保持着一定的水分，而这种水分又进一步促使尿素软化角质层，从而达到治疗皲裂的目的；10%~20%浓度时可治疗手足皲裂（一般为O/W型基质），使皮肤保持一定的湿度。

适应证：用于鱼鳞病、手足皲裂、皮肤干燥及角化性皮损等的治疗。

用法用量：外用，涂于患处，每日2~3次。

不良反应：未见明显不良反应。

禁忌证：对本品过敏者禁用。

⑩抗痤霜

组成成分：丹参酮。

主要功效：抗菌、消炎、活血药。

作用机制：

丹参酮：是唇形科鼠尾草属多年生草本植物丹参根的提取物或是醚、醇等有机溶剂的提取物，其中含有多种成分，总称丹参酮，为一种黄酮类物质。丹参，性微寒、味苦，归心、肝二经，中医有"一味丹参饮，功同四物汤"之说，具有活血化瘀、调经止痛、祛瘀生新、凉血消痈、除烦安神等功效，可用于胸痹心痛、脘腹胁痛、瘕瘕积聚、热痹疼痛、心烦不眠、月经不调、痛经经闭、疮疡肿痛。研究表明，丹参酮的化学成分分为脂溶性和水溶性两部分，前者以丹参酮型的二萜醌类化合物为主，主要有丹参酮Ⅰ、丹参酮ⅡA、丹参酮ⅡB、隐丹参酮、羟基丹参酮ⅡA、丹参酸甲酯、次甲丹参醌、二氢丹参酮Ⅰ、丹参新醌（甲、乙和丙）、异丹参酮Ⅰ和Ⅱ、异隐丹参酮、二氢异丹参酮Ⅰ、丹参螺旋缩酮内酯等40余种；后者主要为酚性芳香酸类化合物，包括丹参素（丹参酸甲）、原儿茶醛、迷迭香酸、迷迭香酸甲酯及丹参酚酸A、B、C、丹参酸乙（紫草酸）、紫草酸二甲酯和丹参酸丙等。其中丹参酮Ⅱ是脂溶性成分的代表。现代研究表明，丹参酮具有天然抗氧化作用、抗金黄色葡萄球菌、抗人型结核杆菌、抗分枝杆菌、抗红色毛癣菌、抗丙酸杆菌、抗炎作用、雌激素样作用、抗雄激素样作用、抗动脉粥样硬化作用，并可缩小心肌梗死面积、降低心肌耗氧量、治疗缺血再灌注损伤、抑制血栓形成、预防心室肥厚、改善脑组织缺血性坏死、神经保护、抗肿瘤、改善肝细胞损伤及肝纤维化的程度、改善心肺纤维化、抑制肥大细胞增殖并促使其凋亡、抗血小板聚集。此外，丹参酮ⅡA可通过诱导肿瘤细胞的分化和凋亡、抑制肿瘤细胞的增殖、影响细胞基因的表达和抑制肿瘤血管的生成等途径发挥抗肿瘤作用。

适应证：主要用于治疗寻常痤疮等，对皮脂分泌过多及炎症后色素沉着亦有明显效果。

用法用量：外用，涂于患处，每日2次。

不良反应：未见明显不良反应。

禁忌证：对本品过敏者禁用。

⑪曲安奈德擦剂

组成成分：曲安奈德。

主要功效：激素类药。

作用机制：

属于中长效糖皮质激素，具有较强而持久的抗炎和抗过敏作用；对各种原因引起的炎症反应均有抑制作用，包括感染性（细菌、病毒等）、物理性（烧伤、烫伤等）、化学性（酸、碱等）、免疫性（各型变态反应）及无菌性（缺血性组织损伤）炎症等。对炎症的各个时期均有抑制作用，在急性炎症初期能增加血管紧张性、减轻充血、降低毛细血管通透性，减轻渗出和水肿；同时抑制白细胞浸润及吞噬反应，减少各种炎症因子的释放，从而改善红、肿、热、痛等症状；在炎症后期慢性炎症，可通过抑制毛细血管和成纤维细胞的增生，防止粘连及瘢痕形成，减轻后遗症。

适应证：用于神经性皮炎、湿疹、皮肤瘙痒症等。

用法用量：外用，涂于患处，每日2次。

不良反应：偶见局部刺激。

禁忌证：对本品过敏者禁用。

⑫曲安奈德二甲亚砜溶液

组成成分：曲安奈德、二甲亚砜。

主要功效：抗炎、止痒。

作用机制：

曲安奈德：属于中长效糖皮质激素，具有较强而持久的抗炎和抗过敏作用；对各种原因引起的炎症反应均有抑制作用，余见"抗敏止痒霜"。

二甲亚砜：是一种含硫化合物的透明液体，由于它具有特殊的溶媒效应及对许多物质的溶解特性，能将溶解的药物通过皮肤渗入体内，故被称为"万能溶剂"，可促进药物经皮吸收，也可作为皮肤渗透促进剂。

适应证：用于神经性皮炎、湿疹、皮肤瘙痒症等。

用法用量：外用，涂于患处，每日2次。

不良反应：皮肤长期大剂量接触可见瘙痒、烧灼感。

禁忌证：对本品过敏者禁用。

⑬止痒灵擦剂

组成成分：薄荷脑、液体苯酚、水合氯醛。

主要功效：抗过敏、止痒、消炎。

作用机制：

薄荷脑：为唇形科植物薄荷的新鲜茎和叶，经水蒸汽蒸馏得薄荷油后，再从薄荷油中提炼而得到的一种饱和环状醇，为无色针状或棱柱状的结晶或白色结晶性粉末，用于皮肤或黏膜上能产生清凉感，从而减轻不适及疼痛，它在中药成方制剂中主要发挥清凉、芳香调味以及祛风止痛的功能。薄荷脑除具有改善局部血液循环、消炎、止痛、止痒作用外，还是常用的萜类促渗剂，对水溶性及脂溶性药物均有一定的透皮调节作用，可促使表层细胞间隙扩大，增加角质层间脂质流动性，破坏角质层类脂的氢键，建立药物通过的极性通道，从而提高药物透皮吸收速率，降低皮肤对外来药物的阻滞作用，利于药物经表皮细胞间隙透皮扩散；也有研究认为薄荷脑能可逆地裂解细胞间脂质，增加脂质双分子层的流动性，从而增加药物的渗透。

苯酚：又称石炭酸、羟基苯，呈酸性，常温时是固态，在40℃开始液化，易挥发，不稳定，属于消毒防腐药，主要用于外科器械和排泄物的消毒处理。液化苯酚作为一种原浆毒性药物，能使菌体蛋白变性，从而起到杀菌作用，但对皮肤、黏膜亦有腐蚀作用。

水合氯醛：其有效成分氯醛是乙醛的三氯衍化物，氯醛的中枢抑制作用大于乙醛，但由于氯醛不稳定，故临床常用其水化物即水合氯醛。水合氯醛分子结构中含有醛基和氯，本身有一定的抑菌和杀菌作用，其抗菌作用机制可能是通过细胞膜进入菌体内，使菌体蛋白质变性、菌体肿胀，破裂死亡。除常作为镇静药、催眠药、抗惊厥药外，10%水合氯醛溶液对铜绿假单胞菌、金黄色葡萄球菌、大肠埃希菌、白色念珠菌和黑曲霉均有较强的抑制作用。

适应证：用于皮肤瘙痒症等。

用法用量：外用，涂于患处，每日2次。

不良反应：偶见局部刺激症状。

禁忌证：对本品过敏者禁用，孕妇、哺乳期妇女及婴幼儿禁用。

⑭痤疮擦剂

组成成分：75%酒精、己烯雌酚、氯霉素。

主要功效：抗菌消炎作用。

成分解析：

己烯雌酚：为人工合成的非甾体雌激素，其药理作用主要为促进女性器官及第二性征正常发育；促进子宫内膜增生和阴道上皮角化；增强子宫收缩，提高子宫对催产素的敏感性；小剂量刺激而大剂量抑制垂体前叶促性激素及催乳激素的分泌；抗雄激素的作用。

氯霉素：是一种广谱抑菌药，对革兰阳性、阴性细菌均有抑制作用，且对后者的作用较强；发挥抗菌活性的作用机制主要通过氯霉素与核蛋白体的50S亚单位结合，阻止肽链延伸和细菌蛋白质合成，从而抑制细菌的生长，以致细菌处于静止状态，其口服不良反应较多，局部外用安全，同时具有较好的抗菌、消炎作用。

酒精：又名乙醇，常用于皮肤消毒，最佳浓度为75%~85%，可杀灭细菌繁殖体、分枝杆菌、酵母菌、真菌及部分病毒，但不能杀灭细菌芽孢；其脱水作用可以使菌体蛋白质凝固、变性，其渗透作用可以穿透细胞壁进入菌体内，发挥消毒杀菌作用。

适应证：用于寻常性痤疮、毛囊炎等。

用法用量：外用，涂于患处，每日2次。

不良反应：对黏膜或表皮破损伤口有刺激性。

禁忌证：对本品过敏者禁用。

⑮复方去煤液

组成成分：煤焦油、薄荷脑、苯海拉明、曲安奈德、液化苯酚、二甲亚砜。

主要功效：抗过敏、止痒、消炎。

作用机制：

煤焦油：为煤干馏的副产品，有强烈的异味，难溶于水，可溶于甲醇、乙醇、丙酮、苯等，焦油制剂在银屑病的外用药物里，可谓历史悠久、疗效肯定，其具有疗效明显、安全性好、可较长时间使用等优点，在银屑病尚无法根治的今天，仍被皮肤科医师及银屑病患者青睐。FDA认证含0.5%~5%煤焦油制剂外涂治疗银屑病安全有效；并具有抑制角质形成、溶解角质、止痒、抗炎、收敛、促进吸收、角质剥脱等作用。

薄荷脑：为唇形科植物薄荷的新鲜茎和叶，经水蒸汽蒸馏得薄荷油后，再从薄荷油中提炼而得到的一种饱和环状醇，为种无色针状或棱柱状的结晶或白色结晶性粉末，用于皮肤或黏膜上能产生清凉感，从而减轻不适及疼痛，它在中药成方制剂中主要发挥清凉、芳香调味以及祛风止痛的功能。余见"止痒灵擦剂"。

苯海拉明：为人工合成的乙醇胺类抗组胺类药物，通过竞争性阻断组胺H1受体而发挥作用，并有抗过敏、止痒、局麻、镇静、催眠、嗜睡、镇吐等作用，还有轻度阿托品样作用、抗M胆碱样作用。

曲安奈德：属于中长效糖皮质激素，具有较强而持久的抗炎和抗过敏作用；对各种原因引起的炎症反应均有抑制作用。余见"抗敏止氧霜"。

苯酚：又称石炭酸、羟基苯，呈酸性，常温时是固态，在40℃开始液化，易挥发，不稳定，属于消毒防腐药，主要用于外科器械和排泄物的消毒处理。液化苯酚作为一种原浆毒性药物，能使菌体蛋白变性，从而起到杀菌作用，但对皮肤、黏膜有腐蚀作用。

二甲亚砜：是一种含硫化合物的透明液体，由于它具有特殊的溶媒效应及对许多物质的溶解特性，能将溶解的药物通过皮肤涂抹渗入体内，故被称为"万能溶剂"，可促进药物经皮吸收。

适应证：用于头皮脂溢性皮炎、神经性皮炎、银屑病等。

用法用量：外用，涂于患处，每日2次；

不良反应：部分患者长期使用可出现毛囊炎、萎缩、毛细血管扩张、色素沉着、皮肤角化、接触性皮炎、湿疹，偶见局部刺激症状。

禁忌证：对本品过敏者禁用。

⑯氧化锌薄荷脑洗剂

组成成分：氧化锌、薄荷脑、滑石粉。

主要功效：收敛止痒。

作用机制：

氧化锌：具有收敛、抗菌、消炎止痒、吸收干燥的作用，能与油脂中的游离脂肪酸结合生成油酸锌及脂酸锌，对皮肤起保护作用；对皮肤具有保护隔离作用，对紫外线具有很好的紫外吸收能力，同时作为一种最早用于抗菌的金属氧化物，氧化锌具有良好的安全性和稳定性。锌离子（Zn^{2+}）溶出杀菌机制为①氧化锌通过破坏细菌细胞膜导致细胞内容物的溶出，阻碍细菌新陈代谢酶的合成，破坏遗传因子，从而使细菌丧失其生物学活性等而完成杀菌过程；②还可以干扰肽聚糖的合成，阻碍细胞壁的形成，抑制细胞的繁殖与生长；③Zn^{2+}可穿透细胞壁，取代细胞膜表面阳离子的位置，与蛋白质或其他阴离子基团结合，破坏膜的代谢和结构。

薄荷脑：为唇形科植物薄荷的新鲜茎和叶，经水蒸汽蒸馏得薄荷油后再从薄荷油中提炼而得到的一种饱和环状醇，为种无色针状或棱柱状的结晶或白色结晶性粉末，用于皮肤或黏膜上能产生清凉感，从而减轻不适及疼痛，它在中药成方制剂中主要发挥清凉、芳香调味以及祛风止痛的功能。余见"止氧灵擦剂"。

滑石粉：为经纯化的天然水合硅酸镁，呈层状结构，白至灰白色的结晶粉，有滑腻感，易附着于皮肤上。其表面为四面体的硅石层，具有较强的亲油疏水性，中间是八面体的氧化镁层，具亲水性；不溶于水、冷酸及碱液。滑石粉以"药辅合一"的形式在大量中药典籍和传统中药处方中出现，既充当着中医清热渗湿药，又作为常用的辅料赋形，在保证稳定性的基础上，可减少药物的使用量，同时在一定程度上减少不良反应的发生率，为药物制剂中应用较广泛的润滑剂兼助流抗黏剂，具有润滑、遮盖以及吸收油脂的能力。此外，滑石粉为亲水性物质，作为辅料加入药物中后，可作崩解剂，改善整个药物的亲水性，从而使水易于透入药物而使其易于崩解，缩短药物的崩解时间，尤其是促进疏水性药物的吸收。

适应证：用于多形性日光疹、红色粟粒疹、晶状粟粒疹、湿疹等。

用法用量：外用，涂于患处，每日2次。

不良反应：暂未见明显不良反应。

禁忌证：对本品过敏者禁用。

第六篇

特色疗法

一、中医外治特色疗法

1.针灸疗法 针灸历史悠久，是中医特色疗法中最重要的一种治疗方法，本书将从体针针灸、火针针灸两方面诠释蔡瑞康教授多年经验。

（1）体针针灸疗法 我科常将体针针灸与其他治疗方法并用，例如以综合疗法治疗黄褐斑、炎症后色素过度沉着可选用中药面膜美白1号、美白2号。治疗中，首先用负离子喷雾机对面部进行10分钟喷雾，再用中药膏对面部进行中医手法按摩5分钟，最后敷以石膏模，约30分钟后取下，清洁面部。每周2~3次，6月为一疗程。针灸：主穴：阿是穴。配穴时，肝郁气滞证选用三阴交、足三里、太冲、阳陵泉、行间、肝俞、脾俞、血海；脾虚痰湿证选用中脘、足三里、三阴交、脾俞、上脘、下脘；肝肾不足证选用太溪、三阴交、肾俞、阴陵泉。刺络拔罐：痣点（肺俞、肝俞附近）点刺放血拔罐，留罐5~10分钟，每周2次。耳尖放血：双耳尖放血，单侧耳尖放血以出血10滴以上为益，隔天一次。揿针：主穴选择：体穴选用颧髎、合谷、三阴交、承泣、阿是穴；耳穴：神门、交感、肾上腺、皮质下；配穴选择：肝郁气滞选用太冲、血海；肝肾不足：肝俞、肾俞、太溪；脾虚痰湿选用脾俞、足三里、阴陵泉。红光照射治疗：每次照射20分钟，每周2次，8次为一个疗程。

综合疗法治疗带状疱疹：中药外治，在水疱未破时，外用黄连、黄柏、大黄等量煎汤湿敷，每天2~3次，每次20分钟；水疱破溃时，选用青黛、黄柏、大青叶等量煎汤，放凉后湿敷，每天2~3次，每次20分钟。针灸治疗：局部针灸，在皮损局部采用围刺法，治疗时针尖刺向疱疹区，斜刺，留针30分钟，每日1次；体针：取病变所在的经脉的穴位，如手足阳明经取合谷、曲池、四白、颊车、足三里；手足太阳经取颧髎、听宫、攒竹、睛明、委中；手足少阳经取外关、翳风、丝竹空、率骨、阳白、阳陵泉，14天一疗程。拔罐：红斑水疱期，可选取大椎穴、双肺俞穴、双膈俞穴、双肝俞穴刺络拔罐，留罐5~10分钟左右，隔天1次，7天一疗程；皮疹消退后神经痛期，取阿是穴刺络拔罐。耳尖放血是在双侧耳尖放血，每侧放血10滴以上，隔天一次。揿针：主穴选择：体穴选用肝俞、胆俞、膈俞、大椎、阿是穴；耳穴选用肝、胆、三焦；配穴选择：肝经郁热选用行间、太冲；脾虚湿蕴选用阴陵泉、丰隆；气滞血瘀选用三阴交、血海。物理疗法：皮损部位氦氖激光或半导体激光照射。

综合疗法治疗斑秃：针灸治疗中，血热者取风池、血海、足三里；血瘀者取太冲、内关透外关、三阴交、膈俞；血虚者取肝俞、肾俞、太溪、血海、三阴交；循经取穴，主穴足三里、三阴交，配穴头维、足临泣、侠溪、昆仑、太冲、太溪，每日1次，10天一疗程；围刺法，脱发区消毒后，毫针斜刺入脱发区；梅花针扣刺，主穴阿是穴，配穴为两鬓脱发者加头维；头顶脱发者加百会、前顶、后顶；

痒重者加风池、风府；肾虚者加肾俞、太溪，外喷重组人表皮生长因子溶液，14天为一疗程。

（2）火针针灸疗法　中医治疗皮肤病有很大的优势，而火针作为中医学的重要组成部分，具有疗程短、疗效好、操作简单、不良反应小的特点，具有简、验、便、廉的优势。《医宗金鉴》曰："火针者，即古之燔针也。凡周身淫邪，或风或水，溢于机体，留而不能过关节，壅滞为病者，以此刺之。"

适应证：白癜风（白驳风）、痤疮（粉刺）、扁平疣（扁瘊）、脂溢性角化病（老年疣）、寻常疣（刺瘊）、带状疱疹（缠腰火丹）等。

禁忌证：精神过于紧张、过饥、过饱、过劳及见血易晕者、糖尿病者、严重高血压、冠心病、精神障碍、大失血及凝血机制障碍者、孕产妇、婴幼儿禁用。

操作方法：针具选择改良火针，即普通长25mm毫针，直径0.25~0.35mm。火针操作时，针体需要在火焰上烧至通红，并且迅速进针才能保证治疗的效果。烧针时针尖及针体前部与火焰呈锐角，在外焰上加热，并可微微移动针体，加热自针身到针尖，以通红为度，快速进针及出针。针具材质不同，烧至通红时温度不一，一般在500~1200℃。治疗白癜风时，选取阿是穴（皮损局部）。针刺时，用烧红的针具，迅速刺入白斑处皮肤内，随即迅速出针。火针针刺的深度要根据患者病情、体质、年龄和针刺部位的肌肉厚薄、血管深浅而定。所刺面积约占皮损面积的80%，以针点均匀、局部皮肤潮红为度。每周治疗1次，连续治疗4次为1疗程，而后逐渐延长间隔至每2、3、4周治疗一次，4次为一疗程。火针治疗痤疮、酒渣鼻时，施术者用点刺法，持毫针烧至通红，浅刺粉刺处，随即出针，用粉刺针将白头黑头粉刺挤出；垂直刺入丘疹、脓疱、囊肿处，有落空感即出针，用棉签轻轻挤压排尽内容物。7天一次，4次为一疗程。火针治疗扁平疣时，患者取舒适体位，让皮损部位充分暴露，局部行常规消毒，针具选择细火针，针刺手法选用点刺法、密刺法。让火针针尖在火焰上充分烧灼，使针尖发红，然后持针迅速刺入疣体，深达基底，一般每个疣体2~3针，至疣体完全脱落。7天一次，1周为1个疗程。火针治疗脂溢性角化病时，依据皮损部位，嘱患者取坐位或卧位，充分暴露皮损。治疗以皮损为单位，局部行常规消毒（皮损大者给予2%利多卡因局麻），面颈部皮损者宜选用细火针，选用散刺法。施术者持细火针烧至通红，对准病变处迅速垂直刺入，以至皮损基底部为宜，随即出针，针体直入直出，直至将整个皮损散刺完毕，然后用干棉球与皮损呈45°角推擦皮损使其脱落，再将残留皮损按上述方法散刺1次，散刺后用干棉球按压针眼片刻，不再推擦皮损。当皮损位于躯干、四肢部位时可酌情选用细或中粗火针。7~10天治疗1次，治疗1~3次。

注意事项：

施术者：首先应明确诊断后选不同的腧穴，治疗前要做好患者的思想工作，解除其思想顾虑，消除其紧张心理，取得患者配合，并取舒适体位，充分暴露治疗部位，然后方可进行治疗。使用火针时，必须细心慎重，动作敏捷、准确，避开血管、肌腱、神经干及内脏器官，以防损伤。对于血管和主要神经分布部位慎用火针。为了治疗时针体携带更多的热量进入人体，针刺时要胆大心细，掌握火针疗法的操作要点，即"红、准、快"。"红、准、快"是达到治疗目的的关键，只有掌握了这三点，才算掌握了火针疗法的技巧。"红"是指烧针时针体要烧红、烧透。强调针红的原因有二。①针身烧通红后穿透力强，进针时阻力小，可缩短进针时间，减少患者痛苦；②针身烧红，温度越高，载有的热量越足，刺激量越强，疗效越好。"准"即针刺部位及针刺深度要准确把握。"快"是指针体烧红后刺入人体的动作一定要快。动作快可以减少火针在人体停留的时间，减少针体对人体的灼烧，减轻患者痛苦。做到"快"，需要注意将火源尽量靠近针尖部位进行烧针，缩短火针与火焰和皮损的距离；熟练掌握基本功，特别是指力、腕力和全身力气的锻炼。施术时应注意安全使用火源，防止烧伤或者火灾等情况的发生。

患者注意事项：①配合施术者操作，避免过度紧张，操作应避免在饱餐后及空腹时进行；②火针完毕后的正常反应为当天针孔发红，或者针孔有红色丘疹高出皮肤，甚至有些患者针孔处会有瘙痒不适，这是机体对火针的一种正常反应，数天后可自行消失，不需要特殊处理；③针孔痒或局部呈现红晕或红肿未能完全消失时，可拍打，不能搔抓；④火针治疗后24小时内不要沾水，以免感染；⑤火针治疗期间忌食生冷食物。

2. 中药局部湿敷疗法　常应用马齿苋、龙胆草煎水湿敷，用于治疗面部皮炎、颜面再发性皮炎等，疗效较好。亦常用紫草与动物油脂煎煮，去渣制成紫草油，外用于天疱疮、大疱性类天疱疮、重症药疹等疾病中，收效显著。自研的皮炎湿敷剂有清热燥湿、抗敏止痒之功效。该药由龙胆、甘草等组成。使用方法为取一包加水500ml浸泡后以纱布浸液湿敷患处，每次20分钟，一日2~4次。临床用于各类皮炎如日光性皮炎、颜面再发性皮炎、激素依赖性皮炎及接触性皮炎。所研制湿疹湿敷散有清热利湿功效，包括黄柏、地榆、苦参等。使用方法为取一包加水500ml浸泡，冷却后以纱布浸液湿敷患处，每次20分钟，一日2~4次，或遵医嘱。用于急性湿疹，对渗出明显或伴皮肤感染者效果尤为显著。

3. 中药面膜疗法　肺胃蕴热证用痤疮1号方：姜黄、大黄、黄芩、黄柏、苍术、厚朴、陈皮、甘草、生天南星、白芷、天花粉、银花、丹参等分研末混合。肠胃湿热证用痤疮2号方：白花蛇舌草、白术、薏苡仁、泽泻、黄连、黄柏、金银花、连翘、丹参、皂角刺等分研末混合。肝郁血瘀证方用痤疮3号方：丹参、白僵蚕、川芎、白芷、大黄、白术、茯苓、泽泻等分研末混合。痰瘀互结证用痤疮4号方：大黄、白僵蚕、白蔹、白芷、白及、皂角刺、赤芍、丹参、黄芩、黄连、黄柏、银花、连翘等分研末混合。治疗黄褐斑、黑变病、炎症后色素沉着过度中药面膜验方，包括美白1号：白附子、白芷、白芍、白僵蚕、白蔹、白茯苓、白术、细辛、川芎、当归、桃仁、珍珠粉、牡蛎、益母草等分研末混合；美白2号（活血稍强）：红景天、三七、桃仁、川芎、白芷、白蔹、薏苡仁、珍珠、杏仁、牵牛子、制白附子、丝瓜络、白僵蚕、当归等分研末。临床治疗需多种方法并用，我科治疗痤疮的常用综合疗法为：先用负离子喷雾机对面部进行10分钟左右喷雾，再用中药膏膜外敷并点按穴位，最后敷以石膏模，约30分钟后取下，每周2~3次，4~6次为一疗程。

4. 中药全身药浴疗法 中药外用历史悠久，但"用不好、不好用"的情况时常发生，比如我科非本市患者较多，若处方药物不易购买导致患者不能连续用药，此为"用不好"；如有些药材需多种联合用药，价格自然提高，从而导致患者不能坚持用药，此为"不好用"。带着这个问题，蔡瑞康教授研制出楮桃叶颗粒，治疗瘙痒性疾病效果好，患者亦可自行采摘楮桃叶，煎煮后泡澡。

银屑病药浴治疗在医学界不算新鲜疗法，但银屑病不同分期需不同组方用药，为方便患者及医师使用，蔡瑞康教授总结出一套基础方：生侧柏叶50g、苦参50g、马齿苋50g、地肤子50g、白鲜皮50g、皂角30g、金银花15g，煎汤外洗局部或全身，每日一次，每次20~30分钟，联合局部或全身NB-UVB光疗。此方无论在进展期、稳定期或银屑病皮疹瘙痒剧烈者均适用。

二、专病特色疗法

1. 液氮喷雾技术 数十年前，建科之初，皮肤科治疗手段不多，其中液氮冷冻技术占据主要位置，因其操作简便且价廉受到当时医师及患者的喜爱，但蔡瑞康教授发现彼时的冷冻技术并不完美，对较薄的皮损，如斑片状脂溢性角化病治疗容易伤及皮损下正常皮肤，造成色素减退等不良反应。对面积较小的皮损如颈部半球形丝状疣或较小的面部扁平疣，彼时的冷冻技术容易伤及皮损周边正常皮肤。由此出发，蔡瑞康教授开始了漫长的冷冻技术改良之路。

冷冻疗法，又称冷冻外科，是近30年来兴起的一门新兴医学和边缘科学，是指利用0℃以下的低温冷冻机体部位，并借冷冻的破坏作用，达到治病目的的一种治疗方法。该疗法是由低温物理学、低温化学和低温生物学向医学渗透形成的。众多的证据显示，这一新技术对临床皮肤疾病的治疗具有特殊的优越。1889~1902年White、Pusey、Gold应用液体氧气、二氧化碳治疗皮赘、皮肤痣、上皮瘤等取得了良好效果。1905年Ailington用液氮棉球法治疗疣、角化症、瘢痕等。1907年Whitehouse用液氮治疗皮肤肿瘤等疾病。1955~1961年Duperrat、Jekev、Hall将该疗法应用于基底细胞癌等病的治疗。1965年Zacarian创制了铜盘（disc）冷冻头，这为深部冷冻疗法开辟了新途径。

在蔡瑞康教授带领下，我科自1977年起开始液氮喷雾装置的研制，并进行了大量的基础及临床应用研究，研制出"手持式液氮喷雾治疗器"，具有疗效好、不良反应小的优点，尤其在美容治疗方面效果显著。20多年来经大量的临床实践证明，手持式液氮喷雾治疗器在皮肤病的美容和治疗上有较高的应用价值。

冷冻的两极作用：包括破坏作用和保存作用。降温速度和冷冻温度是制冷过程中两项基本条件。目前临床常用制冷物质有 freon 22、液空和液氮等，可保持 $-195.8℃$。用于一般疾病治疗的冷源物质，达到 $-20\sim-80℃$ 已足够。液氮为无色透明、无臭、外观似水的液体，密度 $0.8g/cm^3$，不自燃、无毒，生物学上稳定、安全，是冷冻疗法理想的制冷物质。其标准沸点为 $-195.8℃$，融点为 $-204℃$，临界温度为 $-147.1℃$。皮肤疾病治疗的多数患者，是小面积病损部位的局部治疗。

冻-融循环的重要性与作用结果：一个冻-融循环即为一个冷冻相或循环周期。而结冰和融解两期同等重要，融解期比结冰期有更强的破坏力。在融解期过程中产生冰晶，特别是细胞内冰晶形成对于细胞有更强的致死作用，并进而导致电解质浓缩和细胞内脱水。快速降温，对活细胞损害大；缓慢融解，可以降低细胞的存活率，导致皮损细胞死亡，以达到治疗目的。

细胞对零下温度的反应：①细胞外冰晶形成；②细胞内冰晶形成；③细胞脱水、皱缩；④细胞内电解质浓度异常；⑤温度休克；⑥脂蛋白复合物变性。

影响冷冻疗法的因素：①冷冻头大小。冷冻头越粗大，冷冻的范围也越大。②冷冻头的温度。温度高低与病灶范围大小成正比。③冷冻速度。快速降温，冰晶主要在细胞内形成，致死率高。④冷冻持续时间。受冻区域大小与结冻时间成正比。⑤冷冻次数。反复冷冻可增大受冻面积。⑥组织的物理状态和特点。含水量高的组织易受冷冻破坏。

临床上常用的冷冻方法：①接触法。优点为目测观察效果容易。缺点为需要置换各型冷头，不易深冻。②喷射法。优点为方法简单，适于治疗较大面积的皮损。缺点为易损伤病灶周围皮肤、黏膜。

液氮喷雾引起的皮肤病理改变：动物实验表明，经液氮喷雾装置连续喷雾15秒（待冻融后在原部再予喷雾15秒），24小时后取皮镜检见表皮变薄，部分脱落，真皮胶原纤维高度肿胀变性，均质化，细胞成分很少，其中微血管扩张充血、管壁坏死，故液氮喷雾在短时间内，可以造成皮损部位细胞的损伤。与金属冷头接触法冷冻1分钟（冻融后再予1分钟），24小时后取皮镜检的病理变化相似。

液氮喷雾治疗的临床适应证：较为难治的影响美容的皮肤病，特别是对于某些特殊部位如眼睑缘、鼻前庭、外耳道、阴囊或龟头部等处和一些较小的皮损，如面部雀斑、脂溢性角化病、扁平疣、睑黄瘤、皮赘、寻常疣、尖锐湿疣等。

液氮喷雾治疗器的研制：在 $-20℃$ 或以下温度1分钟以上，所有生物组织细胞会产生凝固性坏死。液氮喷雾治疗器是根据空吸作用的原理进行设计，使液氮雾化成雾氮，从而提高液氮治疗时的温度。经测定，雾化液氮的温度最低为 $-40℃$，液氮雾粒的直径平均为 $63\mu m$，其大小接近药物雾粒的标准。

液氮喷雾的原理：根据流体力学中流体的连续性原理，即在流量一定的条件下，管道截面积减少时，流速增大。要使液氮流速加快，采用收敛形管道才能为液氮高速喷出创造条件（雾化的液氮即液氮微粒与空气的混合物）（图6-2-1）。

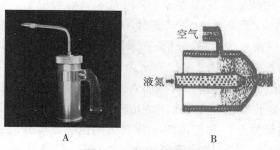

图6-2-1　液氮喷雾

液氮喷雾的实现步骤

第一步：使收敛形管道口的内径限制在0.2mm以内。

第二步：在收敛形管道外套雾化罩，方能使液滴的细小液滴最后成为雾状的微粒由雾化罩的喷嘴处喷出。雾化罩类似文氏管，是利用空吸作用构成的。喷射液氮时由于高速气流的作用，使雾化罩腔内出现局部亚真空状态。外界空气由进气管进入雾化罩容腔内，成为静压（已测得为757.4mmHg，低于大气压，为负压）。而由收敛形管道口喷出的液氮压力为动压（已测得为764.5mmHg，高于大气压）。动静压压差达7.1mmHg。液氮喷雾装置在工作时，由收敛形管道嘴处不断喷出的液氮小液滴，受到进气管进入的外界暖气流的撞击，立即成为无数小微粒悬浮于空气之中。因为空气是温度的不良导体，这些小微粒受到周围空气的包围，即使在冲出喷口以后的小段距离内，仍可保持雾状粒子的形态，而不致立即气化，一直到射在人体的皮肤或黏膜上才开始吸热气化。

液氮喷雾的温度：皮损距喷口0.5cm处，喷射5秒钟后温度为-26℃。喷射30秒后温度为-38℃，喷射60秒后温度为-40℃，故液氮喷雾治疗时，每次连续喷雾时间一般不要超过30秒。

最终的改良技术终于解决了冷冻温度与范围的问题，从而可用于对美观要求较高的部位，如面部等。

2.艾灸治疗白癜风　我科医师在蔡瑞康教授指导下，长期探究艾灸对稳定期局限性白癜风的治疗作用，取得了一些可喜的成绩。对60例白癜风稳定期患者，随机分为治疗组、对照组。治疗组、对照组均口服维生素 B_2、螺旋藻胶囊、甘草锌颗粒。在口服上述药物的同时，治疗组每日用艾条灸阿是穴（白斑处）及"灸癜风"穴各30min，采用温和灸补法，悬灸，1 次/d。对照组靶皮损外用凡士林软膏2次/d。3月为1个疗程，共2个疗程，以靶皮损面积作为观察指标。结果显示，艾灸对稳定期局限性患者具有较好的治疗效果，与对照组比较，差异有统计学意义（$P<0.01$），且无明显不良反应。为进一步研究，我科对艾灸对背部黄褐色豚鼠皮肤色素沉着的影响展开试验，以期为艾灸治疗白癜风提供科学依据。选取8只背部黄褐色毛豚鼠，用刮毛器脱去背部4个相离区域黄褐色毛，分别作为空白对照组、艾灸组、NB-UVB照射组、艾灸联合NB-UVB照射组。空白对照组不接受治疗；艾灸组在脱毛区皮肤上3cm处悬灸，采用温和灸补法，每日1次；NB-UVB照射组使用NB-UVB照射，每周2次，剂量为0.52J/cm²；艾灸联合NB-UVB照射组的艾灸方法同艾灸组，每日1次，并联合NB-UVB照射，照射方法同NB-UVB组。治疗4周后对豚鼠皮肤颜色、皮肤结构和组织完整性、黑素合成情况、皮肤c-kit水平进行评价。结果显示，艾灸可增加背部黄褐色豚鼠皮肤的色素沉着，增加豚鼠表皮黑素颗粒含量，并可增加豚鼠表皮c-kit蛋白的表达，与NB-UVB联合使用具有增效作用。综上所述：艾灸对白癜风具有一定治疗作用，可能是通过影响SCF/c-kit信号转导通路发挥作用。

3.中药光敏剂治疗白癜风 蔡瑞康教授带领团队经多次改良，研制"茜草增色液"，组方为：茜草、白芷、补骨脂等，临床对白癜风患者皮损复色具有显著疗效。

张思等采用中药光化学疗法（外涂具有光敏剂的中药并配合长波紫外线照射）加中西药内服的方法，共治疗学龄前儿童白癜风患者160例，中药光化学疗法为：①茜草增色液（自制）+日光照射。白天外涂复方茜草液，让儿童充分暴露皮损部位，坚持在阳光下照射30分钟，每日2~3次（冬日在屋中接受阳光照射效果相似）。②马齿苋鲜汁+小型家用黑光灯每日晚1次或隔日1次。家用小型黑光灯为旭达紫外线治疗仪，采用9W荧光灯管，功率25W，电压220V，电流0.34A，主波波长365nm，灯管距离皮肤8cm时，辐照度为1070μw/cm²，0.06~0.07J/min。经临床观察3个疗程（每个疗程2个月）总有效率为36.7%；6个疗程总有效率为43.7%；9个疗程总有效率为54.3%。治疗期间未见明显不良反应。说明中药光化学疗法安全有效的。在此次临床观察中注意到脾胃虚弱型在儿童白癜风患者中占有重要的位置，患儿常有食欲不佳，不欲饮食，食量减少，神疲倦怠，舌质胖，有齿痕，苔腻等症。目前我们使用的白癜风分型标准大多适合于成年人，而儿童白癜风患者脾虚型居多，故可以在儿童白癜风分型中增加脾虚型，以提高儿童白癜风的治疗效果。近年来，由于生活水平的提高，儿童长期恣食生冷肥甘之品，导致了饮食积滞或湿邪留滞，引起脾气壅滞而难行其升清之职，转输运化失常。脾胃为后天之本，气血生化之源，共居中州。脾之阴液充足，脾之阳气健运，则消化吸收和运输布散机能旺盛，人体营养物质充沛，水液代谢正常，机体保持正常生理功能。当各种原因致使脾胃功能失常，纳和化、升和降、燥和湿等方面不能协调统一，气血生化乏源，导致气血亏虚，脉络不充，水谷精微无以营运周身组织器官，肌肤脉络失养，肤色不荣。腠理致密，邪不得入；腠理疏松，邪易乘虚而入。如脾气虚弱，气血生化不足，不能生养肌肉则肉不坚、腠理疏，风邪易于乘虚入侵，阻于肌表，营卫不和，肌肤失于濡润，可引起皮肤出现白斑。故研制"乌梅汤"作为儿童白癜风基础方。具体组方为：乌梅、刺蒺藜、女贞子、沙苑子、菟丝子、砂仁、薏米、炒麦芽、鸡内金、当归、白芍、白芷、片姜黄。可根据辨证加减。此方味甘稍酸涩，并增加健脾开胃药物，可调理脾胃。

蔡瑞康教授除研制外用光敏剂外，还注重内服光敏性中药，临证组方常优先选用同类药物中具有光敏作用的药材，如补骨脂、白芷、马齿苋、姜黄、虎杖、刺蒺藜、沙苑子等。

4. 蔡氏"四联疗法"治疗白癜风 高东文、张思观察蔡瑞康教授以三联综合疗法治疗白癜风的临床疗效，总结治疗白癜风的经验。对178例白癜风患者进行试验，方法是将入选患者分为3组，治疗组采用三联疗法，2个对照组分别采用不同的二联疗法，对每组每位患者选取皮损面积最大或最集中的部位进行观察治疗，在门诊按设计的表格进行定期观察，并作好详细记录（主要包括靶皮损面积、自觉症状、不良反应等），按拟定标准进行疗效评估，每2个月为1个疗程，共观察3个疗程。结果：治疗6个月后，三联综合疗法总有效率66.6%，治愈率9.0%，明显高于二联疗法。结论是三联综合疗法治疗白癜风收效佳，适用于大多数白癜风患者。

通过多年研究，蔡瑞康教授总结出一套治疗白癜风的"四联疗法"。四联疗法，即口服中药和西药，外用光敏中药膏日光浴，照射黑光灯。具体方法为：口服西药：亚硒酸钠片0.2g，每日2次；甘草锌胶囊0.25g，每日3次；甲钴胺胶囊500ug，每日3次；煅自然铜（颗粒剂）5g，每日1次；叶酸10mg，每日3次；复合维生素B片2片，每日3次；15岁以下患者以上药物服用剂量减半。以上药物服用20天后，休息10天再进行下一疗程。中药予白斑汤加减：黄芪、党参、白术、何首乌、北沙参、当归、川芎、丹参、补骨脂、菟丝子、女贞子、旱莲草、黑芝麻、白芷、浮萍、刺蒺藜、乌梅、生甘草加减。局部白天涂抹白斑霜（主要成分为补骨脂）后半小时，行局部日光照射，每次20~30分钟，每日两次；局部夜间予0.1%甲氧沙林溶液+PUVA+曲安奈德霜（晚间）。具体为，先在患处涂擦0.1%甲氧沙林溶液，待其渗入皮肤30min后，行PUVA局部照射，照光距离为8cm，每晚1次，初次照射时间为30s，每隔3天增加30s，连续照射1个月为1个疗程，休息1周后，进入下一疗程，最长累计照射时间为30min后休息1周，改为隔日1次，每次30min。PUVA局部照射后，外用曲安奈德霜。治疗过程中若出现红肿、水泡等明显不良反应可停止照射1周，中断光疗1周者再次治疗时从最小量开始。治疗过程中注意戴黑墨镜保护眼睛及保护白斑周围正常皮肤。PUVA参数为：功率25W，电压220V，电流0.34A，主波长365nm，辐照度为1070μw/cm^2。

参考文献

1.成玉，杨庆琪，等.艾灸治疗稳定期局限性白癜风临床研究［J］.辽宁中医杂志，2019，46（7）：1513-1516.

2.张思等.中药光化学疗法治疗学龄前儿童寻常型白癜风［J］.中国中西医结合学会会议论文集，2013.

3.高东文，张思.三联综合疗法治疗白癜风178例临床观察［J］.北京中医药，2012，31（3）：358-360.

4.李元文.皮肤病中医特色适宜技术操作规范丛书［M］.北京：中国医药科技出版社，2018.